妇产科疾病护理常规

主　编　姜　梅

副主编　宋丽莉

主　审　郝　伟

编　者　（按姓氏笔画排序）

王　迎　王　静　王宇维　邓　瑶

司景革　吕　娜　刘　冰　齐　歆

闫秋菊　孙　涛　孙雪松　杜　静

李　咏　李　欣　李广隽　宋丽莉

赵　燕　赵　霞　赵　赢　段燕丽

姜　梅　高　颉　康琳棣　彭　凌

韩冬韧　韩翠存

U0343556

科 学 出 版 社

北 京

内 容 简 介

本书由北京妇产医院护理部的专家组织编写,全书共分四篇12章,妇科篇介绍妇科常见疾病的护理、妇科恶性肿瘤的护理、计划生育的护理;产科篇介绍孕产妇妊娠期、分娩期及产褥期的护理;新生儿篇介绍新生儿症状及新生儿疾病护理。护理技术操作篇重点介绍妇科及产科护理技术操作规范、妇产科急救护理技术及手术护理配合操作规范。该书专业性、科学性强,涵盖妇产、新生儿、助产、肿瘤及计划生育各方面内容,提出理论与实践相结合的临床护理工作规范,以及护理技术操作规程,适于妇产医院、妇幼保健院、医院妇产科的护士及助产士参考阅读。

图书在版编目(CIP)数据

妇产科疾病护理常规/姜梅主编.—北京:科学出版社,2019.6
ISBN 978-7-03-061284-7

Ⅰ.①妇… Ⅱ.①姜… Ⅲ.①妇产科学－护理学 Ⅳ.①R473.71

中国版本图书馆 CIP 数据核字(2019)第 095233 号

责任编辑:郭 颖 马 莉 / 责任校对:郭瑞芝
责任印制:赵 博 / 封面设计:楠竹文化

斜 学 出 版 社 出版
北京东黄城根北街 16 号
邮政编码:100717
http://www.sciencep.com
北京建宏印刷有限公司印刷
科学出版社发行 各地新华书店经销
*
2019 年 6 月第 一 版 开本:850×1168 1/32
2024 年 4 月第七次印刷 印张:10 7/8
字数:280 000
定价:50.00 元
(如有印装质量问题,我社负责调换)

序

　　护理常规和操作常规的制定是为了规范护士在护理患者时的行为和保证患者安全。近几年，妇产科为促进妇女和儿童健康开展了许多新的项目，如在促进自然分娩过程中，开展了助产适宜技术；孕期营养和体重管理是为了减少妇女孕期并发症；妇科腔镜的普遍使用可以减少患者损伤和缩短住院日等。由于二孩政策的实施，妇产科疾病谱发生变化，这也给护理工作带来挑战。护理工作质量直接影响患者康复、就医体验和对医院的满意度。

　　《妇产科疾病护理常规》由我院护理部组织编写出版。近10年来，我院护理团队不断进取，在妇产科专科护理、助产士规范化培训等方面通过了由中华护理学会、中国妇幼保健协会组织的培训基地评审。同时，在护理部主任带领下组织出版专业书籍十余部，为妇产科护理同仁提供了妇产科护理、助产模式和妇产科护理新方法的参考和借鉴。

　　该书内容在妇产科护理、助产方面比较全面，护理措施翔实。在编写的过程中，增加了新的知识和理念，以及人文关怀内容，是妇产科护士在工作中的依据和参照。希望该书能够受到妇产科护士和助产士的欢迎，也为我院护理扩大影响力。

首都医科大学附属北京妇产医院院长

2019年4月28日

前　言

　　首都医科大学附属北京妇产医院是三级甲等专科医院，主要诊治妇产科常见病、多发病和疑难病症。随着医疗改革和优质护理工作的不断深入，加强妇产科护理质量管理，保障妇女患者和母婴健康是妇产科护理工作的核心任务，而护理常规的编制是使护理工作更加规范和安全。目前，随着妇产科临床医学的发展，越来越多的新技术用于救治患者，护理工作也面临着新的挑战。因此，规范和安全护理患者，促进患者康复是护理人员的重要职责。

　　本次《妇产科疾病护理常规》的编写内容结合了当前的护理特点，在编写体例上每一疾病护理分为临床表现、护理评估和观察、护理措施、健康教育等项编写。护士在按照常规护理患者时能够做到整体护理，同时更加注重护士的评判性思维方式的培养。常规中还加入了新的护理理念、人文关怀、健康教育等内容，使护士在护理患者时让患者能够体会到护士良好的职业素质和对患者的尊重与爱护。本书由我院各科护理骨干参与编写，重点介绍妇产科疾病护理常规，尤其是对妇产科患者、孕产妇和新生儿的护理。全书分四篇，12章，包括产科、妇科、妇科肿瘤、计划生育科、新生儿科等护理内容。

　　希望本书的出版能对护士的临床护理工作起到指导和规范作用。由于编写人员能力有限，本书可能存在不足之处，欢迎广大读者和护理人员批评指正。

首都医科大学附属北京妇产医院护理部

姜　梅

2019年3月21日

目 录

第一篇 妇科疾病护理常规

第三篇　新生儿护理及疾病护理

第四篇 护理技术操作规范

第一篇
妇科疾病护理常规

第1章　妇科常见疾病护理

第一节　生殖道炎症的护理

一、滴虫阴道炎

滴虫阴道炎是一种由阴道毛滴虫引起的常见阴道炎症。主要经性接触传播，也可间接传播。

[临床表现]

1.典型症状　阴道分泌物增多及外阴瘙痒，间或有灼热、疼痛、性交痛等。典型分泌物为稀薄脓性呈灰黄色、黄白色或黄绿色，泡沫状，有臭味。

2.阴道黏膜充血　严重者阴道黏膜上有散在出血点，甚至宫颈有出血斑点，形成"草莓样"宫颈。

[评估和观察要点]

1.评估要点　①健康史：了解个人卫生习惯，评估是否有诱发滴虫阴道炎的相关因素；既往有无阴道炎相关病史；月经周期与发病的关系。②身体评估：评估患者有无外阴瘙痒、分泌物增多等症状。

2.观察要点　①观察患者外阴情况，有无阴道黏膜充血、出血点等；②观察阴道分泌物的量、性状、气味。

[护理措施]

1.指导患者进行自我护理 ①保持外阴清洁干燥,勤换内裤,避免搔抓外阴部,以免皮肤破损继发感染;②患者及其性伴侣治愈前避免无保护性行为;③患者内裤、坐浴等用物应煮沸5～10min消灭病原体,以避免交叉及重复感染的概率。

2.告知患者正确用药 甲硝唑:用药期间及停药24h内,禁止饮酒;哺乳妇女用药期间及停用药24h内应停止哺乳;如服药期间发生胃肠道反应及皮疹,应即时告知医师。替硝唑:用药期间及停药72h内,禁止饮酒;哺乳妇女服药后72h内应停止哺乳。

3.指导患者配合检查 取分泌物前24～48h避免性生活、阴道清洗或局部用药。

4.指导患者预防感染 滴虫阴道炎主要由性行为传播,应建议患者性伴侣同时治疗,避免相互传染,影响治疗效果。

5.治愈标准 为连续3次月经干净后,复查阴道分泌物中滴虫均为阴性。

[健康教育]

1.告知患者取分泌物前24～48h避免性生活、阴道清洗或局部用药,以免影响检查结果。

2.给予患者个人卫生指导,保持外阴清洁、干燥。内裤、毛巾等个人专用物品清洗后宜煮沸5～10min,消灭病原体。

3.告知患者阴道内用药方法,注意浓度、剂量。经期暂停阴道冲洗、坐浴和阴道内用药。

4.告知患者治疗后需定期复查,了解治疗效果。

二、细菌性阴道病

细菌性阴道病是由于阴道内正常菌群失调所致,以带有鱼腥臭味的稀薄阴道分泌物增多为主要表现的混合性感染。

[临床表现]

阴道分泌物增多,有鱼腥臭味,尤其性生活后加重,可伴有轻度外阴瘙痒或烧灼感。

[评估和观察要点]

1.评估要点　①健康史：询问患者有无诱发细菌性阴道病的相关因素；②身体评估：评估患者有无外阴瘙痒、烧灼感等症状及其程度。

2.观察要点　观察患者外阴情况，皮肤有无搔抓痕迹或破溃；阴道分泌物的量、性状、气味等。

[护理措施]

1.指导患者遵医嘱按照治疗方案周期正确用药。

2.注意个人卫生，使用流动水清洁外阴，勤洗换内裤，避免搔抓会阴部造成皮肤损伤。

3.治疗期间禁止游泳、盆浴，防止逆行感染。

4.指导患者治疗期间性行为应采取保护性措施，防止交叉感染。

5.指导选择清淡易消化、高维生素饮食，忌辛辣刺激性食物。

6.给予患者心理护理及疾病知识的宣教，提高患者治疗的依从性，减少疾病的复发。

[健康教育]

1.给予患者个人卫生指导，保持外阴清洁，禁用肥皂清洗外阴，不宜经常使用药液清洗阴道；勤洗换内裤，不穿化纤内裤和紧身衣；避免不洁性行为。

2.告知患者规范治疗的重要性，进行用药治疗指导。

三、盆腔炎性疾病

盆腔炎性疾病是指女性上生殖道的一组感染性疾病，主要包括子宫内膜炎、输卵管炎、输卵管卵巢脓肿、盆腔腹膜炎等。炎症可局限于一个部位，也可以同时累及多个部位，以输卵管炎、输卵管卵巢炎最常见。

[临床表现]

1.常见症状　腹痛、发热、阴道分泌物增加。月经期发病可出现月经量增加，经期延长。

2.下腹痛 腹痛为持续性，活动或性生活后加重。

3.重症症状 病情严重的患者可出现寒战、高热、食欲缺乏等。

[评估和观察要点]

1.评估要点 ①健康史：了解患者既往盆腔炎病史、发病时间、治疗情况及近期身体状况。评估患者经期卫生情况、性行为史、婚育史等情况。②症状评估：评估患者生命体征和意识、腹部体征、阴道分泌物等情况，以及各项实验室检查结果。③心理社会评估：了解患者心理状态，评估因症状而造成的焦虑、恐惧程度。

2.观察要点 ①观察患者生命体征、面色，食欲有无缺乏，腹胀及营养状况；②观察下腹痛和腰骶部疼痛的程度及疼痛性质；③观察阴道分泌物的量、气味及性状。

[护理措施]

1.一般护理 患者采取半坐卧位休息，有利于脓液积聚于直肠子宫陷凹而使炎症局限。避免不必要的妇科检查，禁止阴道灌洗，防止炎症扩散。保持会阴清洁，会阴擦洗，2次/日。若有腹胀遵医嘱行胃肠减压。

2.饮食护理 遵医嘱给予高蛋白、高热量、高维生素饮食，必要时遵医嘱补充液体，防止电解质紊乱。

3.高热护理 测量体温、脉搏、呼吸，4次/日；体温升高时及时通知医师处理。体温≥38.5℃时，给予物理降温或遵医嘱使用药物降温；在降温过程中如患者大量出汗，易出现虚脱症状，要注意让患者饮水，同时还要注意防止患者跌到。

4.用药护理 遵医嘱使用抗生素，在用药期间注意观察患者有无用药反应，严格执行药物输入时间，以确保体内的药物浓度，维持药效。

5.其他

（1）保持患者衣服平整、干燥，防止压疮。

（2）需手术治疗的患者，按照围术期要求护理。

[健康教育]

1.盆腔炎性疾病患者，轻症在门诊治疗，炎症急性期患者收入院治疗。

2.指导患者配合治疗，按时、按量服用药物，注意用药后反应，观察症状是否减轻。

3.指导患者注意个人卫生，注意性生活卫生，禁止经期同房。做好经期、孕期、产褥期的卫生，保持外阴清洁，穿棉质内裤。

（司景革　刘　冰）

第二节　异常妊娠的护理

一、自然流产

妊娠不足28周、胎儿体重不足1000g而终止妊娠者，称为流产。妊娠12周前终止者称为早期流产，妊娠12周或之后者称为晚期流产。流产又分为自然流产和人工流产。胚胎着床后31%发生自然流产，其中80%为早期流产。在早期流产中，约2/3为隐性流产，即发生在月经前的流产，也称生化妊娠。

[临床表现]

1.停经。

2.阴道出血和腹痛：早期流产者常先有阴道出血，而后出现腹痛。

3.按照自然流产发展的不同阶段，分为先兆流产、难免流产、不全流产、完全流产。

4.稽留流产：表现为早孕反应消失、胎动消失，子宫不再增大反而缩小。

5.复发性流产：指与同一伴侣连续3次或3次以上的自然流产。

6.流产合并感染。

［护理评估］

1.评估要点　①健康史：了解患者的停经史、早孕反应情况；了解既往病史，妊娠期间有无全身性疾病、生殖器官疾病、内分泌功能失调及有无接触有害物质等。②阴道出血及腹痛情况：评估阴道出血的持续时间与阴道出血量，以及有无妊娠物排出等；评估有无腹痛，腹痛的部位、性质及程度。③身心状况：评估患者的各项生命体征，判断流产类型，尤其注意与贫血及感染相关的征象。评估患者是否有焦虑和恐惧。

2.观察要点　观察患者生命体征、停经后阴道出血及腹痛的情况。

［护理措施］

1.卧床休息，禁止性生活。

2.先兆流产患者禁止灌肠，以减少刺激。

3.加强巡视，将呼叫器及生活用品放在患者伸手可及之处，做好各种生活护理。

4.观察阴道排出物、阴道出血量及性质、腹痛情况。阴道有无流液或胚胎组织排出，如有胚胎组织，要仔细检查胎囊的完整性，协助送病理检查。

5.预防休克：测量生命体征，观察患者意识，如有休克征象遵医嘱立即开放静脉通路，做好输液及输血准备。

6.预防感染：保持会阴清洁，指导患者使用消毒会阴垫，给予会阴擦洗，2次/日；注意分泌物的量、性状、颜色、气味等，遵医嘱使用抗生素。

7.心理护理：注意患者的情绪反应，缓解焦虑及悲伤等消极情绪。

［健康教育］

1.与疾病治疗相关的指导　向患者宣教引起流产的因素，避免过度的精神紧张而影响再次妊娠。出院后1个月门诊复查，如有阴道出血增多、腹痛、反复发热等情况应及时就诊。

2.活动指导　注意休息，避免劳累、重体力劳动，可适当活动等。

3.生活指导　注意营养均衡，戒烟酒，选择高蛋白、高热量、高维生素、易消化饮食。流产后1个月内禁止性生活及盆浴，保持外阴清洁，勤换会阴垫，防止逆行感染。流产后避孕至少3～6个月。

二、异位妊娠

受精卵在子宫体腔以外着床发育时，称为异位妊娠，亦称宫外孕。异位妊娠依受精卵在子宫体腔外种植部位不同，而分为输卵管妊娠、卵巢妊娠、腹腔妊娠、阔韧带妊娠、宫颈妊娠，其中以输卵管妊娠最为常见。

[临床表现]

常表现为停经、腹痛、阴道出血、晕厥与休克、腹部包块。

[评估和观察要点]

1.评估要点　①健康史：询问月经史，早孕反应情况；有无异位妊娠高危因素，如放置宫内节育器、绝育术及输卵管复通术、盆腔炎等。②身心状况：评估患者下腹疼痛的程度，出血量及休克体征；评估患者及其家属对于妊娠终止的情绪反应。

2.观察要点　①观察患者下腹疼痛的性质与程度，询问有无肛门坠胀、头晕、四肢厥冷等症状；②观察患者阴道出血量、色及有无阴道排出物；③观察血压、脉搏、神志的变化及患者的主诉，有无贫血貌及休克的早期症状。

[护理措施]

1.手术治疗患者的护理　①密切观察病情变化，如生命体征、面色等，注意患者主诉。②对异位妊娠破裂、发生失血性休克者，立即配合医师进行抢救，做好术前准备。③患者取休克体位（头高、足高位），注意保暖。立即给予氧气吸入，流量为2～5L/min。选择20号以上留置针开放静脉，遵医嘱使用扩容药。做好患者及其家属的安抚工作。

2.非手术治疗患者的护理

（1）严密观察病情，定时测量生命体征，4次/日。

（2）告知患者病情发展的临床表现，如阴道出血增多、腹痛加剧、肛门坠胀感明显等，便于当病情发展时，医患均能及时发现，给予相应处理。

（3）观察阴道有无组织物排出，若有组织物排出应保留标本，并通知医师。嘱患者卧床休息。

（4）遵医嘱做好各项检查，督促患者按时用药。

（5）化疗药物：①使用化学药物治疗期间，注意患者的病情变化及药物毒性及不良反应。②常用药物有甲氨蝶呤，其治疗机制是抑制滋养细胞增生、破坏绒毛，使胚胎组织坏死、脱落、吸收。③不良反应较小，常表现为消化道反应，骨髓抑制以白细胞下降为主，有时可出现轻微肝功能异常、药物性皮疹、脱发等。

（6）指导患者进食高维生素食物，保持排便通畅，避免增加腹压的活动。摄取足够的营养物质，尤其是富含铁蛋白的食物，以促进血红蛋白的增加，增强患者的抵抗力。

[健康教育]

1.手术治疗患者的指导　①术后1个月内禁性生活、禁盆浴，注意个人卫生。术后1周复查血hCG直至正常，术后1个月进行门诊复查，如感剧烈腹痛或阴道出血增多时应随诊。②指导患者术后6个月内采取措施避孕，以防再次受孕。③指导患者适当进行体育锻炼，劳逸结合；加强营养，选择高蛋白高纤维饮食，保持排便通畅。

2.非手术治疗患者的指导　①指导患者注意休息，劳逸结合，加强营养，进食清淡易消化食物。②告知患者治疗期间避免重体力劳动；勿按压下腹部和增加腹压的动作，如咳嗽、用力排便等。③指导患者保持外阴清洁，每日清洗外阴，防止感染。④嘱患者定期门诊复查，监测血hCG直至正常。向患者介绍避孕方法，告知患者应严格避孕1年。

（齐　歆　高颉）

第三节 盆底功能障碍性疾病的护理

一、盆腔器官脱垂

盆腔器官脱垂是指盆腔器官脱出于阴道内或阴道外。阴道前壁脱垂即阴道前壁膨出，阴道内2/3膀胱区域脱出称之膀胱膨出。若支持尿道的膀胱宫颈筋膜受损严重，尿道紧连的阴道前壁下1/3以尿道口为支点向下膨出，称尿道膨出。阴道后壁膨出又称直肠膨出，阴道后壁膨出常伴随子宫直肠陷凹疝，如内容为肠管，称之为肠疝。子宫从正常位置沿阴道下降，宫颈外口达坐骨棘水平以下，甚至子宫全部脱出阴道口以外，称为子宫脱垂。

[临床表现]

1.症状 轻症患者一般无不适，重度脱垂韧带筋膜有牵拉，盆腔充血，患者有不同程度的症状，腰骶部酸痛或下坠感；阴道前壁膨出患者可出现尿频、排尿困难等，易并发尿路感染；阴道后壁膨出患者常表现为便秘，甚至需要手助压迫阴道后壁帮助排便；肿物自阴道脱出。轻者经休息后可自行还纳，重者则不能还纳。

2.子宫脱垂分度 目前有两种分度方法，其中一种方法将子宫脱垂分为如下3度。

（1）Ⅰ度：轻型为宫颈外口，距处女膜缘＜4cm，未达处女膜缘；重型为宫颈已达处女膜缘，阴道口可见宫颈。

（2）Ⅱ度：轻型为子宫颈及部分阴道前壁脱出阴道口外，宫体仍在阴道内；重型为宫颈与部分宫体脱出阴道口外。

（3）Ⅲ度：为宫颈与宫体全部脱出阴道口外。

3.阴道膨出分度 临床上传统分为3度。以屏气下膨出最大限度来判定。

（1）Ⅰ度：阴道前壁形成球状物，向下突出，达处女膜缘，但仍在阴道内。

（2）Ⅱ度：阴道壁展平或消失，部分阴道前壁突出于阴道口外。

（3）Ⅲ度：阴道前壁全部突出于阴道口外。

4.阴道后壁膨出分度　临床上传统分为3度。以屏气下膨出最大限度来判定。

（1）Ⅰ度：阴道后壁达处女膜缘，但仍在阴道内。

（2）Ⅱ度：阴道后壁部分脱出阴道口。

（3）Ⅲ度：阴道后壁全部脱出阴道口外。

[评估和观察要点]

1.评估要点　①健康史：询问患者年龄、婚育史及性生活情况。如患者生育过，注意询问患者有无产程过长、难产、阴道助产及盆底组织撕裂伤等病史。②评估盆腔器官脱垂发生时间和程度。③评估患者营养情况，产后恢复体力劳动的情况及有无慢性咳嗽、便秘等情况，以及对日常生活的影响程度。④心理-社会状况：评估患者有无焦虑、情绪低落，评估其社会家庭支持程度及对疾病的认知程度、对于手术治疗的接受程度等。

2.观察要点　①询问患者有无下腹部坠胀、腰痛、排尿和排便困难，观察阴道肿物脱出等情况；②观察阴道有无黏膜糜烂、溃疡、出血和感染等；③观察患者在腹压增加时上述症状有无加重，卧床休息后症状有无好转。

[护理措施]

1.术前护理

（1）一般护理：按照妇科阴式手术护理常规进行护理（见本章第十二节妇科围术期的护理）。

（2）病情观察：①观察患者内外科慢性疾病的症状，积极有效治疗和控制原发性慢性疾病，如高血压、糖尿病等。对于有慢性咳嗽的患者，遵医嘱给予镇咳药物，避免因咳嗽而影响手术效果。②术前保持患者排便通畅，多吃粗纤维食物，必要时遵医嘱给予缓泻剂软化大便。③给予患者用药指导，对于子宫脱垂患者尤其是有溃疡的患者，遵医嘱局部要涂抹雌激素软膏于阴道内，促进局部溃疡愈合。

2. 术后护理

（1）一般护理：按照妇科阴式手术护理常规进行护理（见本章第十二节妇科围术期的护理）。

（2）病情观察：①监测患者生命体征。观察意识情况、切口有无渗血、阴道出血的量和颜色、引流液的量和颜色、麻醉不良反应、肠蠕动恢复情况。②注意阴道分泌物。观察阴道分泌物的量、性状、颜色及有无异味，如有异常及时通知医师并予以处理。③止血：阴道内放置的止血纱布，术后 12～24h 取出，观察排尿及阴道出血情况。④镇痛：如有疼痛遵医嘱使用镇痛药。

（3）饮食护理：排气前进流食，排气后进半流食，逐渐过渡至普食。保持排便通畅，鼓励患者进食粗纤维食物。

（4）管路护理：导尿管留置 2～5d，保留导尿管期间，每日更换引流袋，会阴擦洗，2次/日，术后24h内准确记录尿量，并告知患者携带尿管期间活动的注意事项，防止管路滑脱。

（5）排尿指导：告知患者拔除尿管后有尿意及时如厕，不要憋尿，出现排尿困难时，不要过度饮水，以免膀胱过度膨胀，影响功能恢复。患者排尿后，通知医师测残余尿量，若残余尿＞200ml时，给予患者听水声诱导排尿或遵医嘱给予新斯的明1mg肌内注射；若残余尿持续＞300ml遵医嘱导尿。

（6）合并症的观察：①高血压患者。观察血压、脉搏变化，每日测量 1～2次，倾听患者主诉，注意有无头痛、头晕、视物模糊等不适。②糖尿病患者。监测患者血糖变化，在患者禁食期间，遵医嘱补充液体，避免低血糖的发生。在过渡饮食时，遵医嘱调整降糖药的剂量。

（7）预防感染：密切监测体温变化，一级护理期间测量体温、脉搏、呼吸，4次/日。保持外阴清洁干燥、勤换内衣裤。遵医嘱应用抗生素。

（8）血栓的预防：进行深静脉血栓的风险评估，按照评分等级采取不同的预防措施。观察生命体征的变化，注意有无胸闷、憋气、下肢疼痛等症状，警惕肺栓塞及下肢深静脉血栓的发生。遵医嘱给予抗凝药或气压式血液循环驱动，观察下肢血供情况及周径变化。

[健康教育]

1.疾病知识指导 指导患者学会自我观察阴道出血量，术后出现血性分泌物或少量出血为正常现象，若出血量多如月经量，应及时到医院就诊。

2.生活指导 指导患者保持心情舒畅，生活规律；术后3个月禁盆浴、禁止性生活，保持外阴清洁，每日清洗外阴，术后2周可淋浴；预防呼吸道疾病的发生，避免咳嗽导致腹压增加。

3.活动指导 术后3个月内避免腹压增加的活动，如重体力劳动、负重、长期站立、蹲位等，术后1个月可恢复一般活动，如进行简单的家务活动。

4.饮食指导 饮食宜选择清淡、易消化、富含粗纤维的食物，保持排便通畅，养成每天排便习惯，避免便秘，必要时遵医嘱使用缓泻药。

5.用药指导 绝经后的患者遵医嘱局部涂抹雌激素软膏，促进阴道切口愈合。

6.术后锻炼 遵医嘱指导患者进行盆底肌和肛提肌训练；做提肛运动，3次/日，每次10～15min，或行生物反馈治疗。

二、压力性尿失禁

压力性尿失禁是指腹压突然增加导致的尿液不自主流出，但不是由逼尿肌收缩压或膀胱壁对尿液的张力压所引起。其特点是正常状态下无漏尿，而腹压突然增高时尿液自动流出。也称真性压力性尿失禁、张力性尿失禁、应力性尿失禁。

[临床表现]

几乎所有的下尿路症状及许多阴道症状，均可见于压力性尿失禁。腹压增加下不自主溢尿是最典型的症状，而尿急、尿频，急迫性尿失禁和排尿后膀胱区胀满感也是常见的症状。

[评估和观察要点]

1.评估要点 ①健康史：评估患者年龄、生育史及患病史、生活习惯、活动能力、使用药物等。②了解尿失禁的程度，以及对日常生活的影响情况。评估有无尿频、尿痛、尿急等泌尿系感染征象；会阴皮肤有无感染、失禁性皮炎、破溃等。有无便秘或便失禁；有无子宫脱垂或阴道膨出。③评估患者对疾病的认识，自我认知及家庭支持情况和社会交往情况等。

2.观察要点　观察患者排尿情况，有无排尿困难，外阴部有无皮疹、异味。

[护理措施]

1.非手术治疗　指导正确盆底肌肉训练，每次持续收缩盆底肌（做提肛运动）2～6s，然后松弛2～6s，如此反复10～15次，每天训练3～8次，持续8周或更长时间。

2.生物反馈　借助置于阴道或直肠内的电子生物反馈治疗仪，监测盆底肌肉的肌电活动，指导患者进行正确、自主的盆底肌肉训练，并形成条件反射。

3.活动及饮食指导　肥胖患者应减轻体重，有助于预防压力性尿失禁发生；同时改变饮食习惯，控制体重在理想的范围，预防便秘增加腹压的情况等。

4.手术治疗　术前、术后护理同盆腔器官脱垂患者的护理。

[健康教育]

1.个人卫生指导　保持外阴清洁干燥，及时更换内裤；术后3个月内禁止性生活、盆浴，预防感染。

2.活动指导　患者术后3个月内避免重体力劳动、剧烈运动及腹压增高的活动。

3.饮食指导　多饮水，多吃蔬菜、水果，保持排便通畅，预防感冒，避免咳嗽，防止腹压增加。

4.康复指导　遵医嘱指导有效的盆底肌肉训练，促进盆底肌肉功能康复。

（刘　冰）

第四节　阴道未发育围术期的护理

阴道未发育（MRKH综合征）系双侧副中肾管发育不全或双侧副中肾管尾端发育不良所致。表现为先天无阴道，几乎均合并无子宫或始基子宫（又称痕迹子宫），但卵巢一般均发育正常。

[临床表现]

主要症状为原发性闭经及性生活困难，因子宫为始基状态而无周期性腹痛。

[评估和观察要点]

1.评估要点　①健康史。评估患者的年龄；父母是否是近亲结婚，有无生殖道畸形家族史。询问患者是否有月经来潮、性生活困难；是否有周期性腹痛，或腹痛进行性加重等情况。②心理状况。评估患者对疾病的认知程度，有无紧张、恐惧、焦虑等不良情绪。

2.观察要点　观察患者切口敷料情况，人工阴道分泌物的量、色、性状及首次排便时间的控制。

[护理措施]

1.术前沟通　倾听患者主诉，讲解相关疾病知识，多与患者及其家属沟通交流，得到家属的支持与配合。

2.术前护理　①遵医嘱进行饮食准备：术前1d禁食，不禁水，遵医嘱静脉补液；②肠道准备：术前2d开始口服缓泻药，术前当晚及术日晨起清洁灌肠；③备皮范围：上至耻骨联合上10cm，下至会阴部、肛门周围，大腿内侧上1/2；④按需准备阴道模具。

3.术后护理　①嘱患者卧床休息，观察患者人工阴道处有无渗血；②术后禁食3d，之后遵医嘱改为高热流食、无渣半流食，最终过渡到普食；③自手术日起口服阿片酊1ml，3次/日，共7d，抑制肠蠕动及排便；④遵医嘱静脉输液抗感染治疗，观察有无电解质、酸碱平衡紊乱情况；⑤保留导尿管长期开放7～10d，保留尿管期间每日更换尿袋，会阴擦洗，2次/日；

⑥阴道大换药前1d晚遵医嘱口服润肠药，次日排便后行阴道换药及拆线；⑦保持外阴清洁，排便后进行会阴擦洗；⑧告知患者出院后坚持使用阴道模具的重要性。出院前，教会患者自行更换阴道模具及模具的消毒方法。

［健康教育］

1.教会患者及其家属阴道模具的正确使用、更换与消毒。更换阴道模具时动作要轻柔，每日更换阴道口敷料及使用丁字带3个月（帮助上托阴道模具）。

2.告知患者每日更换阴道模具1次，至3个月后复查证实创面愈合良好，才可进行正常性生活。未婚者继续放置数月之久。

3.指导患者阴道模具放置期间尽量避免长时间下蹲、站立、行走等，防止阴道模具脱出。保持排便通畅，以免腹压增加时模具脱出。

4.嘱患者便后要及时清洗外阴及肛门周围，保持外阴清洁。

5.指导患者术后遵医嘱定期复查。

（刘　冰）

第五节　子宫内膜异位症与子宫腺肌症的护理

子宫内膜组织（腺体和间质）出现在子宫体以外的部位时称为子宫内膜异位症，简称内异症。

［临床表现］

痛经（渐进性痛经是子宫内膜异位症和子宫腺肌病常见而突出的特征）、不孕、月经不调、性交疼痛。其他特殊症状：盆腔外任何部位有异位内膜种植生长时，均可在局部出现周期性疼痛、出血和肿块，并出现相应症状。

［评估和观察要点］

1.评估要点　①健康史：具有家族聚集倾向，护理人员需要了解患者的家族史，还要评估患者的月经史、婚育史、手术史、避孕方式等。②身体评估：评估患者痛经的程度、疼痛评分、有无性交痛及不孕等症状，如有无贫血面容。③心理评估：评估患者对待疾病的态度，有无焦虑、抑郁心理。

2.观察要点　观察痛经时的表现、主诉及疼痛程度、疼痛部位，有无伴发症状，如疼痛时恶心、呕吐，排便异常等。

[护理措施]

1.药物治疗患者的护理　向患者讲解药物治疗作用、注意事项，增加患者治疗的依从性。①孕激素类药物：不良反应相对较轻，易耐受，有乳房胀痛、食欲增加、体重增加等。②睾酮类衍生物：不良反应较明显，主要表现为男性化表现，如毛发增多、皮肤痤疮等，偶有肝功能损害，要遵医嘱定期检测肝功能。③促性腺激素释放激素激动剂：主要不良反应是雌激素水平低下造成的类似围绝经期综合征的一些表现。用药期间要严密观察患者有如潮热、盗汗、阴道干燥、性欲减退和骨质疏松等症状。停药后大部分症状可缓解或消失。用药治疗期间观察患者有无阴道出血情况，患者症状明显，及时通知医师给予处理。

2.手术治疗患者的护理　参见本章第十二节妇科围术期的护理。

[健康教育]

1.活动指导　告知患者避免经期剧烈的活动。

2.受孕指导　有生育需求的患者指导监测排卵和性生活时间。

3.用药指导　患者术后如需进一步药物治疗，要向患者讲解用药的注意事项。

（刘　冰）

第六节　子宫肌瘤的护理

子宫平滑肌瘤，简称子宫肌瘤，是女性生殖系统常见的良性肿瘤，由平滑肌及结缔组织组成，多发生于30～50岁妇女。按照肌瘤生长部位分为宫体肌瘤和宫颈肌瘤。按照肌瘤与子宫肌壁的关系，肌瘤可以分为肌壁间、黏膜下及浆膜下肌瘤。

[**临床表现**]

主要表现为月经量增多及经期延长、下腹部肿块、肌瘤逐渐增大、白带增多、压迫症状等。

[**评估和观察要点**]

1.评估要点　①健康史：评估月经史、生育史，是否有不孕、流产史。②月经情况：评估有无经期延长、月经量增多、白带异常。

2.观察要点　①观察患者贫血表现，询问其有无头晕、乏力、心悸等症状，观察患者脉搏、血压、呼吸、精神状态、皮肤黏膜颜色，了解患者血常规检验结果。②观察患者肌瘤压迫症状，询问患者有无尿频、尿急、便秘等症状。③观察患者如出现白带增多、白带异味、发热，持续性不规则阴道出血、脓血样阴道排液、剧烈腹痛等临床表现，提示出现感染或者肌瘤变性等情况。

[**护理措施**]

1.评估患者体温、脉搏、白细胞计数、分泌物是否异常，有无腹痛情况。

2.入院评估时，要关注患者月经变化及伴随症状。缓解患者各种不适，评估患者腹痛程度，遵医嘱给予镇痛药物。对于出现压迫症状的患者，如尿潴留者遵医嘱给予导尿，便秘患者遵医嘱给予缓泻药治疗。

3.遵医嘱给予止血、抗贫血药物治疗，必要时输血治疗，定期复查血常规。

4.遵医嘱保留会阴垫，准确评估出血量。必要时行会阴冲洗，保持会阴清洁，预防感染。

5.评估患者贫血程度及跌倒风险，并且采取相应的安全防护措施。向患者及其家属进行宣教，防止患者发生跌倒坠床的意外事件。

6.指导患者进食高蛋白、高热量、高维生素、富含铁的食物，纠正贫血。

7.手术患者根据具体手术方式，给予围术期护理。

8.心理护理：患者因担心肌瘤恶变及手术对身体、生育、性生活的影响会产生各种心理反应，责任护士应与患者建立良好的护患关系，了解患者需要，提供个性化心理护理。

[健康教育]

1.术后生活指导　指导患者术后避免进食辛辣、刺激性食物；注意个人卫生，子宫肌瘤剔除术后者1个月内禁性生活及盆浴，子宫肌瘤全切术后者3个月内禁性生活及盆浴。

2.贫血患者的指导　①指导按时、按剂量口服铁剂等药物，为减少铁剂的胃肠道反应，可在餐后服药。为避免影响口服铁剂的吸收，药物不宜与牛奶、钙剂、浓茶同服。②告知患者改变体位时预防晕厥、跌倒的方法，如起床时应缓慢坐起，适应后再起身走动，走动时需有支撑物或有人搀扶。

3.非手术治疗患者指导　指导非手术治疗患者定期门诊复查妇科超声及血常规，了解肌瘤变化及贫血纠正的情况。

（齐　歆　高　颉）

第七节　卵巢良性肿瘤的护理

卵巢肿瘤是常见的妇科肿瘤，可发生于任何年龄。卵巢肿瘤可以有各种不同的形态和性质，单一型或混合型、一侧或双侧性、囊性或实质性；又有良性、交界性和恶性之分。

[临床表现]

腹部肿块、压迫症状、腹痛（有蒂扭转、破裂、感染、恶变并发症时）。

[评估和观察要点]

1.评估要点　①健康史：评估与发病有关的高危因素，根据患者年龄、病程长短及局部体征、有无并发症。②身心状况：评估肿块生长速度、质地、伴随出现的腹胀、膀胱直肠等压迫症状；评估患者对疾病了解的程度，是否存在紧张、焦虑情绪。

2.观察要点　①观察患者腹部有无肿块及腹水。②观察患者有无腹胀，膀胱直肠等压迫症状。③观察患者的心理反应情况。

[护理措施]

1.评估患者焦虑程度，提供支持，协助患者应对压力。

2.协助患者进行各种检查和治疗：①向患者及其家属介绍手术经过、可能实施的各种检查，取得主动配合；②协助医师完成各种诊断性检查；③按腹部手术患者的护理内容做好术前准备和术后护理（见本章第十二节妇科围术期的护理）。

[健康教育]

1.疾病知识指导　指导卵巢非赘生性肿瘤直径＜5cm的患者，遵医嘱3～6个月复查1次；卵巢实性肿瘤或囊性肿瘤直径＞5cm患者，遵医嘱及时手术切除。

2.术后生活指导　指导患者术后避免进食辛辣、刺激性食物；注意个人卫生，术后1个月内禁性生活及盆浴。

3.术后复查指导　手术后患者根据病理报告结果，良性者术后1个月常规复查。

（齐　歆　高　颉）

第八节　异常子宫出血的护理

异常子宫出血是妇科的常见症状和体征，是指与正常月经的周期频率、规律性、经期长度、经期出血量任何1项不符的、源自子宫腔的异常出血。

[临床表现]

1.无排卵性异常子宫出血　少数无排卵妇女可有规律的月经周期，临床上称"无排卵月经"。多数不排卵女性表现为月经紊乱，最常见的症状是子宫不规则出血，经期长短不一，经量不定或增多，甚至大量出血。

2.排卵性异常子宫出血 多见于生育期的女性，患者有周期性排卵，临床上有可辨认的月经周期。主要包括含黄体功能不足、子宫内膜不规则脱落和子宫内膜局部异常所致的异常子宫出血。

[评估和观察要点]

1.评估要点 ①健康史：询问患者年龄、月经史、婚育史、避孕措施、既往史、有无慢性疾病。②病史评估：了解患者发病经过如发病时间、目前出血情况、诊治经历、所用激素名称和剂量、效果及诊刮的病理检查结果。③心理状态评估：了解患者发病前有无精神紧张、过度劳累及环境改变等诱发月经紊乱的因素。了解患者是否存在恐惧和焦虑状态，是否影响身心健康和工作学习。

2.观察要点 ①观察患者生命体征，尤其是患者突然大量出血，警惕有无失血性休克。②观察阴道出血情况，准确评估阴道出血量，有无超出月经量。③观察患者的精神和营养状态，有无肥胖、贫血貌、出血点、紫癜等。

[护理措施]

1.维持正常血容量 观察并记录患者的生命体征，嘱其保留出血期间使用的会阴垫及内裤，以便更准确地估计出血量。遵医嘱做好配血、输血、止血措施。

2.遵医嘱使用性激素药物 ①按时按量正确服用性激素药物，不得随意停服和漏服，必须按医嘱进行药物减量；②患者在治疗期间如出现不规则阴道出血应及时就诊；③观察药物疗效及不良反应。

3.预防感染 严密观察与感染有关的征象，如体温、白细胞计数、腹痛、分泌物有臭味等，遵医嘱应用抗生素。

4.补充营养 应加强营养，改善全身状况，给予指导，保证患者获得足够的营养，向患者推荐含铁较多的食物如猪肝、豆角、蛋黄、胡萝卜、葡萄干等。

5.提供心理支持 对于有严重心理反应的患者及时汇报医师。

[健康教育]

1.指导患者在药物治疗期间不能随意更改药物剂量和用药时间，嘱其不可随意停止用药，以免出现撤退性出血。

2.指导患者保持外阴清洁，每2小时更换会阴垫1次，每日流动水冲洗外阴，有阴道出血时不可盆浴。

3.告知患者阴道出血期间禁止性生活，以免感染；注意劳逸结合，改变体位时动作变换不宜过快，以免头晕、跌倒。

（吕　娜）

第九节　卵巢过度刺激综合征的护理

卵巢过度刺激综合征指诱导排卵药物刺激卵巢后，导致多个卵泡发育、雌激素水平过高及颗粒细胞黄素化，引起全身血管通透性增加、血液中水分进入体腔和血液成分浓缩等血流动力学病理改变，绒毛膜促性腺激素（hCG）升高会加重病理改变进程。

[临床表现]

临床表现为卵巢囊性增大、毛细血管通透性增加、体液积聚于组织间隙引起腹水、胸腔积液，伴局部或全身水肿。一般可将卵巢过度刺激综合征分为轻、中、重3度。

[评估和观察要点]

1.评估要点　①健康史：评估患者有无停经史、早孕反应及其出现时间，阴道出血量、腹痛等，是否为辅助生育，有无服用促排卵药。②症状评估：评估患者有无恶心、呕吐、腹泻等症状，有无全身水肿、有无呼吸困难等症状。

2.观察要点　观察患者生命体征和意识；空腹体重及腹围的变化；观察24h出入量，特别是尿量；观察患者有无胸闷、憋气、气短、腹胀等症状。

[护理措施]

1.一般护理　①环境与休息。保持病室空气清新，开窗通风，每日2次。患者取半卧位，以缓解因腹胀引起的呼吸困难；避免突然改变体位，以免增大的卵巢发生扭转或破裂。②饮食护理。鼓励患者少食多餐，选择高热量、高维生素、高蛋白饮食，如鸡蛋白、橙汁等。患者在输注人血白蛋白后使用利尿药，鼓励其进食橘子、香蕉、西瓜等含钾多的食物，以预防低钾血症。

2.**病情观察** 严密观察尿量的变化，每日测量体重、腹围及24h出入量。密切观察恶心、呕吐、腹水程度，监测患者生命体征变化并做好护理记录。

3.**穿刺放腹水的护理** ①协助患者取半卧位，以便于引流。②放腹水过程中要严密观察患者神志、面色、心率、脉搏和血压的变化，注意有无咳嗽、呼吸困难等不适，及时听取患者的不适主诉并积极查找原因。③进行各项护理操作时要轻柔，严格无菌操作原则。④放腹水后，指导患者卧床休息，腹部放置沙袋，腹带包扎压迫 $2 \sim 4h$，以避免腹压突然下降引起的不良后果。⑤反复多次放腹水的患者，要严密观察穿刺处有无红肿、渗液等感染的征象；保持覆盖的敷料干燥，如有渗出应及时更换。

4.**用药护理** 准确掌握各种药物的作用及使用方法，了解患者的药物过敏史，注意观察患者有无用药后不良反应。患者低血容量的状态时，遵医嘱补充血容量，其次要严格掌握输液速度。

5.**心理护理** 患者常表现出紧张、恐惧、焦虑，担心疾病预后等心理，要多与患者交流，讲解疾病的特点和治疗过程，同时要做好患者家属的工作。

[健康教育]

1.指导患者少食多餐，选择高蛋白、高热量、富含维生素、清淡易消化饮食，适当限制钠的摄入。

2.指导患者采取舒适体位休息，避免因剧烈运动或突然改变体位引起卵巢扭转或破裂。重度卵巢过度刺激综合征患者因胸腔积液引起呼吸困难，应绝对卧床休息，给予半卧位，以减轻呼吸困难。

3.为患者讲解口服药物的名称、服用方法、剂量、不良反应及注意事项，嘱其不能自行更改药物或停药，如有不适及时就诊。

（刘　冰）

第十节　乳腺纤维瘤的护理

乳腺纤维腺瘤是乳腺疾病中最常见的良性肿瘤，可发生于青春期后的任何年龄，多见于20～30岁，与雌激素刺激有关，少数可发生恶变。

[临床表现]

好发育乳房外上象限，约75%为单发，少数多发。肿物增大缓慢、质韧、表面光滑，易于推动。月经周期对肿块大小无影响，患者无明显自觉症状，多为偶然扪及。

[评估和观察要点]

1.评估要点　①健康史：评估患者婚育史、月经情况、既往病史、手术史；②评估患者的睡眠形态、不利于睡眠的因素；③评估患者的焦虑程度。

2.观察要点　观察生命体征变化；观察术后患者切口及引流情况；观察患者情绪状况及睡眠情况。

[护理措施]

1.术前护理

（1）心理支持：介绍病室环境、主管医师及责任护士，减轻患者的陌生感。采用通俗易懂的语言解释术前准备的内容及各项工作所需要的时间，耐心解答患者的提问，使患者顺利度过手术全过程。

（2）休养环境：保持病室环境安静，按时熄灯，创造良好的睡眠环境。

（3）皮肤准备：备皮范围上起下颌，下至脐平，前至健侧锁骨中线、后过腋后线，包括患侧上臂上1/3皮肤及腋毛。

（4）生命体征监测：术前1日测量患者体温、脉搏、呼吸、每日3次，术日晨如患者体温≥37.5℃、血压异常，及时通知医师。

（5）患者交接：护士填写手术室患者交接记录单，通知送手术前需再次核对患者信息。

2. 术后护理

（1）根据麻醉方式安置患者合适体位，局部麻醉患者术后回室可平卧位，全身麻醉者清醒后可置枕。

（2）遵医嘱给予心电监护、吸氧，观察患者生命体征，按规定及时书写一般护理记录单及术后护理记录单，对患者进行压疮、静脉血栓、管路滑脱等风险评估。

（3）观察患者切口有无血肿、渗血、渗液现象、胸痛等情况，胸部手术患者绷带包扎松紧适度。

（4）留置引流管时应妥善固定并保持管路通畅，正确使用管路标识，观察引流量、颜色及性状并记录，每24小时倾倒引流装置1次，并将引流情况记录在体温单上。

（5）饮食护理：患者局部麻醉术后可恢复正常饮食，全身麻醉术后6h给予流质饮食，术后第1天恢复正常饮食，加强营养补充。指导进食高蛋白质、高维生素、高热量、富含铁的食物，提高机体抵抗力。

[健康教育]

1. 指导患者术后1周内避免剧烈活动，必要时局部加压包扎，防止出汗，洗澡时切口不要浸水，保持切口清洁干燥，预防感染。

2. 告知患者避免提较重物品，防止切口裂开或感染。遵医嘱换药，查看切口情况。适当做手臂上抬、扩胸运动等上肢功能锻炼。

3. 给予饮食指导，忌食生冷、辛辣、刺激、油腻等食物，清淡饮食，多吃富有维生素，易消化吸收的食物。

4. 指导术后定期复查和乳房自查，遵医嘱术后6个月复查乳腺超声。

（孙　涛）

第十一节 妇科常见急腹症的护理

妇科急腹症是妇科的常见病，起病急、发展快、病情重，如不及时诊断及处理，可导致严重后果。妇科常见的急腹症包括异位妊娠、黄体破裂、卵巢囊肿蒂扭转、急性盆腔炎等。其中以异位妊娠表现最危重，是妇科常见病中最容易危及患者生命的疾病，应积极配合医师进行鉴别诊断及初步处理，并将患者转运到手术室进行手术救治。

[临床表现]

急腹症的主要症状表现为患者急性下腹部疼痛，伴停经、阴道出血、恶心、呕吐、肛门坠胀感、发热、脓性白带等。

[评估和观察要点]

1.评估要点 ①患者生命体征，是否有休克表现，神志是否清醒等；②健康史：如患者清醒，病情允许，还应评估患者婚育史、月经情况、既往病史、手术史；③评估患者腹痛部位、性质、程度等情况；④有出血的患者，评估患者出血量。

2.观察要点 观察患者生命体征变化；阴道出血量，保留卫生垫测量出血总量；腹痛程度。

[护理措施]

1.急救护理 对患者立即进行病情评估，协助医师对其病情做出快速诊断。根据病情严重程度安置患者体位，测体温、脉搏、呼吸、血压，同时给予吸氧、开放静脉、静脉取血、膀胱灌注0.9%氯化钠注射液（为B型超声检查做准备）等急救护理，对于需要进行手术治疗的患者，及时做好术前准备工作，并准备好急救药品和器械。

2.进行病情监测 护理人员要密切观察患者血压、心率、血氧饱和度等生命体征的变化情况，注意观察患者是否存在头晕、恶心、呕吐、阴道大量出血和面色苍白等症状，发现异常及时报告医师。

3.**心理护理** 做好患者心理护理并安慰家属。多数急腹症患者会出现烦躁、焦虑、恐惧和抑郁等不良情绪，在患者病情稳定时进行安慰和鼓励，介绍妇产科急腹症治疗方法，使患者保持情绪稳定，能够主动配合医护人员的工作。

4.**饮食护理** 急腹症患者未得到确诊前，要禁食、禁水。

5.**安全转运** 危重患者行B型超声检查时需由医务人员陪同。根椐病情将患者安全转运至相关病室，做好患者交接。

（段燕丽）

第十二节 妇科围术期的护理

一、术 前 护 理

[**评估和观察要点**]

1.**评估要点** ①健康史：评估婚育史、月经情况、既往病史、手术史；②评估患者手术指征及手术方式；③评估患者的睡眠型态、影响睡眠的因素；④评估患者的焦虑程度。

2.**观察要点** ①观察和监测生命体征变化；②观察肠道准备情况；③观察患者情绪状况及睡眠情况；④患者有出血，还应观察出血量、出血速度，以及患者有无休克表现等；⑤有腹痛的患者，应观察腹痛性质、部位及程度。

[**护理措施**]

1.**心理支持** 向患者介绍病室环境、主管医师及责任护士、同室病友，减轻患者的陌生感。采用通俗易懂的语言，解释术前准备的内容及各项工作所需要的时间，耐心解答患者的提问，使患者顺利度过手术全过程。

2.**休养环境** 保持病室环境安静，按时熄灯，创造良好的睡眠环境。

3.**皮肤准备** 术前1日嘱患者沐浴、更换病服、剪指甲、去除指甲油。

（1）腹部手术：手术区备皮范围是上自剑突下，下至大腿上1/3处及外阴部，两侧至腋中线，并清洁脐部。

（2）阴式手术：手术区备皮范围为上自耻骨联合上10cm，两侧至腋中线，下至外阴部、肛门周围、臀部及大腿内侧上1/3处。

（3）腹腔镜手术：清洁脐部。

4. 消化道准备　术前1日口服缓泻药或灌肠，术前8h禁食、术前4h严格禁饮。

5. 镇静药　睡前可协助患者饮热牛奶、温水泡足、听舒缓音乐、看书等，遵医嘱给予适量镇静药如地西泮。

6. 生命体征监测　术前3d测量患者体温、脉搏、呼吸，每日3次、术日晨体温升高、血压异常、月经来潮、对手术过度恐惧或犹豫不决者需及时通知医师。

7. 留置导尿管　术前遵医嘱留置导尿管并保持引流通畅，以避免术中伤及膀胱、术后尿潴留等并发症。

8. 阴道准备　遵医嘱术前每晚阴道上药，拟行全子宫切除患者术日晨行阴道灌洗。

9. 术前备血　遵医嘱做好备血准备。

10. 抗生素应用　遵医嘱术前使用抗生素预防感染。

11. 床单位准备　更换被服，准备麻醉床。

12. 仪器设备准备　备好吸氧装置、心电监护仪器及输液架等。

13. 其他准备　术前患者要取下可活动义齿、发夹、眼镜，首饰及贵重物品交由家属保管，长发者应梳成辫子。

14. 宫腔镜手术　根据患者情况遵医嘱使用扩张宫颈药物。

15. 手术交接　护士填写手术室患者交接记录单，通知送手术前需再次核对患者信息。

二、术后护理

[评估和观察要点]

1. 评估要点　①手术情况评估：患者的手术方式、手术名称、术中情况等；②麻醉情况评估：麻醉方式、患者意识恢复情况、切口疼痛情况；③风险评估：跌倒、压疮、静脉血栓、管路滑脱等风险评估。

2.观察要点　①监测和观察患者生命体征情况；②观察切口及阴道出血情况，引流液的量及性状；③观察患者肠道功能恢复情况。

[护理措施]

1.与手术室人员做好床边交接，保持各种引流管和输液管路通畅，遵医嘱给予心电监护、吸氧及使用抗生素。

2.根据麻醉方式安置患者合适体位，腰-硬联合麻醉患者遵医嘱安置卧位；全身麻醉者清醒后可置枕。

3.观察患者生命体征，术后24h内每小时巡视患者1次并记录。术后3d内测量体温、脉搏、呼吸，4次/日，并记录；如体温<38℃，向患者解释术后发热原因，>38℃时遵医嘱做好相应处理。

4.按规定书写一般护理记录单及术后护理记录单。术后护理记录单要求在术后24h内记录生命体征8次，即回室时，回室后30min、1h、2h、3h，小夜班、大夜班、白班各记录1次。

5.按规定对患者进行跌倒、坠床、压疮、静脉血栓、管路滑脱等风险评估。

6.观察患者切口有无血肿、渗血、渗液现象、腹痛及阴道出血情况，腹部手术患者腹带包扎松紧适度及皮肤情况。

7.患者主诉切口疼痛时使用疼痛量表进行评估，根据患者具体情况遵医嘱给予相应处理。

8.术后妥善固定导尿管并保持通畅，观察尿量及性状，留置尿管期间给予会阴擦洗，每日2次，每24小时更换尿袋1次。拔除尿管后协助患者排尿，观察排尿情况并记录。

9.留置引流管时应妥善固定并保持管路通畅，正确使用管路标识，观察引流量、颜色及性状并记录，每24小时更换引流装置1次，留置阴式引流期间会阴擦洗，每日2次。

10.饮食护理

（1）硬膜外麻醉者：回室4h后可进水，手术当日晚禁食，次日晨可进流食，肛门未排气前进流食，待肛门排气后逐步恢复到普通饮食。

（2）全身麻醉者：全身麻醉者待患者完全清醒，无恶心、呕吐等症状方可进食进水。

（3）指导患者进食高蛋白质、高维生素、高热量、富含铁的食物，提高机体抵抗力。

11.卧床期间至少每2小时翻身1次，鼓励患者早期床上活动，及早期起床活动。尽量采取半坐卧位。

12.协助做好晨晚间护理，每日热水泡足，观察排气时间。

13.阴式手术患者护理

（1）观察患者外阴部皮肤及切口情况，阴道内留置纱条压迫止血者，应关注患者主诉，给予解释并保持切口干燥。观察有无腹痛及阴道出血情况，患者主诉腹痛时根据患者具体情况给予相应处理。

（2）为防止粪便污染切口，遵医嘱应用药物控制患者首次排便时间，排便后应行会阴擦洗。

14.腹腔镜手术患者术后出现肩痛症状时，向其解释肩痛原因，严重者遵医嘱给予吸氧。

15.评估患者腹胀的程度及对日常活动的影响，肛门排气前忌服奶类、糖类等易产气的食物，可进易消化的半流食促进肠蠕动。如果腹胀严重，遵医嘱可行肛管排气或药物治疗。

16.评估患者咽痛程度，遵医嘱给予雾化吸入或药物治疗，嘱患者多饮水。

17.保持外阴清洁，嘱患者勤换内裤，指导术后1～3个月禁止盆浴及性生活。

（吕　娜）

第十三节　妇产科手术麻醉恢复期的护理

患者麻醉恢复期的护理工作，主要是降低患者手术后由于麻醉药、肌松药的残留作用导致的苏醒延迟、气道梗阻、低氧血症、喉痉挛、喉头水肿、恶心呕吐、躁动、寒战等并发症的出现。

[病情观察]

1.患者回到麻醉恢复室后遵医嘱进行呼吸机参数调节，连接多参数生理监护仪进行生命体征监测。

2.患者进入麻醉恢复室后，立即通知麻醉医师即刻观察和施行各项监测并记录，麻醉恢复室护士与施行麻醉医师共同核对入室患者（清醒度、循环、呼吸、肌力、肤色）评分并记录。护士必须按标准及时、认真、全面、清晰填写记录单。如遇病情变化，立即通知医师并配合医生积极进行初步处理，必要时通知上级医师和科主任共同处理。如合并有与手术相关的其他情况，遵医嘱即请有关医师会诊、处理。

[气管插管的拔除]

1.低风险拔管护理

（1）拔管指征：没有单一的指征可以成功地拔除气管导管。下列指征有助于评估术后患者不需要辅助通气。①评估意识：患者意识清楚，能实现指令性动作。②评估自主呼吸：自主呼吸恢复，每分钟呼吸频率<25次，节律正常，自主潮气量>6ml/kg，最大吸气负压>-25cmH$_2$O，分钟通气量恢复至正常值。③评估血氧水平：在不吸氧状态下，能保持SpO$_2$>95%或达到术前水平。④评估呼吸功能恢复情况：根据血气结果（与基础血气结果比较），氧合指数>200mmHg，循环稳定。⑤评估反射功能恢复：咳嗽反射、吞咽反射恢复正常。⑥评估肌力恢复：前臂抬离床面10s以上，持续抬头5s，握手有力。

（2）拔管后护理：拔管后应继续密切观察患者情况，在恢复室至少留观1h，发现异常应立即通知医师对患者进行相应处理，直至无风险因素存在。

2.高风险拔管护理

（1）拔管指征：高风险患者，包括困难气道、肿瘤手术后、年龄>65岁的患者、合并内科疾病患者、术中抢救患者、产科抢救全身麻醉术后及宫腔镜发生TURP患者，拔管前评估符合上述指征外，还应结合患者术后要求及患者病情评估，要求麻醉医师（必要时还需请手术医师）评估及协助操作。

（2）拔管后处理：①拔管后继续密切监测患者生命体征，鼓励患者进行深呼吸、咳嗽、咳痰等呼吸训练，给予患者高流量面罩给氧，使拔管后患者维持高浓度氧合；②继续评估拔管后患者呼吸道并发症（如呼吸抑制、喉痉挛、支气管痉挛及喘鸣音等），必要时及时协助医师重新插管术；③协助患者采取半卧位；④麻醉医师评估出室指征，护士协助完成患者转运。

[**患者转出恢复室标准**]

1. 患者神志清楚，定向力能恢复，平卧时抬头＞5s。能辨认时间、地点，能完成指令动作。肌肉张力恢复正常，无急性麻醉或手术并发症，如呼吸道水肿、神经损伤、恶心、呕吐；切口无渗血。

2. 血压、心率改变时不超过术前静息值20%，且维持稳定30min以上。心电图正常，无明显的心律失常和ST-T改变。

3. 呼吸道通畅，保护性吞咽，咳嗽反射恢复，不需要口咽或鼻咽通气道，通气功能正常，每分钟呼吸频率在12～30次，能自行咳嗽，排除呼吸道分泌物，$PaCO_2$能保持在术前正常范围内。停止呼吸10min后，查血气PaO_2不低于70mmHg，SpO_2不低于95%。

4. 凡术后在恢复室用过镇静药、镇痛药的患者，用药后至少观察30min以上，经医师评估后方可转出恢复室。苏醒程度总评价，苏醒程度可根据清醒程度、呼吸道通畅程度、肢体活动程度等方面进行评价，评价患者苏醒度正常后方可转出恢复室。

[**患者转运**]

1. 接手术患者回恢复室，恢复室护士与手术室巡回护士和主管麻醉医师进行患者情况交接并检查患者皮肤及管路的完整性。

2. 患者进入麻醉恢复室后要注意为患者保暖，并注意保护患者隐私。

3. 麻醉患者达到离室标准且生理指标稳定者，转运前由麻醉护士通知医师对患者进行评估，患者符合出室标准的由麻醉护士负责将患者送回原病房。

4.在转运途中应严密观察患者情况，如发生躁动、恶心呕吐、呼吸抑制等或其他意外情况，转运护士应及时电话呼叫医师到场，并及时处理，安慰患者，保持安静。

5.到达病房后，麻醉护士与病房值班护士详细交班和核对患者病情、术中特殊情况，患者皮肤情况、各引流管是否通畅并妥善固定、静脉输液管路情况、切口是否渗血及患者生命体征和意识状态，记录并移交病历。

6.麻醉护士与病房护士对患者情况进行床旁交接，交接后共同填写患者交接单并签名。

（闫秋菊）

第2章　妇科恶性肿瘤的护理

第一节　外阴恶性肿瘤的护理

外阴恶性肿瘤占女性生殖道原发恶性肿瘤的3%～5%，以鳞状细胞癌最常见，其他包括恶性黑色素瘤、基底细胞癌、前庭大腺癌、疣状瘤、肉瘤等。

[临床表现]

最常见的临床表现是瘙痒、局部肿块或溃疡，合并感染或较晚期癌还可以出现疼痛、渗液和出血。

[评估和观察要点]

1.评估要点　①健康史：患者年龄（该病多为老年妇女）、是否绝经，询问患者有无糖尿病、高血压及冠心病等病史，若为糖尿病或高血压患者，询问血糖或血压控制情况。②身体评估：评估患者一般状况，营养状态；观察患者体温、血象是否正常，切口有无感染，有无外阴瘙痒、外阴赘生物及性传播病史。③心理-社会状况：对术后外阴严重变形、切口不愈合、性功能的维持、化疗后不良反应等问题的态度。患者家属对疾病的态度和关心程度。

2.观察要点　①观察外阴部肿块是单个还是多个，有无压痛，活动度，有无出血和破溃，有无淋巴结肿大。②观察病变部位与周围皮肤的关系；是否有疼痛、瘙痒、恶臭分泌物等。

[护理措施]

1.术前护理

（1）心理护理：向患者及其家属详细说明术前准备及术后可

能出现的问题，如疼痛、腹胀、出血等。各种治疗护理的意义、方法、配合要点及注意事项，让患者及其家属有充分的心理准备。认真耐心解答患者提出的问题，以减轻患者焦虑不安或害怕的心理。

（2）术前指导：指导患者做深呼吸运动和咳嗽、咳痰及床上翻身、肢体运动的训练。告之备皮的范围、肠道准备的目的。术前1d进流质饮食、术日晨禁食。

（3）病灶局部护理：外阴呈菜花样或溃疡，因分泌物增多或溃疡出血时，可用碘伏溶液冲洗外阴或擦洗局部，每日1～2次。

2.术后护理

（1）术后当日患者取平卧位，次日患者取双下肢屈膝外展体位，可在腘窝处垫软垫以增加患者舒适度。抬高下肢可使静脉血液和淋巴液回流通畅，同时减低会阴切口张力，利于会阴切口愈合。

（2）根据手术情况，遵医嘱术后腹股沟切口使用沙袋进行加压包扎，加压包扎期间每2～4小时撤除沙袋减压15～20min。置于腹股沟切口的引流管，引流液量减少至每日1～2ml时根据切口愈合情况去除。

（3）观察并记录切口有无渗血，皮肤有无红、肿、热、痛等感染征象，以及皮肤的湿度、温度、颜色及愈合情况。

（4）保持引流管和尿管通畅，观察并记录引流液的量、色和性状，每日更换引流袋。

（5）患者卧床期间鼓励活动上半身及足踝部，变换体位时需固定好沙袋。由于患者处于强迫或制动体位，需定时协助其变换体位，预防压疮；遵医嘱使用抗凝药，预防下肢静脉血栓。提供进食、洗漱、如厕等服务，满足患者生活需求。

（6）每次排尿、排便后用清水清洗会阴，保持局部清洁干燥。如疼痛及排尿、排便困难，遵医嘱对症处理。

（7）根据手术情况，患者术后禁食3～5d以减少粪便的形成；遵医嘱口服阿片酊，每日3次，每次1ml，之后进半流食。遵医嘱给予缓泻药软化粪便，避免因排便困难，增加腹压而引起切口疼痛和影响手术切口的愈合。

[健康教育]

1.复诊时根据检查结果，指导恢复性生活；6个月内避免重体力劳动；避免长期剧烈咳嗽、便秘、久蹲等增加腹压的行为。

2.指导患者保持会阴清洁，避免长期使用刺激性强的药物清洗外阴。

3.术后需要放疗或者化疗者，告知后续治疗时间及注意事项。

（孙雪松）

第二节　子宫颈肿瘤的护理

一、宫颈上皮内瘤变

子宫颈鳞状上皮内病变，是与子宫颈浸润癌密切相关的一组子宫颈病变，常发生于25～35岁妇女。大部分低级别鳞状上皮内病变可自然消退，但高级别鳞状上皮内病变具有癌变可能。

[临床表现]

无特殊症状。偶有阴道排液增多，伴或不伴臭味。也可在性生活或妇科检查后发生接触性出血。

[评估和观察要点]

1.评估要点　①健康史：评估婚育史、性生活史，特别是性伴侣数量、有无高危性伴侣，以及生活方式、避孕方法、是否吸烟。②身体评估：评估患者有无异常阴道出血，特别是性生活后出血；了解患者阴道分泌物的情况，有无感染征象。是否有慢性宫颈炎、遗传等诱发因素。是否有经期、经量异常，老年患者是否有绝经后不规则阴道出血等。③心理-社会状况：评估患者是否存在担心影响性生活、影响生育，担心病程进展为恶性肿瘤的心理。

2.观察要点　观察患者阴道出血情况。

[护理措施]

1.观察和监测患者生命体征、腹痛及阴道出血情况。

2.手术结束后由医师留置导尿管和阴道纱布填塞，术后24h由医师取出阴道填塞的纱布及拔除尿管。护士在患者填塞纱布后密切观察阴道出血情况；拔除尿管后督促患者自我排尿。

3.预防生殖系统和泌尿系统上行性感染，会阴擦洗每日2次，保持会阴清洁，做好尿管的护理。

[健康教育]

1.指导患者术后1～2周卧床休息，1个月内禁止性生活及盆浴。

2.告知患者宫颈创面脱痂过程中，开始有少量阴道出血；若出血多于月经量或逐渐增多，则及时就诊。

3.指导患者注意个人卫生，勤洗外阴部，保持局部清洁卫生，勤换内衣裤。

4.指导患者遵医嘱使用外用药物冲洗阴道。

5.指导患者遵医嘱门诊进行复查。

二、子宫颈癌

子宫颈癌是最常见的妇科恶性肿瘤，高发年龄为50～55岁。由于子宫颈癌筛查的普及，患者得以早期发现和治疗子宫颈癌和癌前病变，其发病率和死亡率明显下降。

[临床表现]

1.阴道出血　常表现为接触性出血，即性生活或妇科检查后阴道出血。

2.阴道排液　多数患者有白色或血性、稀薄如水样或米泔状、有腥臭味的阴道排液。

3.晚期症状　根据病灶累及范围出现不同的继发性症状。

[评估和观察要点]

1.评估要点　①健康史：评估患者年龄、婚育史，是否有早婚、早育、多次妊娠等。询问患者初次性生活发生时间、是否有多个性伴侣、性生活情况等。评估患者既往是否有单纯疱疹病毒2型（HSV-2）、人乳头状瘤病毒（HPV）、人类巨细胞病毒（HCMV）等病毒感染史。②身体评估：评估患者月经、阴道出血、阴道排液及疼痛程度；是否出现晚期恶病质症状，如消瘦、活动无耐力等。③心理-社会状况：评估患者和家属对疾病和治疗方法的认识、接受情况，以及患者家属对此支持的态度。

2. 观察要点　观察患者阴道出血和阴道排液的量及性状、疼痛的程度、并发症情况及是否有恶病质。

[护理措施]

1. 心理护理　为患者和家属提供疾病相关知识，给予情感支持，多与患者沟通，了解其心理活动，与患者共同讨论疾病相关问题，解除其疑虑，缓解不安情绪，帮助患者增强治疗疾病的信心。

2. 饮食护理　患者阴道出血多时，应服用具有补血、止血功能的食物。晚期患者应进食高蛋白、高热量的食物，以保证充足的营养摄入。遵医嘱予以肠外营养。

3. 个人卫生　保持会阴清洁，会阴擦洗，每日2次，做好尿管的护理。减少人员探视，保持病室环境整洁、安静。

4. 留置引流管护理　保持引流管通畅，记录引流液及尿液的色、性状、量。妥善固定引流管，防止脱出。

5. 阴道操作注意事项　外生型宫颈癌患者术前行阴道操作时，动作轻柔，避免肿瘤破溃发生大出血。出血时，要进行阴道填塞纱布止血。

6. 术后指导　根据手术范围，术后需留置尿管7～14d。尿管留置2周及以上的患者在拔除尿管后嘱其多饮水，每小时自行排尿1次，6h以后遵医嘱行B型超声检查测残余尿量，如果尿量≥150ml，则重新留置导尿管。

[健康教育]

1. 术后复查　告知患者术后复查的内容，具体的时间、地点、联系人等。

2. 个人卫生指导　告知患者出院后每天用流动温水清洗会

阴，勤换会阴垫及内裤，保持外阴清洁。

3.随访指导　向患者讲解治疗后2年内应每3～6个月复查1次；3～5年每6个月复查1次；第6年开始每年复查1次。

4.性生活指导　接受根治性子宫全切除的患者，部分阴道被切除，性生活时避免过于剧烈。阴道干燥者，可使用润滑剂；性交困难者，建议使用适宜的扩阴器或阴道成形器进行生理性扩张，防止阴道挛缩和阴道粘连。

5.放疗或化疗患者治疗指导　告知患者后续治疗时间及注意事项。

（孙雪松）

第三节　子宫内膜癌的护理

子宫内膜腺体的腺癌最常见。为女性生殖道三大恶性肿瘤之一，占女性全身恶性肿瘤7%，占女性生殖道恶性肿瘤20%～30%。平均发病年龄为60岁，75%发生于50岁以上妇女。

［临床表现］
主要表现为阴道出血、阴道排液、下腹疼痛。

［评估和观察要点］

1.评估要点　①健康史：评估患者年龄、婚育史、月经史情况；是否合并有其他疾病，如肥胖、高血压、糖尿病等患子宫内膜癌的危险因素。②心理-社会状况：评估患者心理反应，对疾病及治疗的了解程度等。患者家属对患者的关心程度。

2.观察要点　①观察患者阴道出血量、颜色及持续时间；有无腹部胀痛。②观察患者血压、血糖变化。

［护理措施］

1.术后遵医嘱给予患者心电监护，监测患者生命体征。回室当即测量体温、呼吸、心率、血氧饱和度、血压；之后30min、1h、2h、3h再次测量呼吸、心率、血氧饱和度、血压。停心电监护后，小夜班、大夜班、次日白班各测量体温、呼吸、脉搏、血压1次。观察切口敷料有无渗血、渗液等。

2. 术后留置尿管5～7d，使用碘伏溶液擦洗会阴及尿管，每日2次，预防感染。

3. 保持引流管和尿管通畅，记录引流液和尿液的性状及量。

4. 术后鼓励患者主动或被动活动肢体，穿弹力袜，预防下肢深静脉血栓。观察患者下肢有无肿胀、疼痛等症状，遵医嘱使用抗凝药等。

[健康教育]

1. 个人卫生：指导患者保持会阴清洁，勤更换内衣裤，术后1个月内禁止性生活及盆浴。

2. 根据患者术后采取放疗或化疗方法，告知后续治疗时间及注意事项。

3. 向患者讲解随访的重要性：术后2～3年每3个月随访1次，3年后每6个月1次，5年后每年1次。

（孙雪松）

第四节　卵巢恶性肿瘤的护理

卵巢肿瘤是妇科常见的肿瘤，可发生于任何年龄。其中恶性肿瘤早期病变不易发现，晚期病例缺乏有效的治疗手段，病死率居妇科恶性肿瘤首位。

[临床表现]

恶性肿瘤早期常无症状。晚期主要症状为腹胀、腹部肿块，腹水及其他消化道症状；部分患者可有消瘦、贫血等恶病质表现；功能性肿瘤可出现不规则阴道出血或绝经后出血。

[评估和观察要点]

1. 评估要点　①健康史：评估婚育史、月经情况、家族史。②身体评估：评估患者疼痛情况；是否有腹围增加、腹部膨隆、腹部包块、腹水；是否有尿频、排尿困难、便秘、下肢水肿等压迫症状；是否有异常阴道出血、绝经后出血、青春期前幼女性早熟、育龄妇女继发闭经、男性化等内分泌相关症状；是否有恶病质表现。③心理-社会状况：评估患者疾病诊断和治疗所产生的心理压力；评估患者是否因化疗不良反应而产生不良的心理反应。

2.观察要点　①观察患者疼痛情况，观察排尿和排便次数、有无排尿困难和便秘等压迫症状。②观察患者是否腹围增加、腹部膨隆，是否出现呼吸困难及下肢水肿的程度。③术后监测和观察患者的生命体征、疼痛、切口情况、各种引流管情况，是否有发生下肢深静脉血栓的症状；观察放疗、化疗患者的不良反应。

[护理措施]

1.心理护理　为患者提供表达情感的机会和环境。评估患者的焦虑程度及应对压力的技巧，耐心向患者讲解病情，解答患者的问题，给予信息支持，缓解焦虑情绪；鼓励家属多与患者沟通，关注患者心理变化。

2.术后护理

（1）一般护理：遵医嘱给予患者心电监护，监测生命体征变化。术后患者回室当即测量体温、呼吸、心率、血氧饱和度、血压；之后30min、1h、2h、3h再次测量呼吸、心率、血氧饱和度、血压。停心电监护后，小夜班、大夜班、次日白班各测量体温、呼吸、脉搏、血压1次。

（2）疼痛护理：做好患者的疼痛评估，遵医嘱使用镇痛药物，评价镇痛效果。教会患者咳嗽时双手放于腹部切口两侧，向中间切口方向挤压以减轻咳嗽引起的切口疼痛。

（3）管路护理：术后留置胃管者，遵医嘱给予冲洗胃管。保持胃管、引流管及导尿管通畅，妥善固定，准确记录胃液、引流液和尿量。护士告诉患者活动时注意不要牵拉导管，防止管路滑脱。

（4）营养支持：手术范围累及消化道，术后留置胃管的患者，遵医嘱禁食禁水，给予静脉营养支持治疗。未留置胃管患者可根据胃肠道恢复情况，由流食逐渐过渡至普通饮食。

（5）活动与休息：手术当日卧床休息，麻醉恢复后可采取半卧位，缓解疼痛，利于引流，鼓励患者床上翻身与活动。术后第1天鼓励患者尽早下地活动，促进排气，避免肠粘连和血栓的发生。术后患者第1次下床时注意预防跌倒，逐渐增加活动量。

（6）预防感染：患者保留导尿管期间，给予会阴擦洗每日2次；保持切口敷料清洁干燥，如有渗血、渗液及时通知医师处理；体温≥38.5℃通知医师，遵医嘱应用抗生素；保持床单位清洁；避免交叉感染的发生。

（7）预防血栓：鼓励患者活动；指导其穿弹力袜；做好下肢血栓的评估，如出现下肢疼痛、压痛、肿胀等症状及时通知医师，遵医嘱使用抗凝药物。

3.并发症护理　①肠梗阻：主要症状恶心、呕吐、腹胀、腹痛、停止排气排便。遵医嘱禁食、禁水，给予胃肠减压，保持胃管引流通畅，记录胃管引流液的量、颜色和性状。②腹水：观察患者血压、脉搏、呼吸的变化，出现压迫症状，如心悸、气促、不能平卧者，可取半坐卧位。呼吸困难者，遵医嘱给予鼻导管给氧。一次放腹水3000ml左右，不宜过多，以免腹压骤降，发生虚脱。放腹水后记录患者腹水性质和量，监测血压1次。

[健康教育]

1.为患者讲解术后复查的意义及重要性，告知复查、放疗、化疗的时间、地点、联系人等。

2.指导患者少食多餐、进食易消化吸收的食物，避免油腻、辛辣刺激的饮食。逐步、适量地增加活动，增强免疫力。

（孙雪松）

第五节　妊娠滋养细胞疾病的护理

妊娠滋养细胞疾病是一组来源于胎盘滋养细胞的增生性疾病。在组织学上可分为：①妊娠滋养细胞肿瘤，包括绒毛膜癌（简称绒癌）、胎盘部位滋养细胞肿瘤和上皮样滋养细胞肿瘤；

②葡萄胎妊娠，包括完全性葡萄胎、部分性葡萄胎和侵蚀性葡萄胎；③非肿瘤病变；④异常（非葡萄胎）绒毛病变。

一、葡萄胎

葡萄胎因妊娠后胎盘绒毛滋养细胞增生、间质水肿，而形成大小不一的水泡，水泡间借蒂相连成串，形如葡萄而命名葡萄胎，也称水泡状胎块。葡萄胎可分为完全性葡萄胎和部分性葡萄胎两类。

[临床表现]

最常见的是停经后阴道出血，以及子宫异常增大、变软。

[评估和观察要点]

1.评估要点 ①健康史：评估患者是否既往有滋养细胞病史、婚育史、月经情况和既往患病史，以及此次妊娠经过和临床表现。②身体评估：评估患者阴道出血情况及有无水泡状物质排出；评估患者是否有高血压、蛋白尿、水肿等子痫前期症状。③心理-社会状况：评估患者是否因担心疾病对今后生育的影响而产生心理压力；评估患者家属对患者及疾病治疗的态度、相关知识了解情况。

2.观察要点 ①观察患者阴道出血情况，如患者大量阴道出血，观察患者是否有面色苍白、出冷汗等休克征象；②观察患者腹部疼痛程度；③观察术后患者的生命体征、阴道出血、疼痛、自我排尿情况；④观察腹痛及阴道出血情况，检查阴道排出物内有无水泡状组织，估算出血量。

[护理措施]

1.指导患者卧床休息，阴道出血时保留会阴垫，观察阴道出血量、颜色和性状，并记录。

2.患者出血量多时，应注意观察患者面色、血压、脉搏、呼吸、尿量、神志等，及早发现失血性休克的早期表现。

3.清宫患者术前完善各项检查，做好术前准备。术后观察患者生命体征变化、阴道出血及排尿情况。

4.嘱患者注意饮食粗细搭配，保持排便通畅，减少增加腹压的因素。

5.做好手术和大出血的抢救准备工作。

[健康教育]

1.指导患者清宫术后1个月内禁止性生活及盆浴，预防生殖道上行性感染。

2.为患者讲解定期随访意义，指导定期查血hCG，葡萄胎清宫术后患者每周查血hCG 1次，直至连续3次阴性；以后每个月检查1次，共6个月；然后，再每2个月检查1次，共6个月，自第1次检查hCG阴性后，共计检查1年。

3.指导患者随访期间应注意避孕，时间为6个月。避孕方法可选用安全套或口服避孕药。不选用宫内节育器，以免混淆子宫出血的原因或造成穿孔。

二、妊娠滋养细胞肿瘤

妊娠滋养细胞肿瘤60%继发于葡萄胎妊娠，30%继发于流产，10%继发于足月妊娠或异位妊娠，其中侵蚀性葡萄胎全部继发于葡萄胎妊娠，绒癌可继发于葡萄胎妊娠，也可继发于非葡萄胎妊娠。侵蚀性葡萄胎恶性程度低于绒癌，预后较好。绒癌恶性程度极高，发生转移早而广泛，在化疗药物问世以前，其死亡率高达90%以上，但随着诊断技术及化疗的发展，预后已得到极大的改善。

[临床表现]

1.**无转移滋养细胞肿瘤** 多继发于葡萄胎妊娠。主要表现为阴道出血、子宫复旧不全或不均匀性增大、卵巢黄素化囊肿、腹痛、假孕症状。

2.**转移性滋养细胞肿瘤** 易继发于非葡萄胎妊娠，或为经组织学证实的绒癌，主要经血行播散，最常见转移部位为肺（80%），其次是阴道（30%），以及盆腔（20%）、肝（10%）、脑（10%）等。

[评估和观察要点]

1.评估要点 ①健康史：评估患者孕产史，如为葡萄胎清宫后患者，应询问葡萄胎第1次刮宫的情况、刮宫次数及刮宫后阴道出血的量、性状、时间等。询问既往疾病史。②身体评估：评估患者生命体征，有无转移灶的相关表现，如胸痛、咳嗽咯血及呼吸困难等肺部转移表现；有无右上腹部或肝区疼痛、黄疸等肝转移表现，如头痛、呕吐、意识改变等脑转移表现。③心理-社会状况：评估患者及其家属的心理情绪状态，尤其对于尚未生育的患者和家庭，应关注其消极情绪。

2.观察要点 ①观察子宫底高度、阴道出血和阴道排出物情况，有无失血性休克和感染征象；②观察患者咳嗽、咯血、胸闷及呼吸困难等症状；③观察患者腹部或肝区疼痛、黄疸等症状；④观察患者头痛、呕吐、视力障碍、抽搐、偏瘫、截瘫、昏迷等症状。

[护理措施]

1.监测和观察患者生命体征、腹痛及阴道出血情况。

2.遵医嘱监测血hCG的变化。

3.预防生殖系统和泌尿系统上行性感染，保持会阴清洁，遵医嘱使用抗生素。

4.转移灶的护理。

（1）肺部转移：指导患者卧床休息，呼吸困难者给予半卧位；遵医嘱给予吸氧；大量咯血的患者，应取头低侧卧位，及时清除口腔内血块，保持呼吸道通畅，防止发生窒息；遵医嘱给予镇静药。

（2）阴道转移：禁止或尽可能少地行阴道检查及操作；阴道大量出血者由医师行纱布填塞，并在24～48h取出。护士在患者填塞纱布后，如有阴道大量出血或剧烈腹痛伴内出血征象，可疑为子宫穿孔者，应立即做好抢救、介入治疗或手术准备。

（3）脑部转移：观察患者生命体征情况；有抽搐、偏瘫、昏迷者，要预防并发症的发生，如吸入性肺炎、压疮、跌伤、咬伤；遵医嘱给予镇静药及止血药以防发生颅内出血。

5.采用手术治疗者按照妇科腹部手术前、后护理常规护理；采用化疗者按照化疗常规护理（见本章第七节放、化疗患者的护理）。

[健康教育]

1.指导患者清宫术后1个月内禁止性生活及盆浴，预防生殖道上行性感染。

2.为患者讲解定期随访意义，指导定期查血hCG，葡萄胎清宫术后患者每周查血hCG1次，直至连续3次阴性；以后每个月检查1次，共6个月，然后再每2个月检查1次，共6个月，自第1次检查hCG阴性后，共计检查1年。

3.指导患者随访期间应注意避孕，时间为6个月。避孕方法可选用安全套或口服避孕药。不选用宫内节育器，以免混淆子宫出血的原因或造成穿孔。

4.如采用手术治疗者同妇科腹部手术前后健康指导；如采用化疗则同化疗前后健康指导。

（孙雪松）

第六节　乳腺癌的护理

乳腺癌是女性常见的恶性肿瘤之一。乳腺癌的确切病因尚未完全明了，发病危险因素主要有性别、年龄、月经因素、遗传、乳腺疾病史，年轻时胸部受到中、高剂量电离辐射，生育因素或未曾生育，外源性雌激素包括含有雌激素的口服避孕药物和绝经后妇女应用雌激素替代治疗。此外，乳腺癌的发病还与高脂肪饮食、饮酒、肥胖、环境等因素有关。乳腺癌转移途径有直接侵润、淋巴转移、血液转移。

[临床表现]

主要表现为乳腺肿块（是乳腺癌的早期症状）、单侧乳头溢液、非哺乳期的妇女乳头处突然出现乳样、血样或水样液体溢出。

中晚期乳腺癌的临床表现：乳房外形改变，出现酒窝征、橘皮样变，乳头位置改变，乳房发育较差或萎缩时，乳腺肿块较大，局部明显凸出。晚期局部表现为癌块固定、卫星结节、皮肤溃疡。

[评估和观察要点]

1.评估要点 ①健康史：患者年龄、月经因素、生育情况、饮食情况；②评估患者乳腺病灶情况；③评估患者是否存在焦虑、害怕、恐惧等情绪反应。

2.观察要点 ①观察患者术后切口敷料情况，切口是否渗血，切口绷带松紧是否适宜；②观察引流管（胸壁、腋下、尿管）有无打折、扭曲、滑脱，注意观察引流液的量、性状、颜色的变化，保持负压引流通畅；③密切监测患者的生命体征；④观察患者精神状况，有无恐惧、焦虑等不良情绪变化。

[护理措施]

1.心理护理：根据疾病不同阶段有针对性地进行宣教，改善患者的心理状态。

2.加强营养，指导进食高蛋白、易消化的食物。

3.乳头有溢液或肿瘤局部破溃者要及时更换敷料，保持局部清洁，遵医嘱给予抗生素治疗。

4.术后妥善固定引流管，防止引流管打折、扭曲、滑脱；注意观察引流液的量、性状及颜色的变化。保持负压引流通畅，指导患者出院后记录引流量；医师根据引流量酌情拔出引流管。进行呼吸训练，预防术后肺部并发症。

5.术侧手臂的护理：①观察术侧手臂的颜色、温度、活动能力、有无肿胀。保持肩关节内收，必要时垫高上肢或用三角巾固定，避免外展。②避免在术侧上肢进行静脉穿刺、静脉取血、测血压等。避免患肢猛然用力或牵拉。

6.根据患者自理能力协助进行活动，预防肺部并发症及深静脉血栓，及时处理切口疼痛。

7.功能锻炼指导：①术后1～3d，指导患者术侧手部握拳、腕部屈伸。②术后3～4d，指导患者握拳、屈腕、屈肘。③术后5～7d，指导患侧手摸对侧肩、同侧耳。④术后7～10d，指导患侧上肢伸直、抬高和内收练习，采用拉绳运动。⑤术后10～14d，指导患者练习上肩运动，将手指搭在肩部，前旋后转；摆臂运动，前至上腹部，后至腰部；摸耳运动，将术侧手臂越过头顶触摸对侧耳。⑥术后14～20d，指导患者肩关节活动，将双手放置颈后由低度头位练至抬高挺胸位，练习手指爬墙，用患肢理发、画圈运动、滑轮运动等。⑦术后20d后，以肩关节为中心，做向前、向后旋转，适当的后伸和负重锻炼手指爬墙。

[健康教育]

1.疾病知识介绍　对患者及其家属进行详细乳腺癌的相关知识的介绍，包括病因、危害、防治及护理干预等内容，发现异常及时就诊。

2.保健知识指导　告知患者如何进行乳房自检，指导患者术后活动与休息、个人卫生、饮食等方面指导，缓解患者及其家属焦虑情绪。

（赵　赢）

第七节　放、化疗患者的护理

一、化学治疗

化学治疗是指对肿瘤的化学药物治疗（简称化疗）。化疗药物既能抑制肿瘤细胞生长、扩散和转移，也能影响机体正常细胞代谢，具有一定的毒性。

[化学治疗的不良反应]

骨髓造血系统障碍，白细胞及血小板计数减少；消化道反应，恶心、呕吐、腹泻、便秘。外周神经炎、肺纤维化、心律失常；尿急、尿频、血尿；腹痛、黄疸；色素沉着、皮疹、过敏性休克、静脉炎等。

[评估和观察要点]

1.评估要点　①健康史：评估患者年龄、诊断、既往病史、饮食、活动等情况。②身体评估：评估患者因化疗所产生的不良反应，如骨髓抑制、消化道反应等。③心理-社会状况：评估患者是否因化疗不良反应而产生不良的心理反应。

2. 观察要点 ①观察患者骨髓抑制的主要实验室指标, 白细胞及血小板计数是否正常。血小板计数 $< 50 \times 10^9$/L 时, 观察患者有无牙龈、鼻出血, 皮下瘀斑及阴道活动性出血等出血倾向。白细胞计数 $< 3 \times 10^9$/L 时, 观察患者有无呼吸道、泌尿道等感染征象。②观察患者恶心、呕吐的次数、呕吐物的内容和量。③观察患者腹泻的次数、性状和量。

[护理措施]

1. 心理护理 做好患者和家属的健康教育, 使其了解化疗方案及可能出现的毒性反应, 取得患者和家属的理解和配合。

2. 预防出血 血小板计数 $< 50 \times 10^9$/L 时, 避免锐器、硬物等磕碰划伤; 注射后适当延长按压时间; 遵医嘱给予输血等治疗。

3. 预防感染 化疗药物有免疫抑制作用, 机体易感染。

（1）严格执行无菌操作。

（2）观察患者生命体征情况, 监测血常规计数。白细胞计数 $< 3 \times 10^9$/L 时, 遵医嘱停止化疗; 白细胞计数 $< 1 \times 10^9$/L 时, 谢绝探视, 对患者进行保护性隔离。

（3）保持环境清洁, 空气清新, 开窗通风, 每日2次, 每次 30min。病室空气消毒, 紫外线照射, 每日2次, 每次30min, 照射时注意遮挡患者眼睛及皮肤。

（4）注意个人卫生, 保持口腔清洁, 饭前、饭后漱口, 睡前、晨起刷牙。保持皮肤及外阴清洁, 勤洗澡, 勤换内衣裤, 床单位清洁、平整, 避免皮肤感染。注意保暖, 预防上呼吸道感染。

（5）骨髓抑制者遵医嘱使用抗生素、升血细胞药物等。患者高热时行物理降温。

（6）加强营养以提高机体免疫功能, 指导患者进食高蛋白质、高热量、高维生素饮食, 增加热量摄取、提高机体抵抗力。

4. 口腔护理 每日评估口腔情况, 指导使用漱口水漱口, 软毛牙刷刷牙, 必要时给予口腔护理。

5.胃肠道反应护理　①指导舒适体位，发生呕吐时及时倾倒呕吐物，漱口，保持环境干净、整洁、无异味，减少不良刺激。②依据患者的喜好，饮食少量多餐，选择富于营养和易消化的食物，鼓励多饮水，摄水量3000ml/d左右；避免进食气味太浓、油腻、过热、粗糙、辛辣等食物。腹泻时可进食酸牛奶、乳酸菌类等饮料。③观察排便次数、性状、量，及时送检便常规，呕吐及腹泻严重者遵医嘱补充液体和使用止吐药，以防电解质紊乱。

6.外阴护理　观察阴道有无出血情况并记录。保持局部清洁，每日清洗外阴。

7.监测肝功能　定期监测肝功能，了解患者不适主诉，如肝区疼痛等，遵医嘱给药。

8.监测肾功能　观察患者有无尿频、尿急、尿痛、血尿等泌尿系统刺激症状；鼓励患者多饮水，稀释尿液，减轻症状；定期检查肾功能。

9.皮肤护理　观察皮肤有无色素沉着、皮疹等。指导患者注意个人卫生，穿纯棉内衣。

10.脱发护理　向患者做好解释工作，指导患者戴假发或围巾进行修饰和保暖。

［健康教育］

1.指导患者化疗期间遵医嘱每周检查血常规2次；尿常规1次；定期复查肝功能、肾功能，肿瘤标志物，心电图，胸部X线片等。

2.告知患者出现下列情况及时就诊：白细胞计数＜3.0×10^9/L、血小板数＜75×10^9/L、血红蛋白＜80g/L；腹泻＞6次/日；严重恶心、呕吐不能进食；体温＞38℃；出现头晕、心悸、憋气、心律失常、贫血等症状。

二、放射治疗

放射线治疗（简称放疗）是治疗恶性肿瘤的手段之一。照射方式有远距离照射（体外照射）和近距离照射（腔内照射）。

[放射线治疗不良反应]

1.早期并发症 一般发生在治疗中或治疗后3个月内，包括造血系统反应、消化道反应、膀胱反应、阴道炎、机械损伤等。

2.晚期并发症 多发生在放疗后数月或1年以上，包括皮肤及皮下组织改变、放射性直肠炎、泌尿系统改变等。

[评估和观察要点]

1.评估要点 ①健康史：评估患者年龄、诊断、既往病史、饮食、活动等情况；②身体评估：评估患者因放疗所产生的不良反应，如骨髓抑制、消化道反应、排尿、排便异常改变、皮肤完整性受损等；③心理-社会状况：评估患者是否因放疗不良反应而产生不良的心理反应。

2.观察要点 ①观察患者出现腹痛、腹泻时有无黏液便及血便，以及早期脱水的征兆；②观察患者有无尿频、尿痛、尿急等膀胱刺激症状；③观察患者皮肤颜色、弹性和完整性，有无皮肤瘙痒、丘疹、疼痛、水疱等。

[护理措施]

1.心理护理 向患者及其家属介绍有关放疗知识，治疗程序，可能出现的不良反应及需要配合的事项，使患者消除焦虑情绪和恐惧心理，积极配合治疗。

2.身体准备 放疗前摘除金属物品；排空大小便，减轻膀胱、直肠反应。

3.生活指导 患者出现疲劳、虚弱、食欲缺乏、恶心、呕吐等全身反应，机体免疫力下降。在对症处理的同时，注意加强饮食营养而改变全身状况；适当活动；为患者提供安静的休养环境，睡眠障碍者可药物助眠。

4.骨髓抑制护理 放疗可抑制血细胞的生长，造成骨髓抑制，使白细胞和血小板锐减。定期监测血常规变化，做好有无感染征象及出血倾向的观察及处理。

5.放射性直肠炎护理 患者出现腹痛、腹泻时应观察有无黏液便及血便，及时送检便常规，遵医嘱给予止泻药。保证充足的营养及热量供应，给予高蛋白、高热量、高维生素、易于消化的饮食。腹泻患者给予少渣、低纤维饮食，避免产气食品如豆类、牛奶、糖、碳酸类饮料。必要时静脉输液，以防水电解质失衡。

6.放射性膀胱炎护理　鼓励患者多饮水，每日3000ml以上，以增加尿量，促进体内毒素排出。观察患者有无尿频、尿痛、尿急等膀胱刺激症状，及时送检尿常规，遵医嘱给药。

7.放射性皮炎护理　观察皮肤颜色、性状和皮肤完整性。保持皮肤清洁干燥，避免局部刺激，如在放射野皮肤上热敷及粘贴胶布；禁用碱性肥皂搓洗等。告知患者如果感觉皮肤干燥、瘙痒、丘疹或疼痛时勿搔抓，可用手轻轻拍打局部止痒。放射野皮肤出现水疱时，勿将水疱刺破，防止擦伤，预防继发感染。建议患者穿柔软宽松、吸湿性强的纯棉内衣。

8.腔内照射护理　遵医嘱阴道灌洗，操作时动作轻柔，避免造成大出血。

[健康教育]

1.指导患者放疗期间，每周监测血常规1～2次，观察有无发热等症状。

2.告知患者阴道灌洗的重要性及方法。阴道灌洗是放疗的重要辅助手段，可减轻阴道黏膜充血、水肿，并能清除放疗后坏死组织、增加放射敏感度、预防盆腔腹膜炎。患者可自行购买一次性妇科冲洗器，每日或隔日阴道灌洗1次直至治疗后6个月以上，无特殊情况时可改为每周1次或2次，坚持2年以上。

3.指导患者放疗结束后，遵医嘱1个月、2个月、3个月、6个月各随访1次，以后每6个月随访1次至2年，2年后每年随访1次。

（孙雪松）

第3章 计划生育相关护理常规

第一节 取、放宫内节育器手术护理

一、宫内节育器放置术

[适应证]

育龄妇女，自愿要求放置宫内节育器且无禁忌证者；用于紧急避孕时（仅指含铜IUD），更适用于要求继续避孕且无禁忌证者。

[禁忌证]

妊娠或可疑妊娠；生殖器官炎症；生殖器官肿瘤；月经频发、月经过多或不规则阴道出血；宫颈过松、重度裂伤、重度狭窄或重度子宫脱垂；生殖器官畸形；子宫腔深度探查宫腔深度＜5.5cm或＞9.0cm者（人工流产时、剖宫产后、正常产后和有剖宫产史及铜固定式-IUD除外）；较严重的全身急、慢性疾病；各种性病未治愈；盆腔结核；人工流产术后子宫收缩不良，怀疑有妊娠组织残留或感染；有铜过敏史者，禁止放置含铜宫内节育器。

[评估和观察要点]

1.评估要点 ①评估既往病史及有无放环禁忌证，高危因素及门诊诊疗情况；②评估患者体温情况，了解患者阴道清洁度；③评估患者心理状态，并核实术前手术知情同意书签署情况。

2.观察要点 ①术前、术中观察患者的血压、脉搏等生命体征情况，如术前测量体温≥37.5℃者暂停手术，通知医师处理；②术中有无手术并发症的发生；③术后观察患者阴道出血情况；④观察患者心理、情绪状况。

[护理措施]

1.做好心理护理，向受术者介绍宫内节育器的避孕原理、放置术的目的和过程，减轻患者紧张情绪。

2.指导患者做好物品准备，如内裤、卫生巾等。

3.指导患者术前排空膀胱，给予阴道准备。

4.核对病案相关内容，包括受术者姓名、年龄、病案号、手术名称、术前相关检验报告等。

5.根据医嘱正确提供所放置的宫内节育器的种类。

6.术中配合医师完成手术操作，观察患者一般情况并安抚患者，减轻紧张情绪。

7.术后观察并记录患者阴道出血及一般状况，记录患者离室时间。

[健康教育]

1.指导患者宫内节育器放置时间：①患者月经干净后3～7d且无性生活为宜，如放置左炔诺孕酮-IUD须在月经开始7d以内放入宫腔，避开月经量多的日期。②含孕激素宫内节育器在月经第3日放置。③用于紧急避孕时，在无保护性行为后5d内放置，不受月经周期时段限制。④人工流产后即刻，确定无胚胎物残留者；自然流产或中期妊娠引产，月经恢复后子宫恢复正常。⑤阴道分娩后42d子宫恢复正常，恶露已净、会阴切口已愈合；剖宫产术后6个月以上。⑥自然流产者于月经恢复后放置，药物流产恢复正常月经2次后放置。⑦哺乳期闭经或月经延迟，应除外妊娠后。

2.嘱患者术后1周内，避免过重的体力劳动及过度运动。

3.告知患者术后2周内禁止性生活和盆浴，保持外阴清洁。

4.向患者介绍术后的常见反应及注意事项：①术后可能会有少量的阴道出血及下腹部不适；如出血多、腹痛、发热、白带异常等应及时就诊；②放置后半年内，在经期（特别是经量较多者）和排便后要注意有无节育器脱出；③出现各种不良反应经治疗无效，带器妊娠、节育器变形或部分脱落，绝经3～6个月后应取出宫内节育器；④放置带有尾丝节育器者，经期不要使用阴道卫生用品。

5.告知患者放置宫内节育器种类、使用期限，术后1个月、3个月、6个月定期随访，以后每年随访。

二、宫内节育器取出术

[**适应证**]

计划妊娠者或不需继续避孕者、宫内节育器放置期限已满需更换或绝经者、拟改用其他避孕措施、因放置宫内节育器产生不良反应治疗无效或出现并发症者、围绝经期月经紊乱者、带器妊娠者等。

[**禁忌证**]

生殖器官炎症需治疗后再取，严重者应在积极抗感染的同时予以取出；各种严重的全身性疾病，如心力衰竭、血液病；或各种疾病的急性阶段。

[**评估和观察要点**]

1.评估要点　①评估既往病史及有无取环禁忌证、高危因素及门诊诊疗情况；②评估患者体温情况，了解患者阴道清洁度；③评估患者心理状态，并核实术前手术知情同意书签署情况。

2.观察要点　①术前、术中观察患者的血压、脉搏等生命体征情况，如术前测量体温≥37.5℃以上者暂停手术，通知医师处理；②术中有无手术并发症的发生；③术后观察患者阴道出血情况；④观察患者心理、情绪状况。

[**护理措施**]

1.核对病案相关内容，包括患者姓名、年龄、腕带信息、病案号、手术名称、术前相关检验报告、病史及禁忌证、高危因素、诊断、X线检查结果等。

2.指导患者进入缓冲间，更换手术室专用鞋及衣服。

3.给予会阴、阴道擦洗。

4.术中配合医师完成手术操作，及核对取出的宫内节育器种类是否完整等。

5.术后按不同麻醉方式观察患者情况，发现异常及时告知医师。

6.患者离室前测量血压、脉搏，并记录签字。

[健康教育]

1.术前健康指导：告知患者取出宫内节育器时间以月经干净3 ～ 7d为宜；嘱患者术前排空膀胱，准备好卫生用品；为患者讲解手术过程，缓解其紧张情绪。

2.指导患者术后休息1d，2周内禁止性生活和盆浴，保持外阴清洁。

3.告知患者术后可能会有少量的阴道出血及下腹部不适感。如出现阴道出血多于月经量、腹痛或发热等症状，随时就诊。

4.指导继续避孕的患者，落实避孕措施。

三、皮下埋植剂取出术

[适应证]

使用期已满、计划妊娠者、改换避孕措施、不需继续避孕、因不良反应要求取出、避孕失败、患有其他疾病不宜继续使用者等。

[禁忌证]

患病急性期（因皮下埋植剂引起的严重不良反应除外）、局部皮肤感染，控制感染后再取出。如因埋植剂而引起的感染，则应在抗感染的同时立即取出。

[评估和观察要点]

同取、放宫内节育器手术护理。

[护理措施]

1.术前护理　①确定患者取出皮下埋植剂手术符合适应证、无禁忌证；②核对手术知情同意书；③核对病案相关内容，患者姓名、年龄、病案号、手术名称、术前相关检验报告、病史及禁忌证、高危因素、诊断；④术前监测体温，2次体温≥37.5℃以上者暂停手术，告知医师处理；⑤向患者进行术前健康教育。

2.术中护理　①配合医师进行手术；②协助患者采取手术体位；③皮下埋植剂全部取出后，协助医师清点根数，核对每根长度，记录埋植剂的外观和有无缺损；④观察患者术中一般情况，适当安抚患者，缓解紧张情绪；⑤术毕协助医师包扎切口，防止出血。

3.术后护理　观察患者一般情况及局部反应。

[健康教育]

1.指导患者术后休息2d，可进行日常活动，避免术侧上肢过度运动。

2.告知患者术后5d后取下创可贴，1周内手术部位保持局部干燥。

3.指导患者选择避孕方法，皮下埋植剂取出后随访1次，了解月经情况。

（孙　涛）

第二节　人工流产围术期护理

人工流产术是指用人工的方法终止妊娠，包括非意愿妊娠、因医学原因治疗性终止妊娠。

一、负压吸引术

[适应证]

孕妇妊娠10周以内，自愿要求终止妊娠且无禁忌证者。门诊操作时，其孕周应以不超过8周左右为宜，胎囊平均直径＜5cm，胎芽长度＜2cm；因某种疾病（包括遗传性疾病）不宜继续妊娠者。

[禁忌证]

各种疾病的急性阶段；生殖器炎症，如外阴炎、阴道炎（包括细菌性阴道病等），宫颈重度糜烂，盆腔炎，性传播疾病等，未经治疗者；全身健康状况不良，无法耐受手术者，经治疗好转后建议住院手术；术前2次（间隔4h）测量体温≥37.5℃以上者，应暂缓手术。

[评估和观察要点]

1.评估要点　①健康史：评估生育史、既往史及月经史。②身体评估：评估生命体征情况，两次体温≥37.5℃以上者暂停手术。了解心、肺、肝、肾功能检查有无异常情况。评估内外生殖器官及盆腔有无急、慢性炎症。评估血常规，出、凝血时间，血小板计数等检验结果有无异常情况。

2.观察要点　监测和观察患者术中生命体征变化；术中是否出现呛咳、发绀、晕厥等异常情况；患者子宫收缩及阴道出血情况。

[护理措施]

1.向患者进行术前健康指导，做好心理护理，消除患者紧张情绪，解除患者思想负担。

2.术前一餐禁食，以防术中呕吐。

3.指导患者术前排空膀胱，准备好卫生用品。

4.给予患者会阴、阴道擦洗。

5.术中再次核对患者姓名、年龄、病案号、手术名称及B超检查结果等。

6.术中配合医师查找并核对妊娠物，协助医师完成手术操作，遵医嘱配合治疗。

7.观察术中是否出现呛咳、发绀、晕厥等异常情况，警惕羊水栓塞、子宫穿孔、子宫大出血、心脑综合征等严重并发症的发生，积极配合医师抢救。

8.安抚患者，指导患者运用呼吸减轻不适，取得患者的良好配合。

9.术后观察子宫收缩、阴道出血量、血压及脉搏等情况，遵医嘱给予相应护理措施。

10.患者离室前测量并记录血压、脉搏及离室时间，签名。

[健康教育]

1.指导患者1个月内禁止性生活和盆浴，勤换内裤、卫生巾，保持外阴清洁。

2.告知患者阴道出血时间少于14d为正常，若出血时间延长或出现腹痛、发热等症状随时就诊。

3.告知患者忌食生冷、辛辣食物，多食高蛋白质、高维生素易消化饮食。

4.指导患者依据妊娠周数遵医嘱术后休息，可从事轻体力工作，适当活动。

5.向患者和家属宣传避孕相关知识，帮助流产后女性及时落实科学的避孕方法，避免重复流产。

二、钳 刮 术

[适应证]

孕妇妊娠10～14周，要求终止妊娠而无禁忌证者。妊娠10周或以上必须住院；因某些疾病或胎儿发育异常（包括遗传性疾病）不宜继续妊娠者；其他流产方法失败者，如水囊引产或药物引产等。

[禁忌证]

同负压吸引术。

[并发症及护理措施]

1.人流术中大出血

（1）定义：早期妊娠人工流产术中出血超过200ml，10～14周术中出血超过300ml。

（2）护理措施：①密切监测患者生命体征，给予患者吸氧；②保留会阴垫，测量出血量；③建立静脉通路，协助医师抢救；④准备抢救药品及物品；⑤准确及时采集血标本；⑥安抚患者，稳定情绪，减轻患者恐惧心理；⑦术后遵医嘱使用抗生素预防感染。

2. 心脑综合征

（1）概述：由于扩张宫颈或负压操作局部刺激宫壁，子宫和宫颈反射性引起迷走神经兴奋继而患者出现恶心呕吐、心率缓慢、血压下降、面色苍白、头晕、胸闷、大汗淋漓等症状，严重者出现晕厥和抽搐等症状，甚至心搏骤停，威胁患者的身体健康。

（2）护理措施：①严密观察患者的一般情况及生命体征，如患者出现面色苍白、大汗淋漓、心动过缓、头晕、胸闷等症状，立即告知医师，并监测血压、脉搏、呼吸；②准备抢救药品及物品；③遵医嘱给药；④安抚患者，帮助其缓解紧张焦虑的情绪；⑤一旦出现心率缓慢，遵医嘱静脉注射阿托品 $0.5 \sim 1mg$ 缓解症状。

3. 子宫穿孔

（1）定义：由于宫腔操作造成的子宫损伤，临床上分为单纯性穿孔、复杂性穿孔。

（2）护理措施：①术中注意听取患者主诉，若患者出现腹痛、阴道出血等异常情况，及时通知医师处理；②密切监测生命体征，给予患者吸氧、开放静脉，配合医师抢救；③遵医嘱给予宫缩剂促进子宫收缩，给予抗生素预防感染；④如需要住院观察治疗，按急诊住院流程收住院。

4. 感染

（1）概述：人工流产或中期妊娠引产后，由于细菌感染引起生殖器官的炎症，常见为子宫内膜炎、附件炎、盆腔炎、严重者可发展为腹膜炎、败血症，甚至中毒性休克。

（2）临床表现：①体温升高；②下腹部疼痛和腰痛；③阴道出血或脓性分泌物，伴有臭味；④严重者持续高热，可出现全身中毒症状甚至休克。

（3）护理措施：①术前严格掌握手术适应证和禁忌证，有生殖器官炎症者，治愈后方可手术；②监测患者生命体征变化，遵医嘱应用抗生素治疗；③术后指导患者保持外阴清洁，勤换内裤、卫生巾；④术后饮食加强营养，增加机体抵抗力；⑤对症治疗，遵医嘱给予退热及物理降温，如冰敷、乙醇擦浴等；⑥做好流产后健康指导，避免过早性生活。

三、人工流产术后关爱咨询

计划生育技术指导是以育龄妇女为中心，积极开展计划生育技术咨询，普及节育知识，大力推广以避孕为主的综合节育措施。指导育龄妇女选择适宜的节育方法，减少非意愿妊娠，审慎采取避孕失败后的补救措施；预防性传播疾病。严格掌握节育手术的适应证和禁忌证，减少和防止手术并发症的发生，提高节育手术质量，确保受术者的安全与健康。

[护理措施]

1.设置避孕药具展示柜和宣传栏，展示各类避孕药具模型、挂图、科普手册。

2.提供可行的避孕药具，免费发放《计划生育健康教育处方》和《避孕知识科普手册》，增加感性认识。

3.人工流产女性在计划生育门诊就诊，完善各项常规检查。

4.登记填写人工流产咨询记录表。内容包括年龄、婚姻、户籍、学历、生育情况、原使用避孕方法、意外妊娠原因、拟选择的避孕方法等。

5.告知患者术后10～14d返院复诊，1个月内禁性生活、盆浴。

6.患者流产前1日提供个性化的一对一咨询服务。①了解患者过去6个月的避孕行为和最常使用的避孕方法；②与患者讨论分析本次意外妊娠的原因，介绍人工流产过程及可能出现的并发症；③讲解1年内尤其6个月内重复人工流产的危害；④介绍避孕方法的种类、作用机制和各种避孕药优缺点，帮助选择适宜的避孕方法。

7.流产当日集体宣教：①讲解人流术后关爱咨询服务的目的及获取服务的联系方式；②指导患者在人工流产手术的术中配

合；③告知患者及其家属流产后注意事项及避孕知识；④讲解并强调避孕的重要性和必要性；⑤预约术后复查时间并做好记录。

（彭 凌）

第三节 药物流产患者的护理

用药物终止早期、中期妊娠的流产方法，称为药物流产。常用药物是米非司酮配伍前列腺素，目前门诊多采用米非司酮、配伍米索前列醇。

[**适应证**]

年龄18～40岁健康妇女自愿要求使用药物终止妊娠；妇女停经≤49d以内，尿hCG阳性，超声确诊为宫内妊娠；人工流产术高危因素者，如生殖器畸形、严重骨盆畸形、子宫极度倾屈、宫颈发育不良、瘢痕子宫、多次人工流产；对手术流产有顾虑心理者。

[**禁忌证**]

1.米非司酮禁忌证 肝肾功能异常、肾上腺疾病、糖尿病、内分泌系统疾病、妊娠期皮肤瘙痒史、血液疾病和栓塞病史、与甾体激素有关的肿瘤。

2.前列腺素禁忌证 青光眼、支气管哮喘、癫痫、胃肠功能紊乱、高血压或低血压、心血管系统疾病。

3.其他 过敏体质、带器妊娠、异位妊娠、妊娠剧吐、吸烟≥15支/天或酗酒并且年龄≥35岁、长期服用抗结核、抗癫痫、抗抑郁、抗前列腺素药等。

[**评估和观察要点**]

1.评估要点 ①评估孕妇的健康史及身心状况，核实适应证，排除禁忌证。②评估患者体温，术前2次体温≥37.5℃以上者，暂停药物流产手术。

2.观察要点 ①服用米非司酮后，注意阴道出血开始时间、出血量，如出血量多或有组织物排出，应及时到医院就诊，必要时将组织物送病理。②使用前列腺素类药物后留院观察期间，观察体温、血压、脉搏变化及恶心、呕吐、腹泻、头晕、腹痛、手心瘙痒、药物过敏等不良反应，警惕过敏性休克及喉头水肿等严重不良反应，不良反应较重者应及时对症处理。③密切注意出血和胚囊排出情况。胚囊排出后再观察1h，无多量出血方可离院，并预约1周后到医院就诊；胚囊排出后如有活动性出血，应急诊处理。胎囊未排出，如出血不多，可3～5d复查超声，仍有胎囊者手术刮宫为宜；如出血多，应急诊处理。

[护理措施]

1.告知患者服药第3日，需有家属陪同就诊，着装宽松舒适，备好卫生用品。

2.患者服米索前列醇后1h内禁食。

3.协助患者如厕，告知患者将阴道排出物留在容器中，核实是否流产，并记录胎囊排出时间、大小，患者阴道出血情况，监测生命体征。

4.积极提供系统的、规范的"流产后关爱"服务项目，帮助流产后女性选择合适的避孕方式方法，避免重复流产。

[健康教育]

1.指导患者米非司酮服药方法，每次服药前后各禁食1h，凉白开水送服。

（1）顿服法：用药第1日顿服米非司酮200mg，服药后36～48h加服前列腺素。

（2）分次服法：用药第1日，晨空腹服米非司酮50mg，8～12h后再服用25mg；用药后第2日，早晚各服米非司酮25mg，用药第3日，上午7：00左右空腹服用米非司酮25mg。1h后在门诊加用前列腺素。

（3）前列腺素首次服米非司酮36～48h（第3日上午）来门诊，空腹口服米索前列醇600μg；或阴道后穹窿置卡孕栓1mg，胎囊排出后观察1h，根据医嘱离院，未排囊者应在院内观察不少于6h，根据医嘱处理。

2.告知患者服用米非司酮后可能出现的情况

（1）药物不良反应：可能会出现恶心、呕吐、腹泻等消化道症状。

（2）出现下列情况，须立即来医院就诊：①阴道出血多于月经量，下腹剧烈疼痛；②如阴道有组织物排出，尽快就诊，确认是否流产。

3.告知患者服米索前列醇后的结局

（1）完全流产：用药后自动排除完整胎囊，或未见明确胎囊排出，伴有或无脱膜组织，超声检查宫内无妊娠物，未经刮宫自然月经恢复者，血尿hCG检查阴性，子宫恢复正常大小。

（2）不全流产：用药后可见胎囊排出，但在流产后因出血过多或出血时间过长而行刮宫术。经病理检查证实为绒毛组织或妊娠蜕膜组织残留者。

（3）流产失败：至用药第8日后未见妊娠物排出，临床检查配合超声证实胎停育或继续妊娠者，最终采用负压吸宫术终止妊娠，均为药物流产失败。

4.告知患者术后复诊时间，流产后休息2周，给予促宫缩和预防感染措施；第3周及6周各随访1次，记录阴道出血及月经恢复情况评估流产结果。月经恢复前禁止性生活，月经恢复后应及时落实避孕措施。

（孙　涛）

第四节　无痛宫腔操作围术期的护理

无痛宫腔操作术包括负压吸引术、钳刮术、诊刮术、放置（取出）宫内节育器等。

［评估和观察要点］

1.评估要点　①评估患者身体状况，既往病史，有无手术禁忌证；②了解患者是否自手术前1日晚22：00开始禁食、禁饮，防止全身麻醉后误吸；③评估患者体温，术前2次体温≥37.5℃以上者，暂停手术。

2.观察要点　严密观察患者的血压、呼吸、脉搏、保持呼吸道通畅，观察输液管路是否通畅；观察患者术后神志恢复情况以及阴道出血情况。

[护理措施]

1.指导患者术前排空膀胱、测体重，准备好卫生用品，等待手术。

2.给予会阴、阴道擦洗，开放静脉通路。

3.术中再次核对患者基本信息及病案相关内容。

4.正确安置患者体位，腿部进行束缚固定。

5.配合医师核对吸出或排出的妊娠物、取出的宫内节育器类型及完整性。

6.患者未完全清醒前，取平卧位，头偏向一侧，保持呼吸道通畅，注意保暖。

7.术后密切监测呼吸、心率、血压、阴道出血及意识恢复状况。观察时间不少于2h。

8.患者离室前应复查血压、脉搏，正常后由护士将患者送交家属离开。

[健康教育]

1.指导患者手术前禁止性生活。

2.术后指导：①告知患者术后24h内禁止饮酒、驾车；②嘱患者观察阴道出血时间，如少于14d为正常，若超过14d或有腹痛、发热等症状应随时就诊；③告知患者忌食生冷、辛辣食物，多食高蛋白质、高维生素易消化饮食；④嘱患者术后1个月内禁止性生活和盆浴，勤换内裤、卫生巾，保持外阴清洁；⑤指导患者术后根据情况落实避孕措施。

（孙　涛）

第五节　中期妊娠引产的护理

中期妊娠引产是指妊娠14～27周，因各种原因终止妊娠者。

常用中期引产方法有依沙吖啶（雷夫诺尔）羊膜腔内注射和水囊引产。

[适应证]

孕妇妊娠14～27周要求终止妊娠且无禁忌证；孕妇因某种疾病（包括遗传性疾病）不宜继续妊娠者；经产前诊断检查诊断胎儿异常，医师建议终止妊娠者。

[禁忌证]

患者全身健康状况无法耐受手术。肝肾功能不全者；严重贫血、结核、心力衰竭等；各种疾病的急性期；血液系统疾病；对依沙吖啶过敏者；孕周＞20周合并前置胎盘；外阴、阴道及宫颈肿物；1周内患者曾在院外做过同类手术失败者；引产术前24h内有2次体温≥37.5℃者。

[评估和观察要点]

1.评估要点 ①健康史：现病史、停经时间、停经后有无早孕反应、阴道出血等。既往史如是否患过急慢性肾炎、肝炎或严重的心脏病、高血压、血液病等。月经及生育史。②身体评估：评估患者生命体征情况。评估宫底高度是否与妊娠月份相符。评估超声报告羊水量及胎盘位置情况。评估血常规、出凝血时间、血小板计数等有无异常。③心理社会评估：了解患者的紧张、恐惧心理及其程度。

2.观察要点 ①观察乳酸依沙吖啶引产患者药敏试验结果，用药后有无胃肠道反应、皮疹的发生，观察尿色及尿量，警惕毒性及过敏反应的发生。②观察术前1日晚及术日清晨患者体温，若体温≥37.5℃以上者，告知医师处理。③观察宫缩频率、强度及持续时间，以了解产程进展情况。④术中及术后2h内观察阴道出血、子宫收缩及血压情况，及阴道排出物的完整性。⑤观察感染征兆，如体温异常等。

[护理措施]

1.乳酸依沙吖啶引产患者，常规做药敏试验。用0.5%依沙吖啶滴鼻试验，首先对鼻孔黏膜组织、分泌物进行清洁，以0.5%依沙吖啶滴于鼻孔2～3滴，观察15～20min，若有明显头痛、鼻塞，鼻黏膜肿胀伴有分泌物者，药敏试验为阳性；药敏试验阴性者才能实行引产术。

2.观察依沙吖啶引产者有无胃肠道反应、皮疹的发生，观察尿色及尿量，警惕毒性及过敏反应的发生。

3.用药后至流产前监测体温、脉搏、呼吸，每日4次，测血压每日1次，观察宫缩及宫颈扩张、阴道出血、流水及子宫压痛等情况，并记录。

4.分娩过程中指导患者可通过"鼻深吸，口慢呼"的呼吸方法，缓解宫缩带来的疼痛。通过阴道检查了解宫颈口扩张情况及产程进展，注意保护会阴，指导患者调整呼吸及如何增加腹压。

5.分娩过程中责任护士需进行陪护，使患者有被关心和安全感，协助进食，保证保持良好的精力和体力，必要时遵医嘱给予镇静、镇痛药物。

6.乳酸依沙吖啶引产的胎儿多已死亡浸软，分娩时不要用力牵拉，因胎盘蜕膜容易残留，胎盘应仔细检查，应与医师共同检查并协助刮宫，术后仔细检查产道，有裂伤时缝合。

7.遵医嘱给予患者药物治疗以促进宫缩，减少出血及抗感染。

8.引产后1h观察血压、脉搏、呼吸及阴道出血及宫缩情况，如有异常，立即告知医师。

9.引产后4h内鼓励患者多饮水，尽早排尿，避免发生尿潴留。

[健康教育]

1.向患者讲解手术过程，使其能够主动配合手术。

2.指导患者服药方法，米非司酮200mg，遵医嘱分次口服，服药前后2h禁食水。

3.引产后指导：指导患者保持外阴清洁，引产后1个月禁止盆浴及性生活，保持室内空气清新，开窗通风每日2次，每次30min；遵医嘱引产术后休息4周，术后1个月复诊。如有发热、腹痛出血多要随时就诊；指导患者选择适宜的避孕措施。

（邓　瑶）

第六节　绝育术围术期的护理

输卵管绝育术对控制人口问题发挥着重要的作用，它通过结扎、电凝、钳夹、环套或药物堵塞输卵管管腔，使精子与卵细胞不能相遇从而达到绝育的目的。

[适应证]

夫妻双方不愿意再生育、自愿接受女性绝育手术且无禁忌证者；患有严重心脏病、肝病等全身性疾病不宜生育者；患遗传性疾病不宜生育者。

[禁忌证]

各种疾病急性期，腹部皮肤有感染灶或内、外生殖器有炎症者或急、慢性盆腔炎者；全身状况不佳，如心力衰竭、血液病等，不能耐受手术；24h内有2次体温≥37.5℃者；严重的神经官能症的患者。

[评估和观察要点]

1.评估要点　①健康史：询问患者年龄、月经婚育史，了解其现在和过去有无本次手术禁忌的病史。②身体评估：系统全面体格检查，如生命体征，了解心、肺、肝、肾功能有无异常情况。妇科检查注意有无内外生殖器官及盆腔急慢性炎症及肿瘤。检查血常规，出、凝血时间，血小板计数等来了解有无异常情况。③心理-社会评估：评估妇女对手术的心理反应，是否害怕手术过程、担心手术效果，担心绝育术会影响女性特征及性生活。家属对绝育术是否支持。

2.观察要点　①监测和观察生命体征变化。②观察腹痛、腹腔出血及腹部切口的情况，发现异常及时通知医师。

[护理措施]

1.术前护理　①心理护理：主动与受术者交流，使其消除对手术的恐惧心理。介绍手术过程，使患者轻松愉快地接受手术，并主动配合。②做好术前准备：按绝育手术的方式行皮肤准备。

2.术后护理 ①患者术后需要卧床数小时，密切观察体温、脉搏变化，有无腹痛及内出血征象；鼓励受术者及早排尿。②鼓励患者及早下床活动，以免腹腔粘连。③协助医师观察切口，保持敷料干燥、整洁，以利切口愈合。

[健康教育]

1.告知患者减轻疼痛的方法，如翻身、直立行走、咳嗽时用手从切口两侧向内聚拢周围的皮肤，减轻切口张力。

2.告知患者术后休息3～4周，术后1个月内禁止性生活。

（邓 瑶）

第七节　输卵管复通术围术期护理

输卵管结扎后，由于各种原因希望恢复生育能力者，可行输卵管复通术。复通术主要采用输卵管端-端吻合方法。

[适应证]

输卵管绝育术后由于某些原因要求再生育并符合以下条件者：育龄期，身体健康；月经周期规律，卵巢功能良好的绝育术后妇女；生殖器官无明显病变的，包括炎症和肿瘤；绝育术后有生育需求者。

[禁忌证]

患有严重的不能负担妊娠的疾病或各种疾病的急性期；可疑恶性肿瘤者；男性不育者；腹部皮肤感染者应暂缓；高度可疑结核性盆腹腔炎或严重的腹膜炎；急性盆腔炎、腹膜炎史，严重盆腔粘连；双侧输卵管多处堵塞、双侧输卵管切除术史或输卵管妊娠史；卵巢功能衰竭或其他原因无排卵及月经紊乱。有剖宫取胎史或2次剖宫产史为相对禁忌证。

[评估和观察要点]

1.评估要点 ①健康史：应从家庭、社会、性生殖等方面，全面评估男女双方的健康史。双方的健康资料包括年龄、生长发育史、生育史、结婚年龄、婚育史、性生活情况等。男方需询问既往有无影响生育的疾病史或手术史。女方重点询问年龄、月经史,是否有生殖器官炎症等。②身体评估:评估生命体征情况,了解心、肺、肝、肾功能有无异常情况。评估有无内外生殖器官、盆腔急慢性炎症及肿瘤、卵巢功能的情况。评估血常规和出、凝血时间及血小板计数等检验结果有无异常情况。③心理-社会评估:评估妇女的心理反应,如社会和宗教的影响,丧失新生儿或生育能力的悲伤,是否害怕手术过程、担心手术效果。

2. 观察要点　①观察生命体征变化,手术前1日晚及术日晨测体温≥37.5℃以上者通知医师。②观察患者腹部切口敷料有无渗血、渗液。③观察全身麻醉患者意识的恢复情况,观察椎管腰椎麻醉患者下肢感觉的恢复情况。④评估患者切口疼痛程度,给予疼痛管理。

[护理措施]

1. 评估患者的疼痛程度及性质,遵医嘱给予相应的镇痛药,可在24h内系腹带减轻翻身带来的疼痛。

2. 术后6h内取平卧位,6h后可在床上活动,24h后可下床活动。

3. 协助患者做晨、晚间护理,提供患者必要的生活需要。

4. 按时观察输液情况,保持管道通畅,将呼叫器置于患者易取处,妥善安置尿管,防止脱出扭曲。

5. 术后遵医嘱保留导管,观察并记录尿液的颜色、量及性状。会阴擦洗,每日2次;鼓励患者多喝水,预防感染。拔出尿管后,督促患者及时排尿。

6. 指导患者术后6h进流质饮食,应避免进食产气食物(牛奶、豆浆等),以免肠胀气。肛门排气后改半流饮食,以后逐步过渡到普食。

7. 减轻患者的心理压力,与患者建立良好的护患关系,讲解成功治疗案例,关心、理解、尊重患者,保护患者的隐私,做好健康教育。

[健康教育]

1.指导患者出院后适当增加高蛋白质、高纤维素、高维生素食品，如牛奶、鸡蛋、瘦肉、豆类、绿色蔬菜、新鲜水果等。

2.指导患者在术后第1次月经结束即可恢复性生活，选择最佳的受孕时机。若停经后出现腹痛、阴道出血，应随时就诊，警惕宫外孕的发生。

3.嘱患者术后全休4周，注意保持腹部切口干燥。

（邓　瑶）

第二篇

产科护理及疾病护理常规

第4章 妊娠期护理

第一节 妊娠期护理健康教育

一、产科门诊

采取多种宣教形式对孕妇进行健康教育,包括展板、电子显示屏、专人宣教、信息化宣教等。

1.设置咨询岗,随时为当日就诊孕妇解答问题。

2.专人讲解孕期相关知识,每日2次,内容包括血压及体重测量的注意事项、如何数胎动、分娩前准备、建档流程、就诊流程、住院流程、母乳喂养的好处、疾病知识(妊娠期糖尿病、先兆早产、前置胎盘、妊娠期高血压、胎膜早破)等。

3.健康教育平台为孕妇推送孕期产检就诊、建档流程及相关知识,内容包括正确的胎动监测方法、糖耐量实验检查方法及注意事项等。

二、分娩体验门诊

主要针对孕36周以上、无绝对阴道分娩禁忌证的孕妇而设立的健康教育讲堂。

1.在孕妇等待产检的同时,播放待产及自然分娩视频。

2.助产士健康宣教内容包括孕晚期保健、如何识别产兆、孕晚期常见异常情况处理、各产程中的注意事项、药物及非药物性镇痛使用、剖宫产与自然分娩的区别等，进行课后答疑。

3.示范讲解分娩球、助行车及分娩产床的使用方法，并让孕妇进行亲身体验。

三、助产士咨询门诊

1.咨询对象为任何孕周无绝对阴道分娩禁忌证的孕妇。

2.专人对孕妇和家属进行一对一咨询，内容包括孕期及分娩期相关知识（内容包括妊娠期问题、分娩入院流程、分娩先兆症状和来医院的时机、分娩的大致过程、分娩镇痛、陪伴分娩、母乳喂养、产后护理、新生儿护理等）及为孕妇和家属答疑。

四、孕妇学校

1.针对妊娠期、产褥期等孕产妇为健康教育对象，通过不同课程安排，向孕产妇及其家属宣传有关妊娠期、分娩期、产褥期预防疾病发生和护理知识、新生儿护理知识、母乳喂养知识和技能等。

2.每月提前排好课程，并将课程表张贴在产科门诊、孕妇学院校门口等孕产妇能看到的地方，方便孕产妇根据自己需求听课。

五、产科病房

1.健康教育形式　责任护士适时对住院孕妇进行一对一床旁健康教育，发放宣教折页、宣传册，利用病房宣传栏开展相关健康教育。

2.健康教育内容

（1）入院宣教：包括责任护士自我介绍、环境介绍、母婴安全措施、风险评估、用物准备、探视制度、膳食制度及呼叫器的使用、吸氧的目的、左侧卧位的目的及自测胎动的方法等。

（2）分娩前宣教：包括临产先兆、分娩过程及心理措施等。

（3）围术期宣教：包括备皮、配血及导尿的目的、术前饮食注意事项、术前休息及术后注意事项、心理疏导等。

（4）疾病宣教：包括疾病相关知识、注意事项、特殊用药及相关注意事项等。

（5）母乳喂养知识与技能宣教：包括母乳喂养好处、纯母乳喂养及按需哺乳的重要性、母亲正确抱奶及新生儿含接姿势指导、乳房护理等。

（6）出院宣教：包括如何办理出院手续、生活指导（饮食、休息、活动）、个人卫生（环境、着装、沐浴）、母乳喂养、复诊事宜、出院带药指导及相关疾病注意事项等。

（李广隽）

第二节 妊娠期营养和体重的管理

一、妊娠期营养管理

通过孕期营养管理，使孕妇及其家属了解不同时期膳食需要特点及需要量，合理安排孕期饮食，通过合理运动，适宜增重，降低妊娠相关并发症发生及巨大儿的出生率，提升围生保健质量，促进优生优育。妊娠期营养的指导原则如下。

1.各种营养素的供给应充足。

2.食物多样化，避免偏食。

3.食物以清淡为主，不要摄入过多的糖、盐和油。

4.摄入充足的水分，饮用矿泉水或白开水，对果汁类饮品应控制，减少碳酸饮料饮用，不要饮浓茶及咖啡。

5.少食多餐，除3次主餐外每日加餐2～3次。

6.摄入新鲜水果、蔬菜，应注意水果的量不宜过多，正常孕妇每日摄入不要超过250g。

7.减少进食快餐及方便食品，以及腌制、腊制、熏制食品等。

8.每周可进食动物肝脏类食品1～2次。

9.选择含有优质蛋白的牛奶及奶制品，每日摄入250～500ml。

二、妊娠期体重管理

妊娠期体重增加包含了胎儿及其附属物，如胎儿、胎盘、羊水、子宫、乳腺；母体血容量、组织间液、脂肪储备等。加强孕期体重管理，制订个体化的增重目标，可以有效减少孕期体重异常（增重过多或增重不足）对母婴健康的危害（表4-1）。

表4-1　妊娠期体重增长推荐

孕前体重指数（BMI）	总体重增长范围（kg）	孕中晚期的体重增长率平均范围（kg/周）
＜18.5	12.5～18	0.51（0.44～0.58）
18.5～24.9	11.5～16	0.42（0.35～0.50）
25.0～29.9	7～11.5	0.28（0.23～0.33）
≥30.0	5～9	0.22（0.17～0.27）

称量体重的方法　建议晨起、空腹、排空大小便、穿着大致相同的轻薄衣物，使用同一个体重秤测量。每周称量1次，并做好记录。

三、妊娠期糖尿病营养门诊管理

（一）医学营养治疗

糖尿病治疗中饮食、药物、自我血糖监测、运动、糖尿病教育被称为"五驾马车"，同样也适用于妊娠期。因此，妊娠期糖尿病的系统化管理，包括糖尿病的健康教育、医学营养治疗、运动、血糖监测、药物治疗、产后管理等。

（二）营养治疗原则

1.合理控制总能量，维持体重适宜增长。

2.适当限制糖类。

3.保证充足的蛋白质。

4.合理的脂肪摄入。

5.膳食纤维摄入要充分。

6.保证足够的维生素、矿物质。

7.进行适宜的体力活动。

8.给予合理的餐次安排。

9.饮食治疗效果不满意，及时使用胰岛素治疗。

10.鼓励糖尿病产妇产后母乳喂养，强化生活方式调整。

（三）糖尿病一日门诊管理

1.目标人群　妊娠合并糖尿病，包括孕前糖尿病和妊娠期糖尿病；代谢综合征合并妊娠者。

2.目的　妊娠合并糖尿病孕妇在实践中学习相关知识，掌握更有效的自我管理方法，通过规范治疗、管理以期达到降低母儿并发症的目的。①通过一日门诊的系统宣教与实践、讨论，遵照制订的个体化医学营养治疗计划，控制每日总能量、合理安排餐次，学会食物的选择与合理搭配；②指导孕妇科学合理运动；③规范孕妇自我血糖监测及科学测量体重。

3.护理措施

（1）护士监测并记录孕妇空腹、早餐后2h和午餐后2h血糖，血糖结果异常者及时汇报医师。

（2）进行健康宣教，内容包括《自我血糖监测》和《妊娠期糖尿病的运动疗法》，随时给予相关问题的咨询和解答。

（3）教会孕妇血糖仪操作流程和胰岛素笔使用操作流程。

（4）指导并带领孕妇进行早餐后2h和午餐后2h运动，分别

为室外中速徒步走30min和室内哑铃操孕妇操30min（根据天气
情况灵活安排），运动前询问每位孕妇孕前及孕期运动情况，严
格掌握运动禁忌证及终止运动的医学征象，确保安全。

（5）协助营养科核对并发放早餐、早加餐、午餐、午加餐，
提醒孕妇记录进餐时间，巡视孕妇进餐情况，听取孕妇进餐感
受，结合餐食讲解食物的搭配、种类和量。

（6）协助有胰岛素治疗的孕妇进行餐时胰岛素注射，评价并
指导孕妇自我注射胰岛素。

（7）指导孕妇正确记录膳食日志，掌握食物交换份法和血糖
控制目标，告知定期复诊，强调产后管理的重要性。

（8）征求孕妇的意见与建议，改进并优化体验流程。

4.一日门诊护理工作流程　　见表4-2。

表4-2　一日门诊护理工作流程

时间	内容
7：30～8：00	孕妇到达一日门诊，护士监测其空腹血糖
8：00～8：30	医护配合组织孕妇统一至营养食堂进早餐，并记录进餐时间
8：40～9：10	孕妇返回一日门诊，护士进行自我血糖监测的方法宣教
9：20～9：50	护士负责带领孕妇进行餐后运动，户外活动——中速步行30min，或室内运动哑铃操加孕妇体操30min
10：00～10：20	护士负责监测孕妇早餐后2h血糖
10：20～10：40	护士负责指导孕妇在一日门诊完成早加餐
10：40～11：00	医师讲授妊娠期糖尿病的系统化管理
11：00～12：10	医师讲授妊娠期糖尿病的医学营养治疗
12：20～12：50	护士负责带领孕妇至营养食堂进午餐
13：00～13：30	护士负责进行妊娠期糖尿病的运动治疗健康教育
13：40～14：10	护士带领孕妇午餐后运动，户外活动——中速步行30min，或室内运动哑铃操＋孕妇体操30min

续表

时间	内容
14：20～14：40	护士负责监测孕妇午餐后2h血糖
14：40～15：00	护士负责指导孕妇在一日门诊完成午加餐
15：00～15：30	医护配合组织孕妇进行讨论答疑，各餐点评及指导膳食记录

（赵　燕）

第三节　妊娠并发症的护理

一、先兆早产和早产的护理

[概述]

早产指妊娠满28周至不足37周间分娩者，分为自发性早产和治疗性早产。先兆早产指有规则或不规则宫缩，伴有宫颈管进行性缩短。

[临床表现]

子宫收缩间歇时间在10min以内，有逐渐缩短的趋势，收缩持续时间20～30s，并有逐渐延长的倾向，部分孕妇可伴有少量阴道出血或阴道流液。

[评估和观察要点]

1.评估要点　①健康史：孕妇年龄、生育情况，有无妊娠期并发症、合并症，有无外伤、精神创伤等致病因素存在，既往有无流产、早产或本次妊娠有无阴道出血史等，应详细询问并记录孕妇既往出现的症状和接受治疗的情况，以及胎儿宫内情况。②宫缩及宫口情况评估：孕妇宫缩持续时间、间隔时间及强度，阴道出血量、宫颈管缩短及扩张情况，是否发生胎膜破裂。③胎儿健康情况：通过B型超声检查、电子胎心监护评估胎儿大小、宫内储备情况。④孕妇心理状况：面对早产孕妇和家属均无思想准备，评估是否存在焦虑、害怕、恐惧等情绪反应。

2.观察要点 ①子宫收缩情况：持续时间、强度及宫口扩张情况；是否出现阴道出血及胎膜是否破裂。②胎儿宫内情况：胎心每分钟110～160次，教会孕妇自数胎动，及时发现胎儿窘迫。③感染征象：观察生命体征、白细胞计数有无升高等。④精神状况：有无恐惧、焦虑等不良情绪变化。

[护理措施]

1.指导孕妇卧床休息，巡视及时发现孕妇所需，将呼叫器及日常生活用品放在伸手可及之处以便拿取，协助孕妇洗手进餐做好各项生活护理。

2.遵医嘱给予药物治疗，做好用药解释及指导，严密观察药物反应，保障用药安全。

3.指导孕妇采取左侧卧位低流量吸氧，每次30min，每日2次。

4.教会孕妇自数胎动，异常时及时告知医护人员。

5.告知孕妇不要刺激乳房，以防诱发宫缩，如有腹痛、阴道流水、出血时，及时告知医护人员处理。

6.如已发生胎膜早破的孕妇，遵医嘱抬高床尾，减少羊水流出，防止脐带脱垂，给予会阴冲洗，每日2次，保持会阴清洁、干燥。

7.指导孕妇适当增加粗纤维食物的摄入，防止发生便秘。

8.提供心理支持，鼓励家属陪伴，减轻孕妇的焦虑。

[健康教育]

1.疾病知识介绍 对孕妇及其家属进行详细先兆早产及临产的临床知识，包括病因、危害、防治及护理干预等内容，了解早产征象，发现异常及时就诊。

2.保健知识指导 给予孕妇自我监护、用药、活动与休息、个人卫生、饮食等方面指导，缓解孕妇及其家属焦虑情绪。

3.其他 早产不可避免时，做好孕妇分娩期、产褥期及早产儿护理等健康教育。

附：宫颈功能不全环扎术的护理

[概述]

宫颈环扎术是采用无创伤缝合技术缩小宫颈管内口，以防治晚期流产和早产的手术方式。适用于双胎及多胎妊娠宫颈内口松弛症、陈旧性宫颈裂伤、前置胎盘等。

[评估和观察要点]

1.评估要点　①健康史：孕妇年龄、生育情况、有无妊娠期并发症、合并症，既往有无流产、早产史等。②监测和评估生命体征情况。③子宫情况：评估孕妇有无子宫收缩、宫颈管缩短及扩张情况，是否发生胎膜破裂。④胎儿情况：通过B型超声检查、电子胎心监护评估胎儿大小、宫内储备情况。⑤孕妇心理状况：宫颈功能不全患者在孕期发生多次早产或流产，评估孕妇及其家属是否存在焦虑、害怕、恐惧等情绪反应。

2.观察要点　观察孕妇生命体征变化；观察宫缩、胎心、胎动情况及有无胎膜破裂及孕妇情绪反应。

[护理措施]

1.术前护理　术前健康教育，讲解手术目的，进行心理疏导，使孕妇配合。

2.术后护理

（1）遵医嘱指导孕妇卧床休息，巡视及时发现孕妇所需，将呼叫器及日常生活用品放在伸手可之处以便拿取，协助孕妇洗手进餐做好各项生活护理。

（2）指导孕妇适当增加粗纤维食物的摄入，遵医嘱给予大便软化药，保持排便通畅。

（3）遵医嘱使用保胎药物，保持输液管路通畅，并做好用药前的解释及指导，严密观察药物反应，保障用药安全。

（4）预防感染的措施。①保持室内空气清新，开窗通风，每日2次，每次30min。②保持床单位整洁，协助孕妇排尿、排便后会阴清洁，勤换内衣、内裤。③监测体温，每日4次，观察体温是否升高，及时了解孕妇白细胞计数情况。④指导孕妇进食高蛋白、高维生素、高热量食物，增加机体抵抗力。⑤留置尿管期间做好会阴护理，给予会阴擦洗，每日2次，保持会阴部清洁。

（5）耐心倾听孕妇主诉，做好心理护理，鼓励家属陪伴、支持；指导看书、听音乐等放松方法，消除心理紧张和焦虑。

（6）如有先兆早产征兆，按先兆早产常规护理。

[健康教育]

1.疾病知识介绍　对孕妇及其家属进行讲解手术过程和手术方式，使患者减轻心理负担。

2.健康指导　给予自我监护、用药、活动与休息、个人卫生、饮食等方面指导，缓解孕妇及其家属焦虑情绪。

3.出院指导　向孕妇及其家属讲解出院后应注意的事项，告知孕妇注意多卧床休息，减少孕妇因劳累引起的不适，如出现异常随时就医。

二、前置胎盘

正常的胎盘附着于子宫体的前壁、后壁和侧壁。妊娠28周后若胎盘附着于子宫下段，其下缘达到或覆盖宫颈内口，位置低于胎儿先露部，称为前置胎盘。前置胎盘也是妊娠晚期出血的常见原因。

[临床表现]

1.症状　典型症状是妊娠晚期或临产时发生无诱因、无痛性、反复阴道出血。

2.体征　一般患者情况与出血量及出血速度有关。大量出血者呈现面色苍白，脉搏增快、微弱，血压下降等休克表现。

[评估和观察要点]

1.评估要点　①健康史：询问孕妇年龄生育状况，有无剖宫产史、人工流产史及子宫内膜炎等前置胎盘的诱发因素。②出血量评估：严密观察阴道出血情况及出血时间，尤其是大出血时，及早发现出血性休克症状。③身心状况：监测产妇生命体征，及时发现病情变化；评估孕妇是否有焦虑等不良情绪。④胎儿评估：监测胎心、胎动变化，了解胎儿宫内情况。

2.观察要点　严密观察孕妇阴道出血次数、量；观察孕妇面色及注意有无头晕、心悸、胸闷等主诉；监测孕妇生命体征及宫缩情况，胎心、胎动变化。

[护理措施]

1.妊娠期护理

（1）按护理级别做好相应护理，遵医嘱卧床休息，取左侧卧位，低流量吸氧30min，每日2次。加强巡视及时发现孕妇所需，将呼叫器及日常生活用品放在伸手可及之处，以便拿取。

（2）教会孕妇自测胎动的方法，每日3次，早、中、晚每次1h。若12h胎动计数＞30次为正常，＜10次，要及时告知医护人员。

（3）采取预防感染的措施。①保持室内空气清新、床单位清洁，开窗通风每日2次，每次15～30min。②每日监测体温，注意会阴部护理，给予会阴冲洗每日2次，保持排尿、排便后会阴清洁，用消毒卫生垫，勤换内衣、内裤。③遵医嘱应用抗生素。④指导孕妇适当增加粗纤维食物的摄入，保持排便通畅，必要时给予大便软化药物。⑤禁做阴道检查。⑥如有阴道活动性出血或一次出血量多时，保留会阴垫，通知医师并观察血压、脉搏、呼吸、面色及早发现出血性休克。做好大出血的抢救准备工作。⑦嘱孕妇如有先兆临产症状，如破水、见红及宫缩及时告知医护人员。⑧观察孕妇宫缩情况，必要时遵医嘱使用宫缩抑制药物。

2.分娩期护理　①开放静脉、配血，做好输血准备。②在抢救休克同时，做好术前准备及母婴抢救的准备工作。③监测生命体征、尿量和阴道出血量、颜色、出血时间，监测胎心、胎动情况。④观察孕妇精神状态、肤色，尤其是面色。⑤观察子宫收缩强度、宫底高度及宫体有无压痛。⑥给予孕妇心理支持。⑦积极预防产后出血，分娩后立即给予宫缩药物，按摩子宫。

3.产褥期护理　同阴道分娩或剖宫产术后护理。

[健康教育]

1.疾病知识介绍　对孕妇及其家属进行引发前置胎盘病因解释，以及危害、防治及护理干预等内容。

2.产前保健指导　指导孕妇注意卧床休息，左侧卧位为主；注意个人卫生，保持会阴部清洁、干燥，勤换卫生垫及内衣裤，避免感染；进行饮食指导，多吃富含蛋白质和铁的食物，保证孕妇、胎儿生长发育的需要。

3.自我监测胎动　教会孕妇自数胎动方法，监测胎儿宫内情况。

三、胎盘早剥

妊娠20周以后或分娩期，正常位置胎盘在胎儿娩出前，部分或全部从子宫壁剥离，称为胎盘早剥。胎盘早剥是妊娠中晚期出血最常见的原因之一，严重者迅速出现弥散性血管内凝血、急性肾衰竭及产后出血，是妊娠期的一种严重并发症。

[临床表现]

胎盘早剥最常见的典型症状，是伴有疼痛性的阴道出血。

[评估和观察要点]

1.评估要点　①评估子宫大小是否与孕周相符；②了解本次妊娠经过是否顺利，是否有妊娠期高血压疾病或慢性高血压史等；③评估孕妇腹痛性质，有无恶心、呕吐，面色苍白、阴道出血等情况；④评估生命体征情况，有无呼吸增快、脉搏细数和血压下降等休克症状。

2.观察要点　①观察孕妇阴道出血量及血液是否凝集；②观察子宫底高度变化，可在子宫底位置用圆珠笔或签字笔画线做标记观察宫底高度是否有升高，如宫底高度逐渐升高，预示有内出血的加重；③观察孕妇呼吸、脉搏、血压及血氧饱和度数值变化情况；④观察子宫收缩、放松情况及有无压痛；⑤观察胎心是否异常，孕妇自测胎动情况。

[护理措施]

1.胎盘早剥的术前护理 ①观察孕妇的阴道出血、肤色、精神状况，积极配合医师抢救。②观察子宫收缩强度、宫底高度及宫底压痛。③立即做好术前准备，听胎心，并通知手术室做好手术及抢救准备。④做好解释工作，减轻孕妇及其家属的恐慌心理。

2.胎盘早剥产时护理 ①开放静脉、吸氧，及时终止妊娠，立即做好术前准备，听胎心，并通知手术室做好手术及抢救准备；②观察孕妇的阴道出血、肤色、精神状况，积极配合医师抢救；③观察子宫收缩强度、宫底高度及宫底压痛；④给予产妇心理支持；⑤积极预防产后出血，分娩后立即给予宫缩药物及按摩子宫。

3.产后护理 ①密切观察生命体征，宫缩情况及切口愈合情况，保持外阴清洁干燥，预防产褥感染；②若发生母婴分离，护士应指导和协助产妇掌握正确的挤奶方法（分娩后6h开始挤奶，以后挤奶每3小时1次，包括夜间），进行保持泌乳的母乳喂养相关知识宣教。

[健康教育]

1.疾病知识介绍 对孕妇及其家属进行引发胎盘早剥病因解释，以及危害、防治及护理干预等内容。指导积极防治妊娠期高血压疾病、慢性肾病等。加强营养纠正贫血，增强抵抗力，避免长时间仰卧位。

2.自我监护指导 孕妇突然发生的持续性腹痛和腰酸、腰痛、阴道出血，严重时可出现恶心、呕吐、面色苍白、出汗、脉弱及血压下降等休克征象，出现这种情况及时就医。

四、胎膜早破

胎膜早破指胎膜在临产前破裂。

[临床表现]

90%的孕妇突感有较多液体从阴道流出，无腹痛和其他分娩的先兆。排液通常为持续性，持续时间不等，开始量多，后逐渐减少，少数为间歇性排液。

[评估和观察要点]

1. 评估要点 ①健康史：询问孕妇一般情况和孕期情况，有无创伤、宫颈内口松弛病史，确定孕周，有无下生殖道感染，多胎妊娠、羊水过多、头盆不称、胎位异常等；②评估羊水性状、临产先兆症状及胎儿宫内发育情况；③评估孕妇心理状态和社会支持情况。

2. 观察要点 ①观察孕妇生命体征情况，胎动、胎心率变化；②观察阴道流液的性状、颜色、气味等并记录；③观察宫缩、宫口开大、胎先露下降等产程进展情况。

[护理措施]

1. 准确记录胎膜破裂时间、羊水性状。

2. 监测宫缩及胎心情况，注意有无胎儿窘迫。指导孕妇自数胎动，如有异常，及时告知医护人员。指导孕妇左侧卧位，吸氧每次30min，每日2次。

3. 监测孕妇体温、脉搏、呼吸，每日4次，遵医嘱监测白细胞计数分类，及早发现感染征象。

4. 预防感染，住院期间勤换内衣裤，用消毒卫生巾，保持外阴清洁。阴道检查严格无菌操作。如破膜6h仍未发动临产者，遵医嘱给予会阴冲洗每日2次。破膜12h以上，可遵医嘱预防性给予抗生素治疗。孕妇孕足月胎膜早破24h以上未发动宫缩者，应给予引产措施。

5. 胎儿胎头浮者绝对卧床休息，避免坐起或站立，以防脐带脱垂。

6. 孕妇卧床期间，加强巡视，及时发现孕妇所需，将呼叫器及日常生活用品放在伸手可及之处，以便拿取。

7. 指导适当增加粗纤维食物的摄入，遵医嘱给予大便软化剂，保持排便通畅。

8. 给予心理支持，减轻孕妇焦虑。

[健康教育]

1.疾病知识　为孕妇及其家属讲解胎膜早破相关知识，给予分娩知识介绍。

2.自我保健指导　给予孕妇及其家属预防感染的知识介绍，保持床单位整洁，会阴部清洁，勤换内衣裤等。

3.自我监护指导　针对保胎孕妇，介绍保胎药物的作用，配合治疗，并教会孕妇自数胎动的方法。

五、妊娠期高血压疾病

妊娠期高血压疾病是妊娠与血压升高并存的一组疾病，其发病率为5%～12%，包括妊娠期高血压、子痫前期、子痫、慢性高血压并发子痫前期及妊娠合并慢性高血压。

[临床表现]

1.妊娠期高血压　妊娠20周后出现高血压，收缩压≥140mmHg和（或）舒张压≥90mmHg，于产后12周内恢复正常；尿蛋白（－）；产后方可确诊。

2.子痫前期　妊娠20周后出现收缩压≥140mmHg和（或）舒张压≥90mmHg，伴有尿蛋白≥0.3g/24h，或随机尿蛋白（＋）；或虽无蛋白尿，但合并下列任何一项者：①血小板减少（血小板＜$100×10^9$/L）；②肝功能损害（血清转氨酶水平为正常值2倍以上）；③肾功能损害（血肌酐水平＞1.1mg/dl或为正常值2倍以上）；④肺水肿；⑤新发生的中枢神经系统异常或视觉障碍。

3.子痫　子痫前期基础上发生不能用其他原因解释的抽搐。

4.慢性高血压并发子痫前期　慢性高血压妇女妊娠前无蛋白尿，妊娠20周后出现蛋白尿；或妊娠前有蛋白尿，妊娠后蛋白尿明显增加，或血压进一步升高，或出现血小板减少＜$100×10^9$/L，或出现其他肝肾功能损害、肺水肿、神经系统异常或视觉障碍等严重表现。

5.妊娠合并慢性高血压　妊娠20周前收缩压≥140mmHg和

（或）舒张压≥90mmHg（除外滋养细胞疾病），妊娠期无明显加重；或妊娠20周后首次诊断高血压并持续到产后12周以后。

[评估和观察要点]

1. 评估要点 ①健康史：询问孕妇年龄生育情况，既往有无高血压史、有无妊娠期高血压的易患因素、妊娠后有无蛋白尿、水肿等征象，有无高血压家族史。②既往史：既往是否有高血压、慢性肾炎、糖尿病、自身免疫性疾病及高凝血血液系统疾病史；胎死宫内史、早发或重度子痫前期史、不明原因羊水过少史和早产史等不良孕产史。③胎儿评估：通过超声、电子胎心监护结果评估胎儿大小、宫内储备情况。④心理评估：评估孕妇心理状态。

2. 观察要点 ①观察血压，尿量、水肿和体重的变化；②观察孕产妇有无头痛、胸闷、眼花、上腹部不适等自觉症状；③监测胎心、宫缩及阴道出血情况，及时发现胎儿窘迫并及时处理；④密切观察硫酸镁、镇静药等用药效果及毒性反应；⑤重症患者注意观察并发症的发生，有无胎盘早剥、凝血功能障碍、肺水肿、急性肾衰竭等临床症状。

[护理措施]

1. 产前护理

（1）加强产前检查，控制病情发展。

（2）轻者门诊治疗，需住院治疗者按解痉、降血压、镇静、合理扩容及利尿的原则适时终止妊娠，以防子痫及并发症的发生。

（3）将孕妇安置于安静、光线较暗的病室，经常巡视，并备好急救药品及物品。

（4）卧床休息以左侧卧位为宜，鼓励阅读、听音乐，帮助孕妇放松。

（5）遵医嘱进行血压监测，特别注意舒张压变化，如舒张压上升提示病情加重；出现头晕、头痛、目眩等自觉症状，应及时告知医师。

（6）给予吸氧，每次30min，每日2次。

（7）遵医嘱完成各项实验室检查，定时送检尿常规及24h尿蛋白定量。

（8）给予健康教育指导，合理饮食，教会孕妇自测胎动，遵医嘱监测体重，正确记录出入量。

（9）硫酸镁用药护理：硫酸镁的治疗浓度和中毒浓度相近，因此，在进行硫酸镁治疗时应严密观察其毒性反应，并认真控制硫酸镁的入量。①用药前评估孕妇膝反射、呼吸及尿量情况。②每次用药前均应做有关检查：膝反射存在；每分钟呼吸＞16次；尿量＞25ml/h；监测血镁浓度，血镁值＜3mmol/L。③严格掌握硫酸镁用量及滴速（1～2g/h），告知孕妇输液速度，如遇体位改变而致滴速变化时告知护士，孕妇不能自调输液速度。④向孕妇讲解镁中毒症状，如有异常及时告知医护人员。⑤在应用硫酸镁期间备好10%葡萄糖酸钙注射液10ml，当发生镁中毒时立即遵医嘱静脉缓慢注射（5～10min注射完）。

2. 产时护理

（1）阴道分娩：①产妇进入待产室后，及时监测血压、脉搏、尿量、胎心及宫缩情况，观察有无自觉症状，做好心理疏导和产程指导；②及时发现胎儿窘迫及胎盘早剥征兆，一经确诊，应迅速终止妊娠；③第二产程时避免产妇过度用力，适当缩短第二产程；④做好抢救产妇及新生儿的准备工作；⑤分娩过程中密切监测血压、胎心情况，指导产妇分娩；⑥注意观察出血，及时发现凝血功能异常、DIC及羊水栓塞征兆。

（2）剖宫产：①在剖宫产手术中配合麻醉医师及手术医师，积极做好抢救产妇及新生儿的准备；②术中密切监测产妇血压、尿量；③注意观察出血，及时发现弥散性血管内凝血及羊水栓塞征兆。

3. 产后护理　①密切监测产妇血压情况，记录出入量，观察尿量及有无自觉症状；②注意观察宫缩、阴道出血情况；③遵医嘱使用解经降压利尿药，注意硫酸镁用药护理。

4. 子痫患者的护理　①协助医师控制患者抽搐，一旦发生抽搐应尽快控制，硫酸镁为首选药物。②专人护理，防止患者受伤。子痫发生后，首先要保持呼吸道通畅，并立即给氧，开口器置上下臼齿间，放一缠好纱布的压舌板，用舌钳固定舌，防止咬伤唇舌或发生舌后坠。③患者取头低侧卧位，以防黏液吸入呼吸道或舌头阻塞呼吸道，使用吸引器吸出黏液或呕吐物，以防窒息。④患者昏迷或未完全清醒时，禁止给予口服药，以防误入呼吸道而发生肺炎。⑤减少刺激，以免诱发抽搐。患者应置于安静单人间将室内光线调暗，为患者佩戴眼罩，保持安静，避免声、光刺激，治疗活动和护理操作尽量轻柔且相对集中，避免干扰患者。

[健康教育]

1.产前保健指导 将妊娠期高血压疾病的临床知识，对患者及其家属进行详细讲解，包括病因、危害、防治及护理干预等内容，提高他们对疾病防范意识，患者坚持定期产检。

2.自我保健监测 对妊娠期高血压疾病患者，进行饮食指导，注意休息，左侧卧位为主；加强胎儿监护，教会其自数胎动方法。对重度妊娠期高血压疾病的患者要掌握识别不适症状及用药后的不适反应；产后继续随访血压情况。

3.围生期健康教育指导 包括产前指导、产程指导、产褥期指导、新生儿护理及母乳喂养的指导。

附：HELLP综合征的护理

[概述]

HELLP综合征以溶血、肝酶升高、血小板减少为特点，是子痫前期的严重并发症，对母婴预后有严重影响。

[临床表现]

临床表现缺乏特异性，可表现为全身不适、右上腹痛、恶心、呕吐，伴或不伴黄疸，头痛、头晕、视物模糊、水肿等，重度子痫前期患者出现以上症状时，应警惕HELLP综合征的发生。

[评估和观察要点]

1.评估要点 ①健康史：询问患者孕前及妊娠20周前有无高血压、水肿、蛋白尿现象；既往有无高血压史、慢性肾炎及糖尿病史，有无高血压家族史。②评估肝功能及凝血功能的变化，有无皮肤瘀点、瘀斑、黄染、产后出血、血尿等异常情况。③患者心理状态：评估患者及其家属是否存在焦虑、害怕、恐惧等情绪反应，是否存在担心病情严重而影响胎儿安危。

2.观察要点　①密切观察血压，尿量、水肿情况；②密切观察患者有无头痛、胸闷、眼花、上腹部不适等自觉症状；③注意观察患者阴道出血及腹痛情况，子宫有无压痛、宫底有无升高等，及时发现胎盘早剥征象。

[护理措施]

1.产前护理

（1）评估患者一般情况、身体状况。住院期间应加强监测，避免声音、光等强烈刺激，尽量将患者安排在单间。

（2）嘱患者应多卧床休息，以左侧卧位为宜，以维持有效的子宫胎盘血液循环，增加回心血量，改善肾血流量，避免采用仰卧位。

（3）密切观察生命体征，做好相关记录。给予电子胎心监护，每日1~2次，监护异常时应遵医嘱采取必要措施，教会患者自数胎动的方法。

（4）注意患者主诉，观察其有无上腹部疼痛、恶心、呕吐、全身有无出血点、瘀点或瘀斑、皮肤及巩膜颜色等，做到早期发现。

（5）保持尿管通畅，观察尿色、尿量，尿袋更换，每日1次。

（6）向患者讲解记录出入量的注意事项，准确记录出入量，发现异常及时告知医师。

（7）血小板减少的护理：①由于HELLP综合征患者血小板减少，有出血倾向，尽量避免肌内注射，宜静脉给药。护士应提高穿刺成功率，避免不必要的血管穿刺和在同一部位反复穿刺，以免引起皮下出血或血肿。②HELLP综合征患者，出现贫血、血小板减少、低蛋白血症时，遵医嘱输注血浆、血小板、人血白蛋白等血制品。

2.产时护理

（1）阴道分娩者：①患者入待产室后及时监测血压、胎心、宫缩情况，做好心理疏导和产程指导。注意询问主诉症状，及时发现胎儿窘迫及胎盘早剥征兆,一经确诊,应迅速终止妊娠。②分娩过程中密切监测血压、胎心。配合医师做好紧急抢救患者及新生儿准备。③注意观察出血、凝血功能、DIC及羊水栓塞征兆。

(2)行剖宫产术者:①在剖宫产手术中配合麻醉医师及手术医师,积极做好抢救患者及新生儿准备;②术中注意患者血压,术后注意产后出血。

3.产后护理 ①患者如合并贫血、血小板降低、低蛋白血症,术后应注意观察其切口有无渗血及愈合情况;②注意倾听患者主诉,观察血压变化,预防子痫的发生;③由于贫血、产后抵抗力下降,密切观察患者体温变化;④加强对患者的生活护理,保持床单位清洁,术后协助翻身,下肢稍抬高,促进回流,减轻肿胀,避免形成下肢静脉血栓及压疮;⑤患者神志清醒时,应多与其沟通交流,了解思想变化,亲属可多陪伴,以减轻其思想顾虑。

[健康教育]

1.产前保健指导 将妊娠期高血压疾病的知识,对孕妇及其家属进行详细讲解,包括病因、危害、防治及护理干预等内容,提高他们对疾病防范意识,患者坚持定期产检。

2.围生期健康教育指导 包括产前指导、产程指导、产褥期指导、新生儿护理及母乳喂养的指导。

六、妊娠期急性脂肪肝

妊娠期急性脂肪肝是妊娠期最常见的导致急性肝功能衰竭的疾病,发病率低,约1/10 000,多发生于妊娠晚期,以明显的消化道症状、肝功能异常和凝血功能障碍为主要特征,起病急、病情重、进展快,严重危及母体及围生儿生命。

[临床表现]

多为初产妇,一般妊娠晚期32~38周发病。起病急,大多突发恶心、呕吐、伴上腹痛等。发病1周左右出现黄疸,呈进行性加重。轻症主要为腹痛、呕吐、黄疸,无少尿、腹水等表现;重症可有腹水、高血压、蛋白尿及水肿等。常合并不同程度妊娠高血压疾病表现。

[评估和观察要点]

1.评估要点　①健康史：患者孕产史、疾病病史及诊治情况；②本次病史：本次妊娠过程、本次病史、病情及诊治情况；③认知：患者及其家属对疾病相关知识的认知程度；④心理：有无紧张、焦虑及恐惧心理反应。

2.观察要点　①患者黄疸程度、尿量、出血、恶心、呕吐、腹痛等情况；②患者有无意识障碍、昏迷等肝性脑病征候；③胎儿胎心及胎动情况。

[护理措施]

1.配合医师及时治疗处理：①指导患者卧床休息；②给予低脂肪、低蛋白、高糖类饮食；③保证足够热量，预防低血糖；④遵医嘱进行纠酸、输血、保肝及保护肾治疗。

2.妊娠期急性脂肪肝一旦确诊或高度怀疑，无论病情轻重及出现早晚，均应遵医嘱配合医师尽快终止妊娠，及时做好剖宫产手术准备。

[健康教育]

1.休息与饮食指导　告知患者卧床休息；进食低脂肪、低蛋白、高糖类食物，以保持电解质平衡，纠正低血糖。

2.心理护理　给予必要的心理安抚，减轻患者紧张、恐惧情绪。

（宋丽莉　李广隽）

第四节　妊娠合并症的护理

一、妊娠合并心脏病

妊娠合并心脏病（包括妊娠前已患有的心脏病、妊娠后发现或发生的心脏病）是妇女在围生期一种严重的妊娠合并症。妊娠期、分娩期（尤其32～34周）及产褥期（尤其分娩后72h内，特别是24h内）均可加重心脏疾病孕产妇的心脏负担而诱发心力衰竭，是孕产妇死亡的重要原因之一，高居我国孕产妇死亡的第2位，非直接产科死因的首位。

[临床表现]

1.孕妇可出现发绀、呼吸困难、颈静脉怒张、肝脾大、双下肢水肿、腹水、贫血、心脏扩大、心脏杂音等。

2.胎心和胎动异常、胎儿生长发育受限及早产等。

3.早期心力衰竭表现：①轻微活动后感胸闷、心悸、气短；②休息时每分钟心率＞110次，每分钟呼吸＞20次；③夜间常因胸闷，需坐起呼吸或到窗口呼吸新鲜空气；④肺底部少量持续性湿啰音，咳嗽后不消失。

[评估和观察要点]

1.评估要点

（1）健康史：了解心脏病病史、疾病种类和程度、诊疗经过；有无心力衰竭发作史及发作时有无诱因。

（2）身心状况：评估劳累后有无心悸、气急、发绀及能否平卧，能否胜任家务劳动或工作。①妊娠期：评估孕妇宫高、腹围及体重增长情况；胎儿宫内情况，胎心、胎动计数。②分娩期：评估产妇宫缩、产程进展；胎心率及变异；产后出血高危因素，有无心悸、胸闷表现；精神状态。③产褥期：评估产后出血和感染征象；活动耐受能力早期心力衰竭的表现。

2.观察要点　①妊娠期：观察孕妇的宫高、腹围及体重增长与停经月份是否相符，呼吸、心率、血压、发绀、水肿及体重等情况；胎儿宫内情况，胎心、胎动变化。②分娩期：观察产妇生命体征变化，胎心、宫缩及产程进展情况；有无心力衰竭早期表现。③产褥期：观察产妇生命体征变化，特别是产后72h内有无心力衰竭早期表现。子宫收缩及产后出血情况，血常规、切口愈合及恶露情况等。

[护理措施]

1.妊娠期护理

（1）嘱孕妇遵医嘱严格定期产检，自早孕开始检查，妊娠

20周前，每2周产检1次，妊娠20周后，尤其32周后，每周检查1次，根据病情变化及时调整检查时间。

（2）嘱孕妇避免情绪激动和劳累，保证充足休息和睡眠。

（3）指导孕妇限制钠盐摄入，每日不超过4～5g，预防水肿。给予高蛋白、低脂肪、高维生素饮食，少量多餐，避免过饱。多食水果和蔬菜，防止便秘而加重心脏负担诱发心力衰竭。孕20周后多食含铁丰富的食物。

（4）指导孕妇做好体重管理，遵医嘱监测体重。

（5）住院护理：①卧床休息，保持环境安静、舒适，减少探视，做好必要的生活护理。②遵医嘱给予吸氧（鼻导管吸氧或面罩吸氧）。③输液治疗时，严格控制输液量及速度。④遵医嘱监测生命体征和体重，有异常及时报告医师。⑤发生急性心力衰竭时，协助孕妇保持坐位，双下肢下垂，以减少回心血量；即刻给予高流量加压吸氧，6～8L/min；遵医嘱给药，并注意观察药效及有无不良反应。

2.分娩期护理

（1）第一产程的护理：①专人陪伴分娩；②嘱产妇注意休息，保持体力，鼓励产妇半卧位，上身抬高30°为宜，避免长时间仰卧位，防止发生仰卧位低血压综合征；③适时、间断吸氧；④遵医嘱持续心电监护，监测生命体征；⑤严密观察产程进展；⑥必要时提供药物镇痛支持，减轻产妇疼痛，缓解其紧张情绪；⑦遵医嘱及时给予抗生素，防止感染；⑧产程中发现异常及时报告医师处理。

（2）第二产程的护理：①尽量缩短第二产程，宫口开全后避免产妇屏气用力；②配合医师适时行阴道助产，尽早结束分娩，减少产妇体力消耗。

（3）第三产程的护理：①胎儿娩出后，遵医嘱使用镇静药，利于产妇安静休息；②立即在腹部放置1～2kg沙袋，防止腹压骤降而诱发心力衰竭；③预防产后出血，遵医嘱及时给予宫缩剂，禁用麦角新碱；胎盘娩出后按摩子宫；④出血多者，及时通知医师并配合医师处理，遵医嘱控制输液或输血速度。

3.*产褥期护理*

（1）分娩后在产房观察2h，遵医嘱监测生命体征、子宫收缩、阴道出血及病情，有异常及时报告医师处理，待病情平稳后遵医嘱送产妇回母婴同室。

（2）产后72h内，特别是产后24h内仍是发生心力衰竭的危险时期，遵医嘱监测生命体征，注意有无心力衰竭早期征兆，出现气急、咳嗽，特别是夜间胸闷等症状，及时通知医师。

（3）产后24h内绝对卧床休息，可酌情进行翻身及双下肢活动，在心功能允许的条件下，鼓励产妇尽早下床活动，预防血栓的发生。保证充足的休息，必要时遵医嘱给予小剂量镇静药。

（4）做好必要的生活护理，指导产妇合理饮食，预防便秘。

（5）保持会阴部清洁干燥。

（6）遵医嘱给予抗生素治疗，预防感染。

（7）输液治疗注意控制输液速度。

（8）鼓励心功能Ⅰ～Ⅱ级的产妇母乳喂养，避免过度劳累。Ⅲ级或以上不宜哺乳者及时回奶，回奶时不宜使用雌激素，以免加重水钠潴留。

4.*心理护理*　鼓励家属陪伴，给予情感支持。提供疾病相关信息，减轻孕产妇紧张、焦虑及恐惧心理。

[健康教育]

1.*妊娠期健康指导*　①指导孕妇识别心力衰竭早期征象及应对措施，如轻微活动即有胸闷、心悸、气短；夜间常因胸闷而坐起呼吸或需到窗口呼吸新鲜空气，即警惕为心力衰竭早期，需及时处理。②告知孕妇严格遵医嘱定期产检。③指导孕妇卧位休息时尽量采取左侧卧位或半卧位，以防增大且右旋的子宫压迫下腔静脉，并可减轻心脏负担。

2.*产褥期健康指导*　①告知产妇保持会阴部清洁方法，预防感染。②鼓励产妇适度照顾新生儿，促进亲子关系的建立，满足产妇心理需求，减轻产后抑郁。③指导孕产妇合理饮食，进食低脂肪、高蛋白及富含维生素和矿物质饮食，多食蔬菜和水果；少量多餐，不宜进食过饱。④指导患者采取有效适宜的避孕措施。

二、妊娠合并糖尿病

妊娠合并糖尿病包括两种情况：一种为孕前糖尿病的基础上合并妊娠，又称糖尿病合并妊娠。另一种为妊娠前糖代谢正常，妊娠期才出现的糖尿病，称为妊娠期糖尿病。

[临床表现]

妊娠期有"三多"症状，即多食、多饮、多尿。本次妊娠并发羊水过多或巨大胎儿者，应警惕合并糖尿病的可能，但大多数妊娠期糖尿病患者无明显的临床表现。

[评估和观察要点]

1.评估要点 ①健康史：询问孕妇有无糖尿病病史、糖尿病家族史、不良孕产史，如不明原因的流产、死胎及巨大儿等；②症状：有无反复发作的因外阴阴道假丝酵母菌感染而出现的皮肤瘙痒，尤其是外阴瘙痒；③病史：本次妊娠经过、诊治和用药情况。

2.观察要点 观察孕妇血糖、体重、有无胎儿畸形及羊水情况；孕妇及其家属的情绪表现。

[护理措施]

1.妊娠期护理

（1）告知孕妇遵医嘱定期产检，孕早期每周检查1次至第10周，孕中期每2周检查1次，孕32周后每周检查1次。特殊情况遵医嘱随时就诊检查。

（2）指导孕妇遵医嘱按时、按量进餐，防止低血糖发生。

（3）告知孕妇随身携带糖分高食物（如糖果、巧克力等），发生低血糖时立即进食。

（4）指导孕妇适度运动，饭后30min进行散步，绝对卧床患者可遵医嘱做上肢举物运动。

（5）遵医嘱合理用药。注射后观察药物不良反应、低血糖反应及注射部位皮肤情况，发现异常及时报告医师。

（6）指导孕妇注意个人卫生和环境卫生，预防呼吸系统、泌尿系统、生殖系统及皮肤等感染。

（7）指导孕妇自数胎动，发现异常及时就诊。

2. 分娩期护理　①监测生命体征及血糖，遵医嘱每小时监测血糖和尿酮体1次，发现异常及时报告医生；②遵医嘱准确使用胰岛素；③遵医嘱做好产妇饮食管理，协助产妇按时、按量进餐，防止低血糖发生；④监测胎心，发现异常及时报告医师；⑤观察宫缩及产程进展情况，产程不宜过长，以防增加酮症酸中毒、胎儿窘迫和感染的危险；⑥做好新生儿急救准备。

3. 产褥期护理

（1）观察产妇子宫收缩及阴道出血情况，发现异常及时报告医师。

（2）遵医嘱监测产妇血糖，发现异常及时报告医师。

（3）观察产妇有无低血糖表现，如出汗、脉搏快等。如有异常及时报告医师。

（4）遵医嘱准确使用胰岛素，及时调整胰岛素用量和用药途径。

（5）遵医嘱做好产妇饮食管理，叮嘱或协助产妇按时、按量进餐，防止低血糖发生。

（6）外出检查时随身携带糖分高食物（如糖果、巧克力等），发生低血糖时立即进食。

（7）指导产妇注意个人卫生，预防感染。

（8）监测生命体征并注意观察切口及恶露情况，及早识别感染征象，发现异常及时报告医师。

（9）鼓励母乳喂养。母乳喂养可减少胰岛素的应用，并降低后代发生糖尿病的风险。

（10）告知产妇产后6～12周进行糖耐量检查。

4. 新生儿护理　①凡母亲是糖尿病的新生儿，均按高危儿护理，注意保暖；②新生儿出生后遵医嘱混合喂养，回室后即刻给予口服10%葡萄糖5～10ml，预防低血糖发生；③遵医嘱监测新生儿血糖，发现异常及时报告医师；④观察是否新生儿呼吸窘迫综合征的发生。

5.心理护理 与孕产妇充分沟通，使之参与治疗和护理过程。鼓励孕产妇说出自己的担心和顾虑，耐心给予解释，解除其担心和顾虑，减轻紧张、焦虑情绪。发生不良的分娩结局时，及时给予安慰，建议家属陪伴，减轻悲伤和痛苦。

[健康教育]

1.疾病知识指导 讲解糖尿病的相关知识、治疗、护理及注意事项。告知定期自我监测血糖的方法，按时产检。

2.血糖监测指导 血糖控制在理想范围，妊娠期糖尿病孕妇血糖应控制在餐前及餐后2h血糖值分别≤5.3mmol/L和6.7mmol/L；夜间血糖不低于3.3mmol/L。糖尿病合并妊娠的孕妇血糖控制应达到下述目标：妊娠期餐前、夜间血糖控制在3.3～5.6mmol/L，餐后峰值5.6～7.1mmol/L。

3.运动指导 告知孕妇运动疗法的方法及注意事项，选择一种低至中等强度的有氧运动（又称耐力运动）。

4.用药指导 讲解胰岛素使用的方法和注意事项。

5.预防感染 指导孕产妇注意个人卫生。

6.母乳喂养指导 母乳喂养易于产妇控制血糖和减少胰岛素的用药剂量，指导产妇掌握正确的母乳喂养方法。

三、妊娠合并病毒性肝炎

病毒性肝炎是由肝炎病毒引起的，以肝病变为主的传染性疾病，致病病毒包括甲型肝炎病毒（HAV）、乙型肝炎病毒（HBV）、丙型肝炎病毒（HCV）、丁型肝炎病毒（HDV）及戊型肝炎病毒（HEV）5种。乙型肝炎病毒为DNA病毒，其余为RNA病毒。

[临床表现]

1.临床以疲乏、食欲缺乏、肝大及肝功能异常为主要表现，部分患者可出现黄疸。

2.急性病毒性肝炎时，不能用早孕反应或其他原因解释的消化系统症状，部分患者出现乏力、畏寒、发热、皮肤及巩膜黄染。

3.重症肝炎时，多见妊娠晚期，起病急、病情重，表现为畏寒发热、皮肤及巩膜黄染迅速、尿色深黄、皮肤黏膜下出血、食欲急速减退、呕吐频繁、腹胀腹水、肝臭气味、肝进行性缩小，甚至出现肝性脑病表现。

4.产科情况：表现有早孕反应出现时间早、症状重，甚至发展为妊娠剧吐。

[评估和观察要点]

1.评估要点　①评估患者病毒性肝炎病史及诊治情况。腹部检查肝大小，有无触痛。超声检查有无肝硬化情况。肝功能及凝血功能是否正常。HBV-DNA、HCV-RNA的滴度水平，母婴传播风险，评估HBV-DNA ≥ 106copies/ml的孕妇在孕期是否接受了抗病毒治疗。②评估患者肝炎接触史及输血、注射血制品史。③评估患者及其家属对疾病相关知识的认知程度。④评估患者心理状况，有无紧张、焦虑及恐惧心理反应。⑤评估患者产后出血高危因素。

2.观察要点　①观察患者有无乏力、恶心、呕吐、腹胀及厌油腻等消化道症状及出现的时间。②观察患者有无皮肤和巩膜黄染，有无尿色深黄情况。③观察患者有无性格改变、行为异常、扑翼样震颤等肝性脑病前驱症状。④观察患者分娩后子宫收缩及出血情况。

[护理措施]

1.妊娠期的护理

（1）妊娠合并轻型肝炎的护理与非妊娠期肝炎患者相同。①告知孕妇遵医嘱按时产检；②告知孕妇注意休息，避免过度劳累；③指导孕妇合理饮食，进食高蛋白、高维生素、高糖、低脂肪及富含纤维素饮食；④告知孕妇相关预防交叉感染措施，入院后安置在隔离病室，严格执行相关消毒隔离规定。

（2）妊娠合并重型肝炎的护理。①遵医嘱给予保肝药物治疗；②指导合理饮食，进食低脂肪、低蛋白、高糖类饮食；③保持排便通畅并严禁肥皂水灌肠，减少游离氨基其他毒素的产生和吸收；④注意观察有无性格改变、行为异常、扑翼样震颤等肝性脑病前驱症状，发现异常及时报告医师处理。

2. 分娩期的护理 ①安置于隔离分娩室，避免交叉感染。②严格执行相关消毒隔离措施，常规贴标识，预防交叉感染。③第一产程指导产妇保证休息，减少体力消耗。宫口开全后，缩短第二产程，必要时配合医师行阴道助产术。④分娩前遵医嘱配血、备血。⑤接产过程中，尽可能避免软产道损伤及新生儿产伤，降低母婴传播风险。⑥分娩后遵医嘱正确使用缩宫素，预防产后出血。⑦凡病毒性肝炎产妇使用过的医疗用品均需用2000mg/L含氯消毒液浸泡后，依照相关规定处理。

3. 产褥期的护理 ①分娩后2h内，要特别关注产妇子宫收缩及出血情况，发现异常及时报告医师。②遵医嘱给予对肝损伤较小的抗生素预防感染。③指导产妇合理喂养新生儿，HBsAg阳性产妇可以行母乳喂养；不能母乳喂养者遵医嘱给予回奶。为避免加重对肝的损害，回奶不主张使用雌激素，可口服炒麦芽或用芒硝外敷。

4. 小三阳患者的护理

（1）肝功能异常、DNA阳性患者，遵医嘱给予相应治疗。

（2）肝功能正常，没有明显消化道症状，遵医嘱要做好饮食护理。①提供适当热量。②给予足量的蛋白质维持氮平衡，改善肝功能，利于肝细胞的修复与再生。③给予适量的糖类，占总热量的50%～70%，保证热量的同时，减少体内蛋白质的分解，促进肝对氨基酸的利用，增加肝糖原的储备，增强肝细胞的解毒能力。④适当而不必过分限制脂肪饮食。⑤补充适量的维生素和矿物质，以促进肝细胞的解毒功能和再生，提高免疫力。以食补为主，必要时药物补充。慢性肝炎患者容易发生缺钙和骨质疏松，饮用牛奶或补充钙剂是必要的。⑥戒酒，避免加重肝细胞的损害。

5. 新生儿的护理 ①HBsAg阳性母亲的新生儿，出生后24h内尽早（最好在出生后12h内）注射乙肝免疫球蛋白（HBIg），剂量≥100U，同时在不同部位接种10μg重组酵母乙型肝炎疫苗。②出生1个月和6个月时分别接种第2针和第3针重组酵母乙型肝炎疫苗，可显著提高阻断母婴传播的效果。

6.**心理护理** 保护产妇隐私，做好母婴传播阻断护理，消除其紧张、焦虑和恐惧心理。

[健康教育]

1.疾病知识指导：根据肝炎类型告知临床特点、传播方式、传染途径及危害及预防交叉感染。

2.指导合理营养，禁止饮酒。

3.指导产妇及其家属合理喂养新生儿，告知不哺乳产妇的回奶方法。

4.指导产妇及其家属新生儿免疫的方法。

5.指导适宜的避孕措施：避孕药含雌激素应避免使用；有血小板减少和凝血功能障碍产妇，避免使用节育环避孕。

四、妊娠合并贫血

孕妇外周血红蛋白＜110g/L，可诊断妊娠期贫血。血红蛋白≤70g/L，为重度贫血。

[临床表现]

1.轻度贫血孕妇多无明显症状，可见孕妇皮肤、口唇黏膜、睑结膜苍白。

2.中、重度贫血孕妇可出现头晕、乏力、耳鸣、心悸、食欲缺乏、腹胀、腹泻、皮肤黏膜苍白、毛发干燥、指甲薄而脆、口腔炎、舌炎等，甚至出现全身水肿、贫血性心脏病、胎儿生长受限、胎儿窘迫、早产、胎死宫内等。

[评估和观察要点]

1.**评估要点** ①健康史：有无慢性消耗性疾病或营养不良病史；有无胃、十二指肠溃疡等消化系统疾病及慢性失血性疾病病史。②本次妊娠过程及营养摄入状况，有无妊娠剧吐及持续时间。③孕妇饮食习惯，有无长期偏食、食欲情况及不良的食物加工方法。

2.观察要点　①有无头晕、心悸、倦怠、气短、食欲缺乏、腹泻、腹胀等情况；②有无皮肤黏膜苍白、毛发干枯、指甲薄脆、口腔炎及舌炎等；③生命体征及活动耐受能力；④有无感染迹象，如白细胞计数及分类和体温情况；⑤胎儿生长发育情况；⑥孕妇心理状态，是否因担心自身身体状况及胎儿发育而焦虑、紧张等情绪。

[护理措施]

1.根据贫血程度，指导孕产妇加强休息，增加营养，改变偏食、忌口的不良饮食习惯。给予富含铁的食物、高蛋白及高维生素C饮食，如动物肝脏、瘦肉、蛋类、深色蔬菜、大枣等，补铁的同时促进其吸收和利用。注意饮食搭配，避免蔬菜、谷类、茶叶中的磷酸盐和鞣酸等影响铁的吸收。

2.遵医嘱正确补充铁剂。

3.重度贫血产妇临产后要遵医嘱配血备用。输血时严控输血速度，遵循少量多次原则，以防发生急性左心衰竭。

4.分娩过程中，观察胎心、宫缩及产程进展情况，发现异常及时报告医师。胎儿娩出后遵医嘱及时给予缩宫素，预防产后出血。严格无菌操作，遵医嘱给予抗生素预防感染。

5.产后观察子宫收缩及阴道出血情况，发现异常及时报告医师。遵医嘱补充铁剂，并给予抗生素预防感染。

6.常规进行跌倒风险评估，正确实施防范措施。

7.产妇身体条件允许时，协助产妇母乳喂养。病情严重中断哺乳时，告知产妇维持泌乳的方法并协助喂养新生儿。

8.给予心理护理，缓解产妇焦虑、紧张及恐惧心理。

[健康教育]

1.告知孕产妇劳逸结合，避免过度劳累。

2.指导轻度贫血者下床活动时，注意预防跌倒，起床不要过快、过猛，出现头晕、乏力等立即卧床休息；严重贫血孕产妇需卧床休息。

3.指导孕产妇合理饮食，鼓励进食富含铁、高蛋白及高维生素C饮食，改变偏食、忌口等不良饮食习惯。

4.指导补充铁剂的方法及注意事项。

5.告知孕产妇注重口腔保健，口腔炎、舌炎较轻时，可用漱口液漱口；严重甚至有溃疡时，应进行口腔护理或局部用药。

6.指导孕产妇保持会阴部清洁，预防感染。

（李广隽）

第五节　羊水与胎儿异常的护理

一、羊水过多

羊水过多是指妊娠期间羊水量超过2000ml。羊水量在数日内急剧增多，称为急性羊水过多；羊水量在数周内缓慢增多，称为慢性羊水过多。

[临床表现]

1.急性羊水过多　较少见，多发生于妊娠20～24周。羊水短时间急剧增加，孕妇子宫迅速增大，横膈上移，出现呼吸困难、不能平卧等压迫症状。

2.慢性羊水过多　较多见，多发生妊娠晚期。羊水在数周内缓慢增多，孕妇无明显不适。

[评估和观察要点]

1.评估要点

（1）健康史：了解孕妇年龄、孕周、有无妊娠合并症及并发症、有无内外科合并症及孕产史。

（2）评估胎儿有无畸形：①甲胎蛋白检查（AFP），协助诊断胎儿畸形。胎儿有开放性神经管畸形，羊水中甲胎蛋白含量明显增高。②胎儿染色体检查，羊水细胞培养或胎儿血培养，了解染色体数目、结构有无异常。

（3）心理状况：是否存在因担心胎儿异常引起的紧张、焦虑甚至恐惧心理。

2.观察要点　①孕妇宫高、腹围及体重变化情况；②有无因羊水过多而引起的呼吸困难、不能平卧等压迫症状及严重程度；③有无下肢、会阴、腹壁水肿情况及程度。

[护理措施]

1.告知孕妇卧床休息，减少下床活动，预防胎膜早破。

2.压迫症状不明显，可取左侧卧位，改善胎盘血液供应。必要时遵医嘱给予镇静药。

3.给予低盐饮食，多食蔬菜、水果，保持排便通畅，防止用力排便腹压增高，导致胎膜早破。

4.孕妇自觉症状严重，出现呼吸困难、心悸、腹胀等应及时报告医师，取半卧位，抬高下肢，增加静脉回流。

5.告知孕妇胎膜破裂立即平卧，防止脐带脱垂，并立即报告医务人员。

6.胎膜破裂后立即听取胎心音，并观察羊水量、性状和气味，必要时遵医嘱抬高臀部。一旦发生脐带脱垂，遵医嘱行紧急剖宫产结束分娩。

7.做好羊膜腔穿刺减压术后的护理：①告知孕妇术后当日穿刺处不要浸水；②告知孕妇自数胎动，发现异常及时报告医务人员；③注意观察穿刺处有无感染迹象，发现异常及时报告医师处理；④密切观察宫缩，发现异常及时报告医师处理，预防早产。

8.分娩期警惕脐带脱垂和胎盘早剥的发生。胎儿娩出后及时给予宫缩剂，预防产后出血发生。胎儿娩出后腹部放置沙袋，防止腹压骤降引起休克。

9.胎儿已经确认畸形的，及时协助医师行人工破膜引产终止妊娠。

10.做好人工破膜护理：①破膜前做好用物准备。②破膜时协助医师自腹部保持胎儿为纵产式，抬高孕妇臀部，防止脐带脱垂。③破膜后注意观察羊水量及颜色、性状；胎心率变化；有无子宫收缩及阴道出血；血压及心率变化等情况，及时发现临产先兆、胎盘早剥及脐带脱垂等情况。

11.分娩后及时使用宫缩剂，预防产后出血。认真检查新生儿有无畸形，因畸形引产的死婴遵医嘱处理。

12.做好必要的心理护理，减轻孕产妇紧张、焦虑甚至恐惧心理。

[健康教育]

1.指导孕妇定期进行产前检查，以及时了解羊水和胎儿情况。

2.指导孕妇合理饮食、休息及正确体位。

3.告知破膜后的注意事项。

4.做好出院指导。

二、羊水过少

羊水过少是指妊娠晚期羊水量少于300ml，称羊水过少。

[临床表现]

羊水过少的临床症状多不典型。部分孕妇胎动时有腹痛感，胎盘功能减退时可有胎动减少。孕晚期体重增加缓慢。子宫敏感度高，遇刺激易引起宫缩。

[评估和观察要点]

1.评估要点　①健康史：孕妇年龄、孕周，有无妊娠合并症及并发症，有无内外科合并症及孕产史；②胎儿评估：胎儿有无畸形及羊水量；③心理评估：孕妇是否存在因担心胎儿异常引起的紧张、焦虑甚至恐惧心理。

2.观察要点　①孕妇宫高、腹围及体重；②胎心、胎动情况及孕妇子宫的敏感度。

[护理措施]

1.指导孕妇卧位时尽量取左侧卧位，以改善胎盘血液供应。

2.遵医嘱吸氧，每日2次，每次30min，改善胎儿氧气供应。

3.教会孕妇自数胎动的方法，告知发现异常时及时报告医务人员。

4.适当增加饮水量，提高循环血量以增加羊水量。

5.监测胎心音，发现异常及时报告医师。

6.羊膜腔灌注后指导孕妇卧床休息，观察生命体征，监测胎心，发现异常及时通知医师。发现胎盘早剥、早产征象，及时报告医师处理。

7.破膜后及时观察羊水情况，同时听胎心率，发现异常及时通知医师。

8.分娩时，做好新生儿急救准备。认真检查新生儿有无畸形，因畸形引产的胎儿遵医嘱处理。

9.做好必要的心理护理，减轻孕妇紧张、焦虑甚至恐惧心理。

[**健康教育**]

1.指导孕妇定期产前检查，以及时了解羊水和胎儿情况。

2.指导孕妇合理饮食、休息、自数胎动的方法。

三、死　　胎

妊娠20周以后胎儿在子宫内死亡称为死胎。胎儿在分娩过程中死亡称为死产，也是死胎的一种。

[**临床表现**]

孕妇自感胎动消失，多普勒听胎心不能闻及，B型超声检查无胎心搏动。

[**评估和观察要点**]

1.评估要点　①健康史：了解既往史、孕产史、家族史及本次妊娠情况。②心理状态：孕妇情绪、心理状况及对胎死宫内的认知程度，同时要关注家属的情绪及态度。

2.观察要点　①是否出现胎动异常或消失及时间；②多普勒是否听到胎心，超声检查有无胎心搏动。

[**护理措施**]

1.做好引产护理，注意观察用药后宫缩情况，适时做好接产准备。

2.做好分娩后护理，观察宫缩，预防情绪性产后出血。保持会阴清洁，预防感染。尽早回奶，预防乳房肿胀的发生。

3.做好心理护理，对表现出焦虑、悲伤情绪的孕产妇给予关心及抚慰，建议家属参与其中。

4.按规定妥善处理死婴

（1）产妇分娩后，助产士常规处理脐带，交予台下称重、测量身长，如有特殊测量要求，按要求进行测量。

（2）巡回助产士记录病历，打印并核对腕带，系在死婴右足腕上。将死婴放在专用的托盘上，整理好。

（3）协助医师将死婴交于家属查看。

（4）家属要求尸检的，助产士遵医嘱将死婴放入尸检袋中，标注产妇姓名、病案号，置于标本冰箱暂存，在病理登记本上登记、签字，等待送检。

（5）家属要求死婴托埋，助产士遵医嘱将死婴放入白色收集袋中，贴好标记，并且在胎儿、新生儿遗体处理登记本上登记，等待处理。

（6）家属要求自行将死胎、死婴遗体抱离医院的，助产士协助医师与家属进行办理相关事宜。

[健康教育]

1.向孕产妇及其家属讲解胎死宫内发生的可能原因，解答她们的疑问。

2.讲解引产后注意事项，如合理饮食、保证休息、预防感染、产褥期内禁止性生活、选择合适的避孕方法及有效的心理调适方法等。

3.讲解回奶方法，如药物回奶、生麦芽代茶饮、外敷芒硝等。

4.建议适时进行遗传学相关咨询，完成相关病因学检查。

四、臀位外倒转术后护理

臀位外倒转术是指在母体体外通过特殊手法，将胎位为臀位的胎儿转变成头位的技术。

[临床表现]

妊娠30周之前，臀先露多数能自行转变为头先露。如果妊娠30周后仍为臀先露，应给予矫正。于妊娠32～34周时行外倒转术。

[评估和观察要点]

1.评估要点　胎儿大小和胎位情况；外倒转术的难易程度；孕妇和家属对相关技术的认知程度和态度。

2.观察要点　术中和术后观察胎心和胎动情况及出现是否胎膜破裂、宫缩，阴道有无出血等。

[护理措施]

1.协助医师做好术前准备及术中配合。

2.术中监测胎动和胎心变化，发现异常应提醒医师停止转动并退回原始胎位观察30min，动作轻柔，间断进行。

3.术后随时观察胎动和监测胎心情况，孕妇主诉胎动频繁而剧烈或监测胎心异常时，及时报告医师处理。

4.术中和术后观察是否出现胎膜破裂、宫缩及阴道有无出血等。

5.观察腹部腹带加压处皮肤情况，防止皮肤损伤。

[健康教育]

1.告知孕妇及其家属外倒转术的目的及方法，以取得理解和配合。

2.告知孕妇及其家属行外倒转术后如出现胎动异常、胎膜破裂、出现宫缩及阴道有无出血等，及时报告医务人员或及时就医。

（李广隽）

第5章　分娩期护理

第一节　正常分娩期护理

一、先 兆 临 产

分娩发动前，出现一些预示即将临产的症状，如不规律宫缩、胎儿下降感及阴道少量血性分泌物（俗称见红），称为先兆临产。

[临床表现]

1.假临产　特点为宫缩持续时间短（＜30s）且不恒定，间歇时间长且不规律，宫缩强度不增加；宫缩时宫颈管不缩短，宫口不扩张；常在夜间出现，清晨消失；给予强镇静药物能抑制宫缩。

2.胎儿下降感　孕妇自觉上腹部较前舒适，进食量较前增多，呼吸较前轻快，系胎先露部进入骨盆入口，使宫底位置下降而致。

3.见红　大多数孕妇在临产前24～48h，因宫颈内口附近的胎膜与该处的子宫壁剥离，毛细血管破裂有少量出血并与宫颈管内黏液栓相混，经阴道排出，称为见红，是分娩即将开始比较可靠的征象。

[评估和观察要点]

1.评估要点　①孕妇孕周及孕期检查的情况；②评估孕妇宫缩的强度、持续时间及"见红"时间。

2.观察要点　①观察产妇子宫收缩的强度、间歇时间、持续时间；②观察"见红"的颜色、量、气味。

[护理措施]

1.教会孕妇识别先兆临产的临床表现。

2.指导孕妇自我观察宫缩的方法。

3.给予孕妇休息、饮食、运动指导，保持轻松愉快的精神状态。

4.为孕妇提供安静舒适的待产环境，按时熄灯，规律作息。

5.进行临产健康宣教，耐心解答孕妇提出的问题。

[健康教育]

1.指导孕妇产前采取少量多餐的饮食方法，适当增加富含膳食纤维的食物摄入，以缓解便秘现象。

2.定期产前检查，掌握先兆临产的观察，提前备好分娩用物。

二、第 一 产 程

[相关概念]

1.第一产程 又称宫颈扩张期，指临产开始直至宫口完全扩张即宫口开全（10cm）为第一产程。临产开始的标志为规律且逐渐增强的子宫收缩，持续约30s，间歇5～6min，同时伴随进行性宫颈管消失、宫口扩张和胎先露部下降。用强镇静药物不能抑制宫缩。

2.潜伏期 从临产至宫口扩张6cm。

3.活跃期 从宫口扩张6cm至宫口开全。

4.潜伏期延长 初产妇＞20h，经产妇＞14h。

5.活跃期停滞 当破膜且宫口扩张≥6cm后，如宫缩正常，而宫口停止扩张≥4h可诊断活跃期停滞；如宫缩欠佳，宫口停止扩张≥6h可诊断为活跃期停滞。

[临床表现]

1.规律宫缩 产程开始时，出现伴有疼痛的子宫收缩。开始时宫缩持续时间较短（约30s）且弱，间歇时间较长

（5～6min）。随着产程的进展，持续时间渐长（50～60s）且强度不断增强，间歇时间渐短（2～3min）。当宫口近开全时，宫缩持续时间可长达1min或更长，间歇期仅1～2min。

2.宫口扩张　当宫缩渐频繁并不断增强时，宫颈管逐渐缩短直至消失，宫口逐渐扩张。

3.胎先露下降　胎先露下降程度是决定胎儿能否经阴道分娩的重要观察指标。

4.胎膜破裂　正常破膜多发生于宫口近开全时。

[评估和观察要点]

1.评估要点

（1）健康史：评估孕妇的一般情况，如年龄、身高、体重、营养状况等一般资料；是否定期产检，有无特殊情况；既往病史、生育史，了解本次妊娠情况、心理状况；超声等重要辅助检查的结果。

（2）产程评估：①评估宫缩强度、持续时间及间歇时间；②评估胎心的频率及变异性；③评估宫口扩张与胎先露下降的速度是否与产程进展相符；④评估胎膜是否破裂，如已破膜，评估羊水的颜色、性状、量；⑤评估疼痛的部位和程度，以及孕妇的心理状态。

2.观察要点　①观察生命体征变化；②观察宫缩强度、持续时间与间歇时间，观察者将手掌放于孕妇腹壁的宫体近宫底处，宫缩时宫体部隆起变硬，间歇期松弛变软；③观察胎心的节律性、变异性；④观察宫口扩张与胎先露下降的速度和程度是否与产程进展相符，若宫口不能如期扩张，警惕头盆不称存在；⑤已破膜者观察羊水颜色、性状、量。

[护理措施]

1.一般护理措施　①测量体温、脉搏、呼吸，每日4次，低危产妇每2小时测量血压1次，血压升高或高危产妇应每小时测量血压1次，或遵医嘱增加测量次数。②为保证产程中体力充沛，鼓励产妇在宫缩间歇期补充水分，少量多次进食高热量、易消化、清淡的食物。③鼓励产妇2～4h排尿1次，以免膀胱充盈影响宫缩及胎先露下降。如遇排尿困难，且反复诱导排尿无效时遵医嘱给予导尿。④鼓励产妇在室内活动，可采取站、蹲、走等多种方式，利于产程进展。胎膜破裂的产妇，如胎先露已达坐骨棘以下2cm且排除脐带先露，可鼓励其下床活动。⑤初产妇易产生焦虑、紧张和急躁的情绪，鼓励陪伴分娩，指导产妇与家属和助产士密切配合，促进分娩顺利进行。

2.专科护理

（1）胎心监测：胎心听诊应在宫缩间歇期完成。多普勒听胎心每小时1次，每次听诊30～60s，如听诊胎心异常者，可用胎心监护仪监测胎心率变异及其与宫缩的关系。

（2）观察宫缩：应每1～2小时观察1次宫缩情况，根据产程进展，遵医嘱给予相应处理。每次观察宫缩后，在产程记录单记录观察结果。

（3）观察宫颈扩张与胎先露下降程度：通过阴道检查了解宫口扩张进展及胎头下降程度。阴道检查的主要内容，包括内骨盆径线、宫口扩张及胎先露下降、胎膜是否破裂、有无脐带先露或脱垂等情况等，如果胎膜已破则应上推胎头了解羊水和胎方位。

（4）胎膜破裂的处理：胎膜破裂，应立即听诊胎心，并观察羊水性状和流出量，同时记录破膜时间。如果羊水粪染或胎心异常，立即报告医师。

3.剖宫产再孕阴道分娩产妇的护理　①产妇进入产房后，助产士了解孕妇的一般情况；是否定期产检，有无特殊情况；既往病史、生育史，了解本次妊娠情况。②遵医嘱做好急诊剖宫产的术前准备，开放一条静脉通路。③实施责任制整体护理，全程持续胎心监护及心电监护，严密监测产妇生命体征，如遇异常情况及时汇报医师。④鼓励使用药物镇痛，严密监测产妇子宫下段有无压痛，以及有无血尿。⑤严密监测产程进展，发现产程停滞或胎头下降受阻、羊水性状及胎心异常时，立即通知上级医师。胎盘娩出后如果阴道出血≥200ml，通知医师行宫腔探查，准确测量出血量，遵医嘱使用宫缩药及止血药物。

4.实施药物分娩镇痛后的护理

（1）实施分娩镇痛术后，即刻查看产妇的皮肤有无残留的碘酒印迹，及时脱净。

（2）产妇卧床观察30min后，评估胎心、产妇肢体感觉、运动能力等情况，产妇如需要下床活动、如厕等要由专人陪伴，避免发生跌倒和坠床。

（3）根据产妇运动能力评估，指导其床上活动下肢，无运动功能障碍者，可协助其坐起后下床站立，无感觉障碍（如无头晕、腿软等情况）方可行走或坐分娩球，以保证其安全。

（4）鼓励产妇进食进水，同时观察膀胱充盈情况，鼓励每2小时排尿1次，防止尿潴留，如有排尿障碍的产妇遵医嘱给予留置导尿。

（5）协助卧床休息的产妇每2小时翻身及活动下肢1次，同时观察产妇全身皮肤情况。保持床单位平整、干燥并及时更换中单，查看局部皮肤情况。

（6）密切监测体温变化，如果体温≥37.5℃需通知医师。

（7）观察穿刺部位有无渗血、渗液，管路有无滑脱、打折，如麻醉泵报警时立即通知麻醉科医师处理。

（8）宫口开全后，应与麻醉科医师、产科医师沟通是否需要停止麻醉泵。胎儿娩出后密切观察产后出血情况和新生儿呼吸情况。

（9）结束分娩后，遵医嘱拔除麻醉管，检查麻醉管路是否完整无损，观察穿刺点有无出血。如果拔管过程中有阻力，需停止拔管，禁止强行拔出，通知麻醉科医师处理。

（10）听取产妇的主诉，出现异常情况及时汇报。产妇转出产房前再次查看皮肤是否完整。

[健康教育]

1.产程知识指导　向产妇介绍第一产程的相关知识，告知其可采用自由体位待产。

2.指导产妇掌握应对产痛的自我帮助方法　指导和建议产妇使用非药物镇痛措施，如使用分娩球、助行车、自由体位、按摩等，助产士定时评估。

3.生活指导　指导产妇在宫缩间歇期饮水、进半流食，补充体力消耗，使其了解自我放松、定时排尿的意义。

三、第 二 产 程

第二产程又称胎儿娩出期，从宫口开全至胎儿娩出止。初产妇需 1 ～ 2h；经产妇通常数分钟即可完成，一般不超过 1h。

[临床表现]

子宫收缩增强，胎儿下降及娩出。胎头于宫缩时露出于阴道口，露出部分不断增大，在宫缩间歇期，胎头又缩回阴道内，称胎头拨露。当胎头双顶径越过骨盆出口，宫缩间歇时胎头也不再回缩，称胎头着冠。

[评估和观察要点]

1.评估要点　①健康史：评估产程进展情况和胎儿宫内情况，了解第一产程的经过及其处理。②评估子宫收缩情况：子宫收缩的持续时间、间歇时间、强度和胎心情况，询问产妇宫缩时有无便意感；评估会阴局部情况，结合胎儿大小，判断是否需要行会阴切开术。③评估产妇心理状态：产妇有无焦虑、急躁、恐惧心理，对正常分娩有无信心。

2.观察要点　①观察宫缩时屏气用力胎头拨露和着冠情况；②观察宫缩及胎心率变化。

[护理措施]

1.提供心理支持　第二产程期间陪伴产妇，并及时提供产程进展信息，给予安慰、支持和鼓励，缓解其紧张和恐惧，同时协助其饮水、擦汗等生活护理。

2.观察产程进展　宫口开全后，若仍未破膜、影响胎头下降可行人工破膜。严密观察产程进展，若进展缓慢或停滞，应及时查找原因并通知医师，采取措施结束分娩。遵医嘱结合产妇情况实施新产程标准，未实施分娩镇痛的初产妇超过 3h，经产妇超过 2h 为第二产程延长；实施硬膜外分娩镇痛的初产妇超过 4h，经产妇超过3h为第二产程延长。

3. 指导产妇使用腹压 指导产妇自发性屏气用力，宫缩时如排便样向下屏气，增加腹压。宫缩间歇期，产妇呼气并放松，如此反复促进胎儿娩出。

4. 第二产程用力体位 采用半卧位接产，即宫缩时助产人员将产床背板抬高15°～30°，指导产妇两手握住产床两边扶手向上拉，两腿外展，双足踩在产床相应位置向下用力，接产时助产人员站在产妇足一侧（正位接产）适度保护会阴。

5. 接产准备 初产妇宫口开全、经产妇宫口扩张4cm且宫缩规律有力时，做好接产准备工作。协助产妇取半卧位于产床上，两腿屈曲分开，露出外阴部，臀下放一次性纸垫，冲洗外阴后取无菌巾铺于臀下，接产者准备接产。

6. 接产 评估产妇会阴情况，如会阴水肿、会阴过紧、缺乏弹性、耻骨弓过低、会阴体过短、过长、巨大儿等造成会阴严重撕裂时，实施侧切。①接产助产士适度保护会阴并协助胎头俯屈，使胎头以最小径线（枕下前囟径）在宫缩间歇时缓慢娩出，此为预防会阴撕裂的关键，产妇屏气必须与接产者配合。②巡回助产士做好巡台工作，记录分娩时间，胎儿娩出前肩后，巡台助产士及时给予宫缩剂。协助新生儿与母亲进行皮肤接触，观察新生儿表现，出现吸吮表现及时让新生儿早吸吮，做好与产妇的沟通工作。

[健康教育]

1. 知识指导 产妇掌握第二产程的相关知识，可正确使用腹压。在医护人员指导下配合自由体位分娩。

2. 母乳喂养指导 产妇了解"三早重要性"，配合母婴皮肤接触，在助产士指导下完成早吸吮、早开奶。

四、第三产程

第三产程又称胎盘娩出期，从胎儿娩出后至胎盘胎膜娩出，需5～15min，不应超过30min。

[临床表现]

胎盘剥离和排出方式有两种，胎儿面和母体面，多见胎儿面娩出（胎盘从中央开始剥离，而后向周围剥离，随后见少量阴道出血）。

[评估和观察要点]

1.评估要点 ①评估第一、第二产程的经过及其处理；②评估胎盘剥离征象；③评估产妇的情绪状态，对新生儿性别、健康及外形等是否满意，能否接受新生儿、有无进入母亲角色等。

2.观察要点 ①观察胎盘是否出现剥离征象：宫体变硬呈球形，宫底升高达脐上；阴道口外露的一段脐带自行延长；阴道有少量的出血；接产者用手掌尺侧在产妇耻骨联合上方轻压子宫下段，宫体上升而外露的脐带不再回缩。②观察子宫收缩及阴道出血情况。③检查软产道，注意有无宫颈裂伤、阴道裂伤及会阴裂伤。

[护理措施]

1.协助娩出胎盘 确认胎盘已完全剥离，于宫缩时以左手握住宫底（拇指置于子宫前壁，其余4指放在子宫后壁）并按压，同时右手轻拉脐带，协助娩出胎盘。当胎盘娩出至阴道口时，接产者用双手捧住胎盘，向一个方向旋转并缓慢向外牵拉，协助胎盘胎膜完整剥离排出。若发现胎膜部分断裂，用血管钳夹住断裂上端的胎膜，再继续向原方向旋转，直至胎膜完全排出。仔细检查胎盘的母体面，确定没有胎盘组织遗留。胎盘胎膜排出后，按摩子宫刺激其收缩以减少出血，同时注意观察并测量出血量。

2.检查胎盘、胎膜 将胎盘铺平，检查胎盘母体面胎盘小叶有无缺损。将胎盘提起，检查胎膜是否完整，胎儿面边缘有无血管断裂，及时发现副胎盘。有副胎盘、部分胎盘残留或大部分胎膜残留时，通知医师并在无菌操作下使用卵圆钳进入宫腔夹取出残留组织或刮宫。若手取胎盘困难，用大号刮匙清宫。若确认仅有少许胎膜残留，可给予子宫收缩剂待其自然排出。

3.检查软产道　胎盘娩出后,应仔细检查会阴、小阴唇内侧、尿道口周围、阴道、阴道穹窿及宫颈有无裂伤。若有裂伤,应立即缝合。

4.预防产后出血　若胎盘未完全剥离而出血≥200ml时,或第三产程≥30min胎盘仍未自行剥离时,应行人工剥离胎盘术。

［健康教育］

1.知识指导　产妇掌握第三产程注意事项,可通过母婴皮肤接触分散注意力。

2.母乳喂养指导　产妇可配合进行早接触、早吸吮、早开奶。

3.安全指导　产妇了解母婴皮肤接触过程中安全注意事项。

五、分娩后2h内护理

分娩后2h又称第四产程,即产后观察。

［评估和观察要点］

1.评估要点　①评估产妇分娩过程及处理;②评估产妇子宫收缩及阴道出血量,有无尿频或肛门坠胀等自觉症状;③评估产妇、新生儿生命体征及一般情况;④评估新生儿吸吮情况。

2.观察要点　①观察产妇有无面色苍白、出冷汗、头晕、心悸、烦躁不安等情况,并及时询问产妇的感受;②观察产妇子宫收缩、阴道出血量、膀胱充盈程度及会阴切口情况;③观察新生儿皮肤颜色、哭声、呼吸、吸吮力等。

［护理措施］

1.胎盘娩出后立即测量血压、脉搏、呼吸,正常情况30min监测1次,异常时应严密监测并立即报告医师。妊娠期高血压疾病产妇,除严密监测生命体征外,还需观察其意识和尿量,完成出入量记录。

2.每15分钟观察1次子宫收缩及阴道出血情况。对可能发生产后出血的高危产妇,如过度疲劳、多次宫腔操作史、凝血功能障碍、巨大儿或急产者,保持静脉管路通畅,充分做好输血和急救准备。

3.观察伤口有无渗血、水肿等情况，并及时询问产妇自觉症状。嘱产妇尽量健侧卧位，减少恶露污染伤口的机会，保持伤口清洁。如产妇诉会阴及肛门部出现疼痛、坠胀不适感且逐渐加重时，要警惕阴道血肿的发生，及时行肛查或阴道检查。

4.鼓励产妇尽早自行排尿，对于排尿困难的产妇，可给予湿热敷、滴水声诱导等方法诱导排尿，必要时通知医师并行导尿术。

5.新生儿出生后尽早进行母婴肌肤接触，协助新生儿早吸吮。

6.产妇分娩后应协助更换衣服及床单，垫好会阴垫，使其卧位舒适，并注意保暖。可让产妇进流质或清淡半流质饮食，以利于产妇恢复体力，在做好生活护理的同时还要注意产妇的心理护理。

7.加强新生儿保暖，观察面色，呼吸、心率、吸吮反射及脐带有无渗血等，及时发现异常情况。

[健康教育]

1.*产后指导* 告知产妇产褥期饮食、休息与活动注意事项。产妇掌握自己观察子宫收缩和阴道出血方法，如发现子宫收缩欠佳或阴道出血量大于平时月经量及时告知医师或护士。

2.*伤口护理指导* 告知伤口情况指导产妇正确卧位，保持会阴部清洁干燥，勤洗外阴和换卫生巾，勤换内衣裤，避免感染，并促进伤口愈合。

3.*安全指导* 教会产妇如何观察新生儿及护理安全注意事项。

4.*其他* 指导母乳喂养技巧，宣传母乳喂养好处，鼓励产妇树立信心，争取母乳喂养成功。

（韩翠存）

第二节　分娩期并发症的护理

一、产后出血

胎儿娩出后24h内，失血量超过500ml，剖宫产时失血量超过1000ml称产后出血。

[临床表现]

1.阴道出血　子宫收缩乏力所致出血，表现为胎盘娩出后阴道大量出血、色暗红，子宫软，轮廓不清；胎盘因素所致出血，多在胎儿娩出数分钟后出现大量阴道出血、色暗红；软产道裂伤所致出血，表现为胎儿娩出后立即出现阴道出血、色鲜红；隐匿性软产道损伤时，常伴阴道疼痛或肛门坠胀感，而阴道出血不多；凝血功能障碍性出血，胎儿娩出后阴道出血呈持续性，且血液不凝。

2.低血压症状　阴道出血量多时，产妇可出现面色苍白、出冷汗，产妇主诉口渴、心悸、头晕、脉搏细数、血压下降等低血压，甚至休克的临床表现。

[评估和观察要点]

1.评估要点　①健康史：了解与产后出血原因相关的健康史，如孕前是否患有出血性疾病、重症肝炎、贫血；巨大儿、多胎、羊水过多、妊娠期高血压、前置胎盘、胎盘早剥，临产后使用过多的镇静药或产程延长等。②评估出血量：采用称重法、容积法、休克指数法等测量出血量；评估产妇有无早期休克的表现。

2.观察要点　①观察子宫收缩、宫底高度及阴道出血情况。如产妇伴有尿频或肛门坠胀感，应检查排除有无阴道壁血肿。②严密观察产妇面色、血压、脉搏、神志等情况，及时发现早期休克表现。

[护理措施]

1.严密观察生命体征变化，及时发现早期休克表现。

2.观察子宫收缩及阴道出血的颜色及量，积极寻找出血原因。子宫收缩乏力者，遵医嘱使用缩宫药，并按摩子宫；子宫收缩好，阴道出血为鲜红者，应考虑有无软产道裂伤，应行产道检查（宫颈、阴道、外阴检查），如有裂伤行伤口缝合。

3.多胎、晚期妊娠出血的患者，易发生产后出血，应遵医嘱给予缩宫药。24h内密切观察宫缩和阴道流血情况。

4.抢救过程中，严格无菌操作，给予平卧或头高、足高位，预防休克。

5.一级急救处理启动：①当产妇产后出血＞400ml时，立即组织人员进行抢救，开放2条静脉通路，给予吸氧、保暖、心电监护，遵医嘱交叉配血，导尿；②二级急救处理启动：当出血达到500～1500ml时，给予抗休克治疗，同时针对病因止血；③三级急救处理启动：当达到1500ml以上时，通知麻醉师行呼吸道管理、维持血容量，病情严重时，启动多学科团队进行救治。

6.做好产妇及其家属的安抚、解释工作，缓解紧张情绪，并做好新生儿的护理。

[健康教育]

1.告知产妇观察子宫复旧及阴道出血的方法，出现异常及时就诊。

2.进行产褥期卫生指导，保持良好卫生习惯，增加抵抗力，避免发生感染。

3.给予产妇营养指导，鼓励进食营养丰富易消化的饮食，多进食含铁、高蛋白质、高维生素食物。

4.告知产后复查时间，指导产后避孕方法。

二、先兆子宫破裂

子宫破裂指在妊娠晚期或分娩期子宫体部或子宫下段发生裂开，是直接危及产妇及胎儿生命的严重并发症。多发生于经产妇，特别是多产妇。

[临床表现]

1.先兆子宫破裂　常见于产程长、有梗阻性难产因素的产妇、剖宫产再孕经阴道试产产妇。

2.子宫破裂　继先兆子宫破裂症状后，产妇突感下腹一阵撕裂样剧痛，子宫收缩骤然停止。腹痛稍缓和后，待羊水、血液进入腹腔，又出现全腹持续性疼痛，并伴有低血容量休克的征象。

[评估和观察要点]

1.评估要点　①健康史：评估诱发子宫破裂相关的因素，如产次、有无子宫瘢痕，此次妊娠胎心、胎位情况；②评估产妇子宫收缩情况，产程中使用缩宫素情况、产程进展情况等。

2.观察要点　①密切观察产妇宫缩及产程进展，及时发现导致难产的诱因；②观察产妇生命体征及胎心率的变化；③观察排尿情况及尿色。

[护理措施]

1.先兆子宫破裂患者的护理：出现子宫收缩过强、下腹部压痛、病理性缩复环时，应立即报告医师并停止催产素和一切操作。给予吸氧，测量生命体征，遵医嘱给予抑制宫缩药物，行剖宫产术前准备。

2.子宫破裂患者的护理：①给予氧气吸入，建立静脉输液通道，迅速完成术前准备，遵医嘱进行交叉配血、输血；②观察宫缩、胎心及母体生命体征，以了解病程进展。

3.提供心理支持，向产妇及其家属解释子宫破裂的治疗计划和对再次妊娠的影响。

4.对胎儿已死亡的产妇，要帮助其度过悲伤阶段，允许哭泣和表达悲伤情绪，倾听产妇诉说内心的感受。

5.为产妇及其家属提供舒适的环境，给予生活上的护理，更多的陪伴。恢复期鼓励其进食，以更好地恢复体力。

6.为产妇提供产褥期的休养指导，帮助产妇尽快调整情绪，接受现实。

[健康教育]

1.待产时指导产妇左侧卧位。

2.详细了解病史状况，向产妇和家属介绍子宫破裂有关症状、预见性症状等，让产妇及其家属引起足够重视。

三、羊水栓塞

羊水栓塞指在分娩过程中羊水突然进入母体血循环引起急性肺栓塞、过敏性休克、弥散性血管内凝血（DIC）、肾衰竭等一系列病理改变的严重分娩并发症。多数发生在足月分娩，也可发生在10～14周钳刮术时。

[临床表现]

羊水栓塞起病急骤、临床表现复杂是其特点。

1.典型羊水栓塞 是以骤然的血压下降（血压与失血量不符合）、组织缺氧和消耗性凝血病为特征的急性综合征。

2.不典型羊水栓塞 有些病情发展缓慢，症状隐匿。有些患者羊水破裂时突然一阵呛咳，之后缓解；也有些仅表现为分娩或剖宫产时的一次寒战，数小时后才出现大量阴道出血，无凝血块，伤口渗血、酱油色血尿等，并出现休克症状。

[评估和观察要点]

1.评估要点 ①健康史：了解有无羊水栓塞发生的各种诱因，了解有无中期妊娠引产或钳刮术及羊膜穿刺术等手术史，了解有无急产、宫颈裂伤、子宫破裂史等；②产妇生命体征是否正常；③评估宫缩情况，宫缩的频度、强度、间隔时间是否正常；④产妇胎膜是否破裂；是否存在羊水栓塞的高危因素。

2.观察要点 ①破膜后应注意观察产妇有无寒战、呛咳、气急、恶心、呕吐、烦躁不安等羊水栓塞的前驱症状。②监测和观察产妇生命体征变化。③观察产程进展，有无宫缩过频、过强等；是否有急产等情况。④观察阴道出血量及有无凝血块，是否出现全身出血倾向、切口渗血，少尿、无尿等表现。

[护理措施]

1.如产妇神志清醒，应鼓励产妇，使其有信心。医务人员应对于家属焦虑的心情表示理解，向家属介绍产妇病情的实际情况。

2.处理与配合：①通知医师到场抢救，并做好基础护理工作，如开放静脉、吸氧、保暖、体位管理等。②取半卧位或抬高头肩部卧位，加压给氧，及时做好气管插管或气管切开准备工作。③助产士做好任务分工，正确有效及时配合医师完成治疗。④产妇由专人进行护理，保持呼吸道通畅。⑤留置导尿管，保持导尿管的通畅，观察尿色、量和性状，防止肾衰竭发生。⑥严密监测血压、心率、呼吸，准确记录出入量，观察血凝情况，详细记录病情变化。⑦严格执行无菌操作，遵医嘱使用抗生素预防感染。⑧遵照医嘱及时采集血、尿标本，并及时送检。及时向医师汇报危急值，遵医嘱给予相应处理。

3.终止妊娠：羊水栓塞发生于第一产程，应积极配合医师协助产妇改善呼吸循环功能，防止DIC，配合休克抢救，做好术前准备工作，待病情平稳后迅速结束分娩。

[健康教育]

1.相关知识介绍　抢救结束，产妇病情稳定后，可以对产妇介绍疾病相关知识，告知产妇及其家属发生羊水栓塞的诱因、危险性及治疗过程中可能造成的母儿影响。

2.康复与心理辅导　病情稳定后，应对产妇及其家属进行针对性的康复与心理辅导。对子宫切除术后的患者，应进一步加强心理护理，疏导产妇因子宫切除对其造成的生理及心理的影响。

3.进行饮食指导　分娩初期应食用清淡易消化的食物。饮食应多进食高蛋白、高纤维等食物，贫血产妇还应多食用含铁多的食物或遵医嘱补充铁剂。

4.个人卫生指导　产妇注意外阴清洁，勤换内衣裤和卫生巾，排便后用清水清洗外阴等。

（韩翠存）

第6章　产褥期护理

第一节　正常产褥期住院护理

一、产　褥　期

从胎盘娩出至产妇全身各器官除乳腺外恢复正常未孕状态所需的一段时间，称为产褥期，通常为6周。

[临床表现]

1. 产妇体温　产妇体温多数在正常范围内，产后24h内稍升高，一般不超过38℃。

2. 子宫复旧　胎盘娩出后，子宫圆而硬，宫底在脐下一指，产后第1日略上升至平脐，以后每日下降1～2cm，至产后第10日降入骨盆腔内。

3. 产后宫缩痛　产褥早期可有产后宫缩痛。常在产后1～2d出现，持续2～3d自然消失，不需特殊用药。

4. 恶露　产后随子宫蜕膜脱落，含有血液、坏死的蜕膜等组织经阴道排出称为恶露。恶露有血腥味，但无臭味，持续4～6周，总量为250～500ml。正常恶露根据颜色、内容物及出现持续时间不同分为血性恶露、浆液性恶露及白色恶露。

5. 褥汗　产后1周内，产妇皮肤排泄功能旺盛，在睡眠时明显，醒来满头大汗，习称"褥汗"，不属于病态。

二、阴道分娩后护理

[评估和观察要点]

1.评估要点　①健康史：妊娠前有无慢性疾病，妊娠时有无合并症或并发症，分娩时会阴有无裂伤、有无产后出血；②生命体征：评估产妇生命体征是否正常；③子宫复旧：评估子宫收缩、宫底高度及阴道出血、会阴部伤口恢复情况；④排尿：评估膀胱充盈程度，防止尿潴留发生；⑤母乳喂养：评估产妇乳房形态、新生儿喂养及一般情况等；⑥心理：评估产妇心理状态，对分娩经历的感受及自我形象。

2.观察要点　①生命体征：监测体温、脉搏、呼吸、血压有无异常。②子宫复旧及恶露：观察子宫收缩和宫底高度及阴道出血情况，若阴道出血量不多，但子宫收缩不良，宫底上升者，提示宫腔内有积血；若产妇自觉肛门坠胀感，应注意是否有阴道血肿；若子宫收缩好，但仍有阴道出血、色鲜红，应警惕软产道损伤。③会阴切口：观察子宫复旧及会阴切口愈合情况，如有会阴切口疼痛加重，局部红肿、硬结并有分泌物，应考虑会阴切口感染。④排尿：观察产妇首次排尿量及膀胱充盈程度，防止尿潴留影响子宫收缩引起子宫收缩乏力，导致产后出血。⑤乳房及乳汁：观察乳房有无胀痛、乳头有无皲裂，乳汁的分泌量。⑥新生儿：观察新生儿喂养、大小便、体重、睡眠等情况。

[护理措施]

1.入室交接　产妇回到母婴同室后详细交接分娩经过，安全搬移至病床，指导舒适卧位。

2.风险评估　产妇回到母婴同室后护士对产妇进行风险评估（压力性皮肤损伤、跌倒、管路滑脱、深静脉血栓等）。

3.生命体征　监测生命体征，每日3次；若体温≥38℃，及时通知医师处理。

4.排尿与排便　①排尿：鼓励产妇尽早自行排尿，做好安全指导，避免发生排尿性晕厥。如首次排尿有尿不尽感或产后

4h未排尿，应评估膀胱充盈情况后协助其排尿。用热水熏洗外阴或用温开水冲洗尿道外口周围；听流水声，诱导排尿；如产后6h仍不能自排尿者，通知医师，遵医嘱用药或行导尿术。②排便：指导产妇增加粗纤维摄入，多食蔬菜、水果，保持排便通畅。

5. 会阴护理 会阴部无切开者使用清水清洁外阴，每日2次，及时更换会阴垫。会阴有切口者，观察会阴切口有无红肿、出血、硬结和渗出物。会阴切口疼痛剧烈或产妇有肛门坠胀感应及时通知医师，及早发现阴道壁或会阴部血肿。会阴部水肿者给予50%硫酸镁湿热敷，会阴有切口者给予0.5%碘伏纱布湿敷至拆线。

6. 母乳喂养指导 分娩后实施"三早"，按需哺乳，指导产妇喂奶体位及新生儿含接姿势，做到频繁有效吸吮。

7. 饮食指导 进食高蛋白、高维生素、易消化食物。分娩后可进流质饮食或清淡半流质饮食，以后可进普通饮食。

8. 休养环境 保持病室环境舒适，开窗通风每次15～30min，每日2次，保持床单位整洁。

[健康教育]

1. 一般指导 产妇居室安静、清洁，开窗通风每次15～30min，每日2次，注意保暖，合理饮食保证充足的营养。

2. 活动指导 指导经阴道分娩的产妇，适当休息，可保持正常活动。

3. 出院后母乳喂养支持 ①讲解母乳喂养的重要性，评估产妇母乳喂养知识和技能，对知识缺乏的产妇及时进行宣教；②指导产妇合理睡眠与休息，保持精神愉快保证泌乳；③告知医院的热线电话，提供母乳喂养咨询服务。

4. 计划生育指导 嘱产妇产后42d之内禁止性生活。根据产后检查情况，恢复正常性生活，指导产妇选择适当的避孕措施，一般哺乳者宜选用工具避孕，不哺乳者可选用药物避孕。

5. 产后复查指导 告知产妇产后42～56d，携新生儿进行门诊复查。

三、剖宫产术后护理

[评估和观察要点]

1. 评估要点 ①评估产妇生命体征变化；②评估术后疼痛程度及腹部切口愈合情况。

2. 观察要点 ①观察体温、脉搏、呼吸、血压及血氧饱和度的变化；②观察子宫收缩及阴道出血情况；③观察腹部切口有无渗血、渗液等；④观察疼痛的性质与程度。

[护理措施]

1. 术后常规护理

（1）产妇术后回室，给予吸氧、心电监护，测量体温、呼吸、脉搏、血压及血氧饱和度。观察腹部切口有无渗血、子宫收缩、阴道出血量，保持各种管路通畅，调整输液速度，进行风险评估。分别于回室后、30min、1h、2h、3h、大小夜班、第2日白班各测量生命体征1次，同时观察子宫收缩情况及阴道出血情况，异常时及时通知医师。24h内每小时记录1次术后患者护理记录单。

（2）硬-腰联合麻醉或全身麻醉的产妇，遵医嘱安置卧位。

（3）观察乳房形态及有无初乳，即刻协助产妇与新生儿进行早接触、早吸吮、早开奶（至少母婴皮肤接触30min），随时指导母乳喂养。

（4）术后6h内禁食、禁水，6h后可分次进少量流食，避免糖、牛奶、豆浆等产气食品，根据腹胀情况24h后可进食半流质饮食，排气后进普通饮食。

（5）保留尿管期间遵医嘱给予会阴擦洗。及时倾倒尿袋中的尿液，并记录。拔除尿管后，责任护士督促产妇每日自行清洁外阴。

（6）拔除尿管后由护理人员协助离床活动，以及协助产妇首次自行排尿，并观察膀胱排空情况及了解产妇有无尿道刺激征。

2. 异常情况护理

（1）发热的护理：评估产妇体温、乳房情况及术后恢复的天数，遵医嘱给予物理降温或药物降温，鼓励多饮水，及时擦干汗液，保持皮肤清洁干燥。

（2）恶心、呕吐、腹胀的护理：评估恶心、呕吐、腹胀原因及伴随症状体征，观察呕吐物的量及性状，腹胀的程度，及时通知医师，配合辅助检查，遵医嘱对症处理。

（3）排尿护理：拔除尿管后，如6h仍不能自行排尿，给予诱导排尿，如下腹部热敷、听流水声或温水冲洗外阴等，必要时遵医嘱用药或行导尿术。

3. 并发症护理

（1）产后出血的护理：①持续监测生命体征，观察子宫底高度，阴道出血量、性质、出血的速度，腹部切口渗血情况；②观察产妇一般情况，如意识、尿量等；③协助医师给予按摩子宫；④遵医嘱开放静脉给药，完成各项实验室检查；⑤保留卫生巾、卫生垫，用称重法测量出血量。

（2）感染的护理：①监测生命体征，每日4次，并将结果及时告知医师；②根据实验室检查结果，遵医嘱给药；③指导注意个人卫生，勤换卫生巾及内衣、内裤等。

（3）肠梗阻：①遵医嘱禁食，给予补液，以保持水、电解质及酸碱平衡。肠功能恢复后，可进食少量液体或流质食物，如无不适，3d后改进半流食。②观察有无腹痛、腹胀、呕吐及肛门排气等。③遵医嘱给予胃肠减压期间，注意观察引流管是否通畅、深度有无变化、固定是否完好，引流液的颜色、性状、量，每日更换引流袋，如引流液过多，超过负压吸引器容积的2/3时，及时更换引流袋。④做好患者及其家属的健康教育，避免活动或翻身时胃管滑脱。

[健康教育]

1. 剖宫产术后指导　指导产妇产后康复训练方法，嘱产妇出现发热、腹痛或阴道出血过多等，及时就医。

2. 计划生育指导　向产妇介绍避孕方法，采取适宜的避孕措施至少避孕2年。

3. 产后复查指导　嘱产妇产后42～56d携新生儿门诊复查，

告知复查的注意事项。

4.其他 母乳喂养相关内容指导，鼓励产妇坚持纯母乳喂养到婴儿6个月，母乳喂养至婴儿2岁。

（王　静　李广隽）

第二节　产褥期并发症的护理

一、产褥感染

产褥感染指分娩及产褥期生殖道受病原体侵袭，引起局部或全身感染，其发病率6%。产褥病率指分娩24h以后的10d内，每日测量体温4次，间隔4h，有2次体温≥38℃。产褥病率常由产褥期感染引起，但也可由生殖道以外的感染，如急性乳腺炎、上呼吸道感染、泌尿系统感染、血栓静脉炎等原因所致。

[临床表现]

发热、疼痛、异常恶露，为产褥感染的三大主要症状。

[评估和观察要点]

1.评估要点 ①评估是否有产褥感染诱发因素，如贫血、泌尿道感染病史等，有无妊娠合并症，如胎膜早破、出血，产时异常情况，如出血、手术助产、软产道损伤等。②评估生命体征、会阴伤口、子宫复旧、恶露、乳房有无异常情况。③评估产妇心理变化，家庭成员是否支持。

2.观察要点 ①观察体温、脉搏、呼吸、血压变化、白细胞有无异常；②观察子宫复旧及阴道出血、会阴伤口情况；③观察乳房有无肿胀。

[护理措施]

1.一般护理 保持病室安静、清洁、空气新鲜，开窗通风每次15～30min，每日2次，注意保暖，保持"六洁"（口腔、头发、皮肤、手、足、会阴清洁）。

2.饮食护理 指导产妇加强营养，给予高蛋白、高热量、高维生素、易消化饮食。鼓励多饮水，保证足够的入量，必要时遵医嘱补液。

3.支持疗法　测量生命体征，每4小时1次。高热时遵医嘱行物理或药物降温，进行支持治疗。注意抗生素的使用间隔时间，维持血液中有效浓度。

4.产后护理　观察恶露、会阴切口疼痛等症状。记录恶露的颜色、性状与气味，子宫复旧情况及会阴切口情况。向产妇解释产生疼痛的原因，协助其取半卧位，利于恶露引流及炎症局限，会阴侧切者应取健侧卧位，并保持切口干燥、清洁，使用0.5‰碘伏稀释溶液冲洗会阴伤口，每日2次。会阴水肿者，局部可遵医嘱用50%硫酸镁湿热敷。

5.特殊处理　配合做好脓肿引流术、清宫术等的术前准备及护理。

6.乳房护理　乳胀给予乳房、按摩、挤奶或吸奶等处理，防止乳腺炎发生。

7.心理护理　鼓励产妇说出焦虑的原因及心理感受，消除其顾虑，树立信心，配合治疗过程。

[健康教育]

1.个人卫生　会阴部有切口时，指导产妇排便后从前向后擦，以防大便污染会阴，排便后建议用清水清洗会阴部。宫颈口未闭合之前不要坐浴。恶露异常、腹痛、发热等有异常及时就诊。

2.休息与饮食　指导产妇卧床休息时，采取半卧位或抬高床头，促进恶露排出，防止感染扩散。选择营养丰富，高热量、高蛋白、高维生素、清淡易消化食物，多饮水。

3.乳房护理　指导母乳喂养产妇掌握预防乳头皲裂、乳房肿胀和乳汁分泌的方法。

4.产后避孕　讲解避孕知识，帮助产妇选择适合的避孕措施。

5.新生儿护理　指导新生儿的观察和护理知识。

二、晚期产后出血

分娩24h后，在产褥期内发生的子宫大量出血，称为晚期产后出血。

[临床表现]

阴道出血少量或中等量，持续或间断；亦可表现为急骤大量出血，同时有血凝块的排出。产妇多伴有寒战、低热，且常因失血过多导致贫血或失血性休克。

[评估和观察要点]

1. 评估要点 ①评估分娩方式及产后恢复情况等；②评估生命体征情况，倾听产妇主诉，如有无头晕、出冷汗等；③评估产妇子宫复旧及恶露色、量、味情况，有无并发症出现；④了解血、尿常规化验、B型超声检查、分泌物培养、病理检查等结果。

2. 观察要点 ①观察生命体征的变化和神志状态、皮肤颜色；②观察恶露的颜色、性状与气味，子宫复旧情况及有无压痛情况；③观察有无异物由宫腔排出，必要时送病理检查。

[护理措施]

1. 一般护理 保持病室安静、清洁、空气新鲜，开窗通风每次15～30min，每日2次，并注意给产妇保暖。保持床单及衣物、用物清洁。

2. 饮食护理 保证产妇获得充足休息，加强营养，给予高蛋白、高热量、高维生素、富含铁剂食物，增加抵抗力。

3. 病情观察 密切观察产妇生命体征的变化和神志状态、皮肤颜色；同时，观察恶露的颜色、性状与气味，子宫复旧情况及有无压痛情况。

4. 用药护理 遵医嘱补充血容量、输血、给予子宫收缩剂及抗生素预防感染等治疗。

5. 术前护理 疑似有胎盘、胎膜残留或胎盘附着部位复旧不全者，做好静脉输液、备血及手术准备。若阴道大量出血，应及时做好剖腹探查术前准备。

6.*心理护理*　鼓励产妇说出焦虑的原因及心理感受，消除其顾虑，树立信心，配合治疗。

[**健康教育**]

1.指导保持休养环境整洁，开窗通风每次15～30min，每日2次，保持室内空气清新。

2.教会产妇自我观察出血量，保持会阴部的清洁干燥，及时更换会阴垫。

3.指导产妇进食高蛋白、高维生素、高热量、易消化吸收食物，多饮水。

4.教会产妇观察子宫收缩及恶露量、色、味等情况。

5.鼓励家属多陪伴产妇，消除焦虑、恐惧。

三、产褥期抑郁症

产褥期抑郁症是产褥期精神障碍的一种常见类型，主要表现为产褥期持续和严重的情绪低落及一系列症候，如动力减低、失眠、悲观等，甚至影响对新生儿的照顾能力。

[**临床表现**]

1.情绪改变。

2.自我评价降低。

3.创造性思维受损，主动性降低。

4.对生活缺乏信心，觉得生活无意义，出现厌食、睡眠障碍，易疲倦，性欲减退。

[**评估和观察要点**]

1.*评估要点*　①健康史：产妇是否有抑郁病史或家族史，是否有妊娠合并症、并发症、产时并发症等。②身体状况：生命体征是否异常，情绪意识是否异常，是否有不适主诉等。③心理状态：观察母婴间的交流，了解产妇对新生儿的态度，了解产妇分娩经历等。④家庭：了解家庭成员的关系是否和谐。

2.*观察要点*　①观察产妇语言、行为是否异常；②观察产妇情绪是否稳定等。

［护理措施］

1.一般护理　提供舒适休养环境，保证足够睡眠，合理安排饮食。加强巡视，鼓励、协助产妇哺乳，必要时家属陪伴。

2.心理护理　护理人员态度要温和，鼓励产妇宣泄、抒发自身感受，并耐心倾听产妇诉说心理问题，做好心理疏通工作。同时做好家属的宣教，让家属给予更多的关心和支持，减少或避免不良的精神刺激和压力。

3.协助并促进产妇适应母亲角色　帮助产妇适应角色转换，指导新生儿护理相关的操作，鼓励产妇与新生儿进行交流、接触，并鼓励多参与照顾新生儿，培养产妇的自信心。

4.观察产妇的精神、行为改变　加强巡视防止意外情况发生。

5.治疗配合　必要时遵医嘱协助产妇应用抗抑郁药物，并注意观察药物疗效及不良反应。重症患者需要请心理医师或精神科医师给予治疗。

［健康教育］

1.指导产妇掌握母乳喂养知识及技能，告知如有母乳喂养问题可到专业机构咨询。

2.教会产妇情绪宣泄的方法，如聊天、购物、做一些自己喜欢的事情等。

3.指导家属调整好家庭关系，给予产妇更多的情感支持和社会支持。

四、产褥期中暑

产褥中暑是指在产褥期因高温环境中体内余热不能及时散发，引起中枢性体温调节功能障碍的急性热病。

［临床表现］

临床表现为高热，水、电解质紊乱，循环衰竭和神经系统功能损害等。

[评估和观察要点]

1.评估要点　①评估产妇病史及孕产史，是否有感染致体温升高的疾病存在。②询问家属产妇休养环境是否不通风或衣着过多等情况。③评估产妇脉搏有无加快、血压下降、呼吸急促、体温升高等情况；有无面色潮红、恶心呕吐、头晕眼花、胸闷憋气等症状。

2.观察要点　①观察生命体征变化，特别是体温。②观察皮肤是否苍白，是否有痱疹出现。③观察产妇反应、意识变化。

[护理措施]

1.如有中暑先兆（口渴、多汗、心悸、恶心、胸闷、四肢无力等），立即将产妇移至凉爽通风处，解开衣服，多喝凉开水或淡盐水，使其安静休息。

2.轻度中暑者，除上述处理外，还可遵医嘱用药，体温上升者可采用物理降温，如置冰袋、电扇或给予解热药物退热。

3.重度中暑时，迅速将患者移至通风处，遵医嘱用冰水或冰水加乙醇全身擦浴，在头、颈、腋下、腹股沟浅表大血管分布区放置冰袋。

4.在降温的同时应积极纠正水、电解质紊乱，并注意补充钾、钠盐。

5.加强护理：注意体温、血压、脉搏等情况。遵医嘱给予地西泮、硫酸镁等抗惊厥、解痉，给予抗生素预防感染。出现心、脑、肾合并症时，应积极对症处理。

6.在产妇意识不清楚时加强防护，防止坠床。

[健康教育]

1.休养环境指导　环境舒适，保持室内温度22 ～ 24℃；开窗通风，每日2次，保持空气清新。

2.个人卫生指导　告知产妇身体清洁、切口护理、恶露观察方法，保持个人卫生。

3.其他　根据季节、气候、室内温度，适当增减衣服。

（王　静）

第三篇

新生儿护理及疾病护理

第7章 新生儿护理

第一节 新生儿日常护理

母婴住院期间，新生儿与母亲在母婴同室病房休养。母婴一同接受护理，责任护士为新生儿做每日的日常护理。

[新生儿特点]

1. 正常新生儿外观特点 ①皮肤红润，皮下脂肪丰满，弹性好；指（趾）甲达到或超过指（趾）尖；乳晕明显，乳头突出，可触及乳腺结节；足底纹布满整个足底。②耳郭软骨发育好，耳舟已形成，直挺。③男婴阴囊皱襞形成，睾丸已降至阴囊；女婴大阴唇可覆盖小阴唇及阴蒂。

2. 生理特点

（1）体温：新生儿体温调节中枢发育不完善，皮下脂肪少，体表面积相对较大。

（2）皮肤黏膜：新生儿出生时体表覆盖胎脂，具有保护皮肤、减少散热的作用。口腔两面颊部有较厚的脂肪层，称颊脂体，可帮助吸吮。

（3）呼吸系统：新生儿出生后约10s发生呼吸运动，以腹式呼吸为主。

（4）循环系统：新生儿心率较快，可达每分钟120～160次。

（5）消化系统：新生儿胃容量较小，呈水平位，贲门括约肌不发达，哺乳后可发生溢乳。

（6）泌尿系统：新生儿肾小球滤过功能、浓缩功能较低，易发生水、电解质紊乱。

（7）神经系统：新生儿大脑皮质及锥体束尚未发育成熟，动作不协调，肌张力高。眼肌活动不协调，对明暗有感觉，具有凝视和追视能力。

（8）免疫系统：新生儿在从母体获得多种免疫球蛋白，主要是 IgG、IgM、IgA，出生后6个月内具有抗传染病的能力。

[**临床表现**]

1.体温改变　新生儿正常腋下体温为 36 ～ 37.2℃，体温＞37.5℃见于室温高、保暖过度，体温＜36℃者见于室温较低、早产儿或感染等。

2.皮肤巩膜发黄　新生儿出生 2 ～ 3d 出现皮肤、巩膜发黄，持续 4 ～ 10d 后自然消退称新生儿生理黄疸。

3.体重减轻　新生儿出生后 2 ～ 4d 体重下降，下降范围一般不超过 10%，4d 后回升，7 ～ 10d 体重恢复到出生时水平，属生理现象。

4.乳腺肿大及假月经　由于受胎盘分泌的雌孕激素影响，新生儿出生后 3 ～ 4d 可出现乳腺肿大，2 ～ 3d 后自行消失，女婴出生后1周内，阴道可有白带及少量血性分泌物，持续 1 ～ 2d 后自然消失。

[**评估和观察要点**]

1.评估要点

（1）新生儿入室评估：责任护士评估呼吸（哭声）、皮肤颜色、肌张力等，并了解产妇分娩方式；孕周（是足月还是早产）、新生儿体重（是否是巨大儿或低体重）并复测体重；母婴皮肤接触完成情况（自然分娩是否在产房进行了"三早"；剖宫产是否完成局部皮肤接触）、母乳喂养情况（是否进行了早吸吮）；新生儿是否有大小便排出等。

（2）日常评估：①每日新生儿评估：新生儿一般状态，如哭声、精神状态、肌张力、皮肤情况、睡眠等；②母乳喂养等。

2.观察要点 ①巡视病房时，观察新生儿哭声、肤色、肌张力是否正常，如有异常及时通知儿科医师检查新生儿，如为阴道助产分娩的新生儿，听取产房交班和观察有无产伤；②每日早晨或新生儿沐浴前，为新生儿测量体重，观察体重下降情况；③观察新生儿黄疸出现时间、程度和部位等；④每日测量体温，观察新生儿体温是否有异常；⑤观察母乳喂养情况，如喂养姿势、新生儿含接姿势是否正确，产妇有无乳头皲裂、乳房肿胀等；⑥观察新生儿胎便排出时间，是否有胎便排出延迟或持续时间过长等；⑦观察新生儿小便首次排出时间、小便颜色，是否有因入量不足而出现的尿结晶。

[护理措施]

1.责任护士每日早晨交班后，巡视病房，观察和询问母婴情况。

2.新生儿护理在母亲床旁进行。

3.每日早晨为新生儿测量体重，并记录。

4.新出生的新生儿：①观察首次排出大小便时间，如出生24h后还没有排出胎便和排尿，应通知儿科医师进行检查和处理；②出生24h内接种乙肝疫苗及卡介苗。

5.新生儿出生24h后开始沐浴，以后隔日为新生儿沐浴，并进行新生儿皮肤护理和观察黄疸、红斑等情况。给新生儿第1次沐浴要单打一盆水洗头。母亲有体液传播疾病时，回母婴同室病房后，观察新生儿生命体征，新生儿出生后4～6h待生命体征平稳，即时沐浴，第1次沐浴时护士需戴手套。

6.每日为新生儿更换清洁衣服、抚触。

7.每日对新生儿脐部进行护理，观察脐带是否有渗血、脐部红肿等及脐带脱落情况。

8.及时为新生儿更换尿布，并做好臀部护理，防止臀红发生。

9.新生儿测量体温，每日3次，如有异常应积极查找原因，并通知儿科医师处理。

10.指导母乳喂养，指导产妇正确的抱奶姿势，评估母乳喂养指导效果。如需给新生儿加奶,应有儿科医师加奶医嘱,并按照规范配奶和加奶。

11.遵医嘱完成治疗和护理,如卡介苗、乙肝疫苗接种、足跟血采集等。

12.保证新生儿安全,加强对孕产妇及其家属的安全宣教。每次护理时要检查腕带佩戴、核对新生儿信息、安全放置新生儿、新生儿床摆放在规定的位置、床内不摆放杂物、外出检查责任护士陪同等。

[健康教育]

对新生儿母亲及护理新生儿的人员进行健康教育。

1.母乳喂养指导,如母乳喂养次数、姿势、乳房护理、乳房按摩、挤奶、母乳储存、母乳喂养新生儿体重观察等。

2.新生儿护理指导,如沐浴、抚触、换尿布、大小便观察等。

3.卡介苗接种部位观察和护理。

4.脐带和臀部护理指导,预防脐带感染和红臀的护理方法。

5.告知产妇及其家属新生儿出生证明、出院手续等和办理部门。

6.产后42d母婴复查注意事项等。

(姜 梅)

第二节 新生儿常见症状及护理

一、生理性黄疸

新生儿出生时红细胞较成人数量相对多,寿命相对短,出生后7d内破坏较多,产生大量间接胆红素。新生儿肝系统发育不成熟,肝内葡萄糖醛酸酰胺转换酶活性不足,不能使间接胆红素全部结合成直接胆红素排出体外。另外,由于新生儿肝肠循环特点,肠壁吸收胆红素较多,导致高胆红素血症,使皮肤、黏膜及巩膜发黄，黄疸程度轻重不一，轻者仅局限于面颊部，重者可延及躯干、四肢和巩膜，粪色黄，尿色不黄，一般无症状。足月儿一般出生后2～3d出现，4～5d达高峰，7～10d自然消退。早产儿肝功能较足月儿更不成熟，黄疸程度较重，消退也较慢，可延长至2～4周，称为生理性黄疸。

[护理措施]

1.注意观察皮肤黏膜、巩膜的色泽，评估黄疸程度及变化，发现异常及时通知医师。

2.观察大小便次数、量及性状，如出现胎便排出延迟，及时通知医师处理。

3.合理喂养，鼓励母乳喂养并做到按需哺乳，让新生儿频繁有效吸吮（每日8～12次），每次不少于20～30min。当新生儿出现轻度的嗜睡、不愿吸吮或吸吮无力时，应耐心喂养，保证足够奶量摄入。

4.条件允许给予适度的阳光照射，促进黄疸消退。

5.必要时遵医嘱给予蓝光治疗，做好相关护理。

6.注意观察神经系统的表现，如新生儿出现拒食、嗜睡、肌张力减退等胆红素性脑病早期表现，及时通知医师诊治。

7.对产妇及其家属做好相关宣教，讲解相关知识，以解除其担心和焦虑情绪。

8.如果黄疸严重时应抽取静脉血检查血清胆红素值，排除病理性黄疸。

[注意事项]

1.晒太阳时避免阳光直射新生儿眼睛，注意观察皮肤，防止晒伤。

2.蓝光治疗时，要保证新生儿舒适和安全。光疗前为新生儿沐浴（忌用爽身粉），穿好尿裤（遮盖会阴部），佩戴不透光眼罩，剪短指甲防止抓伤皮肤，必要时包裹新生儿手足，松紧适宜。光疗过程中，由于舒适的改变，新生儿常表现哭闹不安，应及时给予安抚；由于光线照射，新生儿失水增加，应及时喂奶或喂水；注意观察体温和光疗箱内温湿度，必要时根据医嘱给予补液。

3.密切观察黄疸情况，如延迟消退、程度进行性加重及时就诊，防止发生病理性黄疸。

二、生理性体重下降

新生儿出生后2～4d因摄入少、排便、排尿、羊水的排出、肺及皮肤水分的蒸发等，出现体重下降。下降程度为出生体重的6%～9%，一般不超过10%，4d后回升，7～10d恢复到出生时体重，之后体重增长迅速。因体重下降并非疾病导致，属新生儿特殊生理现象，故称之为生理性体重下降。

[**护理措施**]

1.出生后每日测量体重，监测体重变化情况，发现异常及时报告医师。

2.做好母乳喂养，出生后早接触、早吸吮、早开奶。指导产妇按需哺乳，频繁而有效的吸吮，每日8～12次，每次持续30min以上，注重夜间哺乳。

3.按日龄观察新生儿排尿次数（出生1周内排尿次数与出生天数相同），以判断入量情况，排尿次数少时及时评估喂养情况，并报告医师。

4.注意观察新生儿精神状态，及时发现新生儿低血糖征象。

5.做好相关宣教，解除产妇及其家属的担心和焦虑。

[**注意事项**]

1.定期核准体重秤，定时测量体重，保证测量体重的准确性。

2.保持室温22～24℃，湿度55%～65%。

3.督促和指导产妇做到按需哺乳且耐心喂养，要保证哺乳和含接姿势的正确性。

三、新生儿红斑

新生儿红斑是指部分新生儿出生后第1天即出现皮肤发红，

可伴有针尖大小的红点。多数发生在沐浴之后。红斑多时可融合成片，面部、躯干及四肢均可出现，其中以躯干部居多。一般2～3d自然消失，也有此起彼伏现象，约1周可自愈。

[护理措施]

1.做好宣教，解除产妇及其家属的担心和顾虑。告知红斑的原因多为新生儿出生后对光线、空气、洗涤剂、毛巾、花粉及温、湿度等刺激所致。当新生儿逐渐适应环境后可自愈，不用特别干预。

2.红斑严重者，沐浴时用清水，不使用沐浴露，避免对皮肤的刺激。

[注意事项]

1.保持居室环境适宜温、湿度。

2.新生儿保暖适宜，不要穿衣或包裹过多。

3.给新生儿穿纯棉质衣服，衣服要柔软、透气和吸汗，减少对皮肤的刺激。

四、假 月 经

妊娠后期，孕妇体内雌激素通过胎盘传给胎儿，出生后新生儿激素来源中断，导致一些女婴在出生后5～7d，阴道可出现少量血性分泌物，持续2～3d后自然消失，称为假月经。

[护理措施]

1.做好宣教，解除产妇及其家属的担心和顾虑。告知产妇及其家属发生这种现象的原因，是因为妊娠后期母亲雌激素进入胎儿体内，出生后雌激素水平下降而造成的。属于生理现象，持续2～3d后自然消失，不必急于干预。

2.做好外阴部卫生，保持清洁，勤换纸尿裤，防止发生臀红。

[注意事项]

1.注意观察，及时发现有无其他特殊异常情况。

2.如果出血增多或时间较长时，应到医院就诊。

五、体温过低

新生儿由于体表面积相对较大，皮下脂肪薄，血管丰富，因此易于散热。另外，因体温调节中枢发育不完善，以致调节功能不全。当环境温度降低，保暖措施不够或摄入不足及某些疾病影响，均可引起新生儿体温过低，即体温低于35℃。

[护理措施]

1.大多数新生儿低体温发生在刚刚出生及出生后的最初数小时，属于生理性的，是由新生儿的生理特点决定的。此时主要的护理措施为注意加强保暖。①首先要减少新生儿身体暴露的时间。当新生儿娩出后，及时擦干全身的羊水和血迹并放于母亲胸腹部，给新生儿戴上帽子，盖上衣被覆盖保暖。一般数小时后新生儿体温会逐渐上升和稳定。②提供适宜的环境温度，产房室温保持在26℃以上，出生后置于辐射台进行处置。母婴同室维持在22～24℃。③新生儿出生后24h内禁止沐浴、抚触，以防止体温下降。④更换尿布、沐浴、抚触及各项护理操作等，应事先做好准备，如更换的衣物等，注意保暖。

2.密切观察新生儿生命体征及反应，发现异常及时通知医师，以便尽早发现病理性低体温。

3.做好健康教育，向产妇和家属讲解新生儿低体温的原因及保暖方法。

[注意事项]

1.室温要控制在适宜温度，避免过高或过低。

2.新生儿保暖要适度，避免过度保暖而引发体温升高。

六、脱 水 热

脱水热是新生儿出生2～4d，由于天气炎热干燥、室温过高或保暖过度导致体液丢失过多，当摄入不足时造成血液浓缩，即可致发热，称脱水热。

[护理措施]

1. 评估发热的原因，根据发热原因给予适宜的护理措施。

2. 监测体温变化。

3. 密切观察新生儿病情变化，发现异常及时报告医师，如体温突然升高（可达39～40℃）、烦躁、爱哭、前囟凹陷、口唇黏膜干燥、皮肤弹性差、尿量减少等。

4. 加强喂养，母乳不足时，遵医嘱添加配方奶、葡萄糖水，必要时，遵医嘱转NICU治疗。

5. 准确记录新生儿的入量、尿量，注意观察有无脱水症状，发现异常及时通知医师处理。

6. 遵医嘱采取适宜措施给予降温，如：①降低室温18～20℃，相对湿度55%～65%；②打开包被、解开衣服散热；③遵医嘱给予新生儿温水浴降温；④母乳不足时，遵医嘱及时添加配方奶，保证入量。

7. 遵医嘱给予药物治疗，注意观察药物不良反应。

[注意事项]

1. 保持居室温度22～24℃，相对湿度55%～65%。

2. 不要给新生儿穿、盖过多。

3. 做好宣教，告知产妇及其家属新生儿脱水热极易引起一系列并发症，尤其体温升高过快时可引起呼吸暂停、呼吸衰竭，继而导致脑损伤或死亡。当发生高热不退（≥40℃）或出现抽搐，立即就医救治。

七、溢奶、吐奶

新生儿因各种生理及病理原因，如胃呈水平位、容量小、呕吐反射控制不好、喂养不当、幽门痉挛、幽门肥厚性狭窄等，在喂奶后奶水从食管倒流入口腔，造成溢奶或吐奶。

[护理措施]

1. 评估溢奶或吐奶的原因，根据原因进行处理。

2. 合理喂养：①采用正确的母乳喂养姿势和含接姿势，减少空气吸入；②喂奶不宜过多、过快，人工喂养也要适当控制速度和奶量；③每次喂奶后将新生儿抱起，头放在母亲肩上，轻轻拍背，待打嗝后再放在床上；④喂奶后置小儿右侧卧位，不要过多翻动新生儿。

[注意事项]

1.辨别新生儿呕吐物性状，若为刚吃进的乳汁或呈豆腐渣状，属于正常情况。

2.新生儿呕吐频繁，每次吃奶后均有呕吐，且吐出物呈黄绿色、咖啡色液体，甚至伴有身体消瘦、体重不增反降等情况，应排除是否患有先天性肥厚性幽门狭窄等疾病。

（李广隽）

第8章　新生儿疾病护理

第一节　早产儿护理

一、早产儿一般护理

早产儿又称未成熟儿，是指妊娠期满28周而不足37周出生的活产新生儿即为早产儿，其出生体重大多不足2500g，头围多在33cm以下。

[临床表现]

早产儿在母亲体内孕育时间短，各器官发育欠成熟，功能不健全，生活能力差，抵抗力低下。主要表现：①呼吸中枢发育不成熟，呼吸浅快，节律不规则，并可出现间歇性呼吸暂停。②吸吮能力差，消化功能差，胃容量小，容易溢乳，甚至呛入气管。③体内能量贮备不足，更容易发生缺氧、窒息及颅内出血和各种感染。④胎龄越小，体重越轻，越容易患病，死亡率较高。

[评估和观察要点]

1.评估要点　①评估早产儿胎龄、出生体重；②评估早产儿体温、呼吸、血氧饱和度等生命体征是否正常；③评估早产儿的吸吮能力，排尿、排便情况；④评估早产儿皮肤是否完整，脐带有无渗血。

2.观察要点　①观察早产儿呼吸状况：呼吸的性质、频率、节律、有无呼吸困难及缺氧情况；②观察早产儿皮肤颜色：有无发绀等现象。

［护理措施］

1.与足月儿分开安置护理。

2.维持体温稳定，体重＜2000g者，尽早置于暖箱保暖，加强体温监测，每4～6小时测体温1次。

3.合理喂养，尽量喂养母乳，每3小时1次。吸吮能力差者遵医嘱给予胃管喂养。

4.严格消毒隔离制度，预防感染。

5.维持有效呼吸，及时发现呼吸暂停，遵医嘱给予吸氧并监测氧浓度。氧浓度监测每班1次。必要时遵医嘱使用呼吸机。

6.密切观察体温、呼吸、大小便、皮肤颜色、精神状态、食欲情况，发现异常，及时通知医师采取相应措施。

［健康教育］

1.指导和鼓励早产儿母亲母乳喂养。如人工喂养，应指导如何配奶和奶量计算。

2.指导早产儿家长沐浴、抚触等育儿知识。

3.向家长讲解家庭居室环境、保暖方法、监测体温、观察呼吸及预防感染等知识。

4.嘱早产儿家长遵照医嘱的服药方法、服药时间给早产儿喂药。

5.告知早产儿家长遵医嘱按时复诊。

二、早产儿发育支持护理

（一）袋鼠式护理

袋鼠式护理（KC）又名皮肤接触护理，是指将早产儿从暖箱中取出，使其在母亲的怀抱中，直接接触母亲肌肤的护理方式。早产儿、低出生体重儿在出生早期即开始同母亲进行一段时间的皮肤接触，并将此种方式坚持至校正胎龄为40周时。

1.适用对象　早产儿和足月儿均可。

2.袋鼠式护理的形式　既可以持续24h进行，又可以每天间断进行，每次袋鼠式护理持续2h以上即可。

（二）"鸟巢"式护理

"鸟巢"式护理是实施发育支持护理的措施之一。在暖箱内用软毯等安全柔软的棉织物将早产儿360°包裹，形成"鸟巢"式暖箱。使早产儿保持在子宫里的适宜的屈曲卧位。可以减轻早产儿的应激，减少警觉、焦虑，增加安全感、保暖和促进睡眠。

（三）口腔护理

早产儿口腔护理是使用母乳轻轻擦拭口腔，以达到增加早产儿抵抗力，促进生长发育的目的。

（四）皮肤护理措施

1.采用适宜的护肤品保护早产儿的皮肤功能，如用润肤油油浴。

2.每3小时更换皮肤受压部位的各种探头，及时清除粘贴痕迹。

3.对骨隆突处用皮肤贴保护并24h更换1次。

4.对皮肤敏感处加强护理，如鼻黏膜等处涂润肤油。

5.每次更换尿布时轻擦臀部，保持臀部清洁并涂抹护臀霜，以防止臀红发生。

（五）减少环境刺激

1.减少光线刺激的措施　①使用窗帘遮挡太阳光照射，降低室内光线；②使用遮光罩遮挡暖箱，营造类似子宫内的幽暗环境；③24h内至少保证1h的昏暗环境，以促进早产儿睡眠；④对于34～36周的早产儿更应采取明-暗交替进行日夜差别的过渡。

2.减少疼痛刺激的措施　①在执行侵入性治疗如注射、取血或吸痰的操作时，应给予肢体支持。如工作人员一只手握住早产儿的双膝将双腿靠近躯体，另一只手掌轻压上肢使其靠近前胸，使其形成屈曲体位。②在去除胶布、电极片等粘贴物时，应使用油类润滑剂以减轻不适感或损伤皮肤。③实施抚触、给予非营养性吸吮（安慰奶嘴）也可减轻早产儿疼痛感。

三、早产儿的营养管理

（一）肠外营养

1.肠外营养概念　指当人体不能耐受肠道喂养或肠内营养不能满足机体需要时，通过静脉输入的方式供给热量、液体、糖类、蛋白质、脂肪、维生素和矿物质等满足机体代谢，以及生长发育所需要的营养方式。

2.肠外营养的适应证　各种原因所致无法肠道喂养3d以上，或经肠道内摄入热量不能达到所需总热量的70%。

3.肠外营养的方式　通过脐静脉置管、外周短导管、经外周中心静脉置管等作为静脉营养通道广泛应用于早产儿的肠外营养支持。

4.肠外营养液的组成　肠外营养液基本成分主要包括氨基酸、脂肪乳、葡萄糖、电解质、维生素和微量元素。

5.全合一肠外营养液　全合一营养液是将患儿所需的蛋白质、脂肪、糖类、维生素、微量元素、电解质和水分经过规范的配制方法，输入静脉营养袋内通过周围静脉或中心静脉输入体内，以达到营养治疗的目的。早产儿推荐选用全合一输注方式。

6.全合一营养液的配制要点　①在超净工作台中完成营养液配制，配制过程严格执行无菌操作；②将电解质溶液、微量元素、水溶性维生素制剂先后加入葡萄糖溶液或氨基酸溶液；③脂溶性维生素加入脂肪乳剂中（脂肪乳剂只允许加入脂溶性维生素，不能加入其他药物）；④充分混合葡萄糖溶液与氨基酸溶液后再与配制后的脂肪乳液混合；⑤轻轻摇动混合物排气后封闭备用，配制好的营养液，放于4℃药物冰箱保存保存，存放不超过24h；⑥严格控制输液速度保持24h内均匀输入，遵医嘱定时监测血糖，观察穿刺部位，防止外渗。

7.配制步骤（图 8-1）

（1）将电解质溶液＋微量元素制剂＋钙剂加入氨基酸溶液中①。

（2）将磷剂加入葡萄糖溶液②。

（3）将①＋②混合成③，注意观察混合后有无沉淀。

（4）将水溶性维生素＋脂溶性维生素加入脂肪乳剂④。

（5）将③加入④的混合液中，充分混匀。

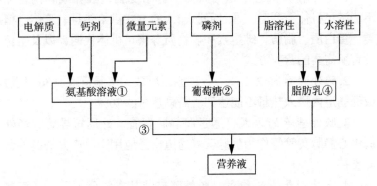

图 8-1　肠外营养液配制流程

（二）肠内营养

1.概念　是经胃肠道提供代谢需要的营养物质及其他各种营养素的营养支持方式。

2.喂养指征

（1）无先天性消化道畸形及严重疾病，能耐受胃肠道喂养者尽早开始喂养。

（2）出生体重＞1000g病情相对稳定者，可于出生后12h内开始喂养。有严重窒息，脐动脉插管或超低出生体重儿可适当延迟。

3.乳品的选择　母乳、母乳强化剂、早产儿配方奶、早产儿出院后配方奶。

4.喂养方式　经口喂养、管饲喂养、经口＋管饲喂养、微量喂养。

5.经口喂养的干预方法 非营养性吸吮、口腔刺激/口腔按摩、感知觉刺激、间歇喂养、体位支持、下颌及面颊支持、选择合适的工具等。

四、早产儿视网膜病护理

早产儿视网膜病（ROP）又称晶体后纤维增生症（RLF），本病绝大多数见于胎龄＜32周，体重不足1600g的早产儿，也偶见于超过上述体重的足月产儿。性别无明显差异，双眼受害、但程度可以不等。

早产儿视网膜病的预防及护理如下：

1.严格掌握用氧指征。

2.适度吸氧。控制对早产儿的吸氧时间和速度，尤其应避免高浓度吸氧又突然停止的给氧方法，以免相对缺氧的发生。建议使用的氧浓度≤40%。

3.加强监测。将SpO_2监护仪报警设置在85%～95%，SpO_2＜85%，即给予氧疗。吸氧时SpO_2≥95%，立即停氧。早产儿入院后未吸氧前即刻检测$SpO_2$1次，用氧后动态检测SpO_2，必要时间断氧疗。

4.给氧方法。早产儿不可使用鼻塞给氧方法，要使用头罩或鼻旁给氧。并注意用鼻旁测氧仪来检测鼻旁氧浓度（每班1次）。防止使用的氧气浓度过高。

5.环境要求。在早产儿的护理中，应适当控制环境光照度，避免强光刺激，房间用遮光窗帘、暖箱外用遮光罩。

6.早产儿视网膜病的筛查。凡经过氧疗，符合眼科筛查标准的早产儿，应在出生后4～6周或矫正胎龄32～34周时，在眼科行早产儿视网膜病筛查，以便早期发现，早期治疗。

7.出院指导。出院时准确告知筛查时间。对早产儿应每2周随访检查眼底1次，直到出生后10～12周。

第二节　呼吸系统疾病护理

一、新生儿湿肺

新生儿因肺内液体清除延迟而引起呼吸困难者，称为新生儿湿肺。

[临床表现]

1.临床型　出生数小时后出现呼吸急促，达每分钟60～80次，严重者每分钟可达100次。可伴有口周发绀。反应正常，吃奶好，哭声响亮。严重者可伴有呻吟，反应差。

2.无症状型　无临床症状（仅胸部X线片有湿肺征）可视为生理现象。

[评估和观察要点]

1.评估要点　评估新生儿胎龄，分娩过程，阿氏评分的评分情况；评估肤色、呼吸频率及深浅度。

2.观察要点　观察皮肤颜色，有无发绀，是否有缺氧表现；观察呼吸频率、深浅度，有无呻吟。

[护理措施]

1.病室环境整洁，温度22～24℃，相对湿度55%～65%。

2.严密观察病情变化，监测生命体征，每6小时记录1次体温；每3小时记录1次心率，呼吸，血氧饱和度；每8小时记录1次血压。

3.保持呼吸道通畅，摆正体位，必要时遵医嘱吸痰和雾化。

4.呼吸困难严重时选择适宜的氧疗方法，每班监测吸氧浓度并记录。

5.保证营养和水分的摄入，每3小时喂奶1次。

[健康教育]

1.告知患儿家长居家护理适宜的环境温、湿度。

2.告知患儿家长目前患儿喂养、大小便情况，指导家长喂养及观察的方法。

3.教会家长观察患儿发绀的判断方法。

二、新生儿肺炎

（一）羊水吸入性肺炎

胎儿在宫内或分娩过程中吸入大量羊水，称羊水吸入综合征，常伴有一过性的呼吸困难或发绀，症状轻，预后好。

[临床表现]

1.一过性的呼吸困难或发绀，吸入羊水量少，大多症状轻或无症状。

2.吸入羊水量多，症状表现重，肺部听诊有湿啰音。

[评估和观察要点]

1.评估要点　①评估患儿胎龄，阿氏评分，羊水性状判断其肺部发育情况；②评估患儿呼吸频率、节律、深浅度，以及缺氧程度作为观察和护理诊断的依据。

2.观察要点　①观察患儿皮肤颜色，有无发绀。②观察患儿呼吸道分泌物的颜色、性状、量。③观察患儿呼吸频率、节律，心率、血氧及体温变化。

[护理措施]

1.病室环境整洁，温度22 ~ 24℃，相对湿度55% ~ 65%。

2.密切观察患儿呼吸的频率、节律及面色。

3.每3小时翻身1次，预防肺内分泌物堆积。

4.保证患儿营养和水分，每3小时喂奶1次。

5.遵医嘱吸痰，及时有效地清除呼吸道分泌物，必要时应用雾化吸入。

[健康教育]

1.告知患儿家长居家护理适宜的环境温、湿度。

2.告知家长目前患儿喂养、大小便情况，指导家长喂养及观察的方法。

3.教会家长观察患儿发绀的判断方法。

（二）感染性肺炎

感染性肺炎是新生儿常见疾病，也是新生儿死亡的常见病因。可发生在宫内、分娩过程中、产后。病原菌可分为细菌、病毒、支原体、衣原体、原虫、真菌等。

［临床表现］

1.新生儿肺炎早期症状不明显，仅表现为反应低下、精神萎靡、哭声无力等。

2.感染症状吸吮差、拒食或呛奶、面色苍白、体温表现不升或发热。

3.重者发绀、口鼻周围灰暗、点头呼吸、呼吸快、屏气，甚至发生呼吸衰竭、心力衰竭、弥散性血管内凝血、休克等。

［评估和观察要点］

1.评估要点 ①评估患儿皮肤、呼吸运动及生命体征变化；②了解胸部X线片结果及白细胞计数结果。

2.观察要点 ①观察患儿皮肤颜色，有无发绀；②观察患儿呼吸节律、速度，呼吸道分泌物的颜色、性状、量；③观察患儿精神反应、哭声及吃奶情况；④观察患儿有无烦躁不安、心率加快等症状。

［护理措施］

1.病室环境整洁，温度22～24℃，相对湿度55%～65%。

2.按护理级别观察患儿病情变化，观察体温、呼吸、心率、血氧及体重、大小便情况；发现异常立即处理并通知医师。

3.保证患儿摄入充足热量和水分，喂奶宜少量多次，喂奶前后吸氧15min，注意有无呼吸急促或发绀。必要时遵医嘱鼻饲或从静脉补充。

4.保证患儿呼吸道通畅，必要时遵医嘱给予超声雾化吸入。

5.患儿发生呼吸急促、发绀等情况，遵医嘱及时给氧。

6.定时更换体位每3小时1次；促进肺部血液循环，有利于炎症吸收。

7.遵医嘱给予抗生素，并观察药物疗效。严格遵医嘱调节输液量，8～10ml/h。以防心力衰竭、肺水肿的发生。

8.做好各种抢救物品和药品的准备。

[健康教育]

1.告知患儿家长居家护理适宜的环境温、湿度。

2.告知患儿家长目前患儿的喂养、大小便情况，指导家长喂奶及观察的方法。

3.教会家长观察患儿发绀的判断方法。

4.嘱家长按预约时间带患儿到门诊复诊。

三、新生儿肺透明膜病

新生儿肺透明膜病（HMD）又称新生儿呼吸窘迫综合征（NRDS），为肺表面活性物质缺乏，引起广泛肺泡萎陷和肺顺应性降低。出生后不久即出现进行性呼吸困难、发绀、呼气性呻吟、吸气性三凹征和呼吸衰竭。主要发生在早产儿，是新生儿期重要的呼吸系统疾病。

[临床表现]

1.患儿在出生后4～6h出现进行性呼吸困难、发绀、呼气性呻吟、吸气性三凹征。

2.呼吸暂停，肌张力低下，低血压甚至休克。

[评估和观察要点]

1.评估要点　评估患儿生命体征、皮肤变化，呼吸运动方式；评估患儿呼吸困难的时间及呼吸暂停的情况。

2.观察要点　观察患儿呼吸、频率、节律、深浅度变化，有无三凹征；观察患儿皮肤颜色，有无发绀；观察患儿肌张力、呻吟等情况。

[护理措施]

1.注意保暖，环境温度维持在22～24℃，皮肤温度在36.5～37.4℃以减少氧耗；相对湿度在55%～65%，减少水分消耗。

2.严密观察并记录生命体征、皮肤颜色等变化。每2小时记录1次心率、呼吸、血氧饱和度,每6小时记录1次体温。遵医嘱严密监测血压。

3.维持有效呼吸,需要呼吸机辅助呼吸的新生儿定时检查呼吸机管道,保持通畅。

4.每小时巡视输液情况,穿刺部位有无红肿,外渗,保持液体通畅。

5.遵医嘱采取适当的给氧方式及给氧流量。头罩给氧时,要选择大小合适的头罩。每班监测吸氧浓度并记录。

6.保持气道通畅,及时吸痰,做好口腔护理。

7.遵医嘱适时叩背、更换体位,叩背方向由下向上,由外向内。

8.严格执行消毒隔离措施,预防感染的发生。

9.保证营养供给,每3小时喂养1次,不能吞咽者可用鼻饲法或补充静脉高营养液,每天严格记录出入量,遵医嘱监测血糖。

10.每日定时测量体重,并记录。

[健康教育]

1.指导患儿居室环境,保持室温22~24℃,湿度55%~65%,注意开窗通风及减少探视,避免交叉感染。

2.指导家长给患儿正确喂养方式,保证营养充足,增强机体免疫力。

3.指导并教会家长正确观察患儿体温、肤色、呼吸、精神、食欲及有无呛奶、吐奶等情况的方法,出现异常及时就诊。

4.指导家长遵医嘱给患儿服用出院带药,促进其尽早痊愈。

5.告知家长按时复查及为患儿进行神经行为测评。

四、新生儿窒息

新生儿窒息是指胎儿娩出后1min,仅有心搏而无呼吸或未建立规律呼吸的缺氧状态。新生儿窒息是由于产前、产时或产后的各种病因引起，在出生后不能建立自主呼吸或未能建立规律呼吸，伴有低氧血症、高碳酸血症和酸中毒。

[**临床表现**]

1.阿氏评分 根据新生儿皮肤颜色、呼吸、心率、肌张力和对刺激的反应来判断新生儿窒息的严重程度（表8-1）。

表8-1 新生儿阿普加（Apgar）评分

体征	0分	1分	2分
心率（次/分）	0	＜100	≥100
呼吸	0	浅慢且不规则	佳
肌张力	松弛	四肢稍屈曲	四肢活动好
喉反射	无反射	有些动作	咳嗽、恶心
皮肤颜色	全身苍白	躯干红，四肢发绀	全身红润
总评分	0分	5分	10分

2.窒息 新生儿经过复苏大多数能够恢复自主呼吸，皮肤转为红润，少数严重患儿病情进展可出现休克表现，皮肤颜色发灰或苍白，体温低、四肢冷，呼吸浅或不规则，哭声弱或出现呻吟。

[**评估和观察要点**]

1.评估要点 ①评估患儿的阿氏评分、胎龄、羊水性状、判断其发育情况；②评估患儿生命体征，呼吸运动节律，血氧饱和度以判断其是否存在生命体征异常和是否缺氧；③评估患儿呼吸与呼吸机是否同步。

2.观察要点 ①观察患儿皮肤颜色，有无发绀等缺氧的表现；②观察患儿呼吸机辅助呼吸下缺氧有无改善，呼吸机管道是否通畅；③观察患儿痰量、性状、颜色；④观察患儿的反应和肌张力；⑤密切观察有无神经系统症状。

[**护理措施**]

1.患儿安置于暖箱内，保持体温36.5～37.4℃，暖箱内相对湿度55%～65%。

2.密切观察患儿的生命体征，每2小时记录1次心率、呼吸、血氧饱和度，每6小时记录1次体温，每6～8小时记录1次血压。

3.保持呼吸道通畅，遵医嘱及时吸痰，并记录分泌物量、性状、颜色等。

4.应用呼吸机患儿，保持呼吸机管路畅通，气管插管固定牢固。

5.保证营养供给，每3小时喂养1次；不能吞咽者，遵医嘱给予鼻饲法或补充静脉高营养液，每天严格记录出入量，遵医嘱监测血糖。

6.每3小时翻身并检查全身皮肤有无压痕、红肿等现象。

7.严格无菌操作，遵医嘱正确给予各项治疗。

8.保持液体通畅，每小时巡视输液及管路情况。

9.床旁隔离，防止交叉感染。

[健康教育]

1.为患儿家长介绍治疗过程，取得最佳配合。

2.向患儿家长讲解有关疾病的知识，进行育儿知识宣传指导。

五、胎粪吸入综合征

胎粪吸入综合征见于胎儿缺氧时在宫内或产时排出胎粪，污染羊水，吸入被胎粪污染的羊水造成气道梗阻、换气不良所导致的一系列症状。

[临床表现]

1.患儿病情轻重差异很大，可以从无症状到严重的呼吸窘迫。

2.典型病例新生儿出生时就是严重窒息的表现，这些新生儿经过复苏后大多数有所缓解，但数小时内又出现呼吸窘迫、面色苍白或发绀，肺部出现啰音，二氧化碳潴留及低氧血症。

[评估和观察要点]

1.评估要点 ①评估患儿的阿氏评分、胎龄、吸入羊水量及缺氧程度；②评估患儿生命体征，呼吸的频率、节律、深浅度，血氧饱和度及分泌物性状；③了解患儿胸部X线片报告结果、白细胞计数结果。

2.观察要点 ①观察患儿呼吸的频率、节律、深浅度，呼吸道分泌物的颜色、性状、量；②观察患儿皮肤颜色，有无发绀等缺氧的表现。

[护理措施]

1.保持患儿安静，病室温度22～24℃，相对湿度55%～65%。

2.保证患儿每日摄入充足的营养和水分，以降低分泌物的黏稠度。

3.保持患儿侧卧位，每3小时为患儿更换体位1次，预防肺内分泌物堆积；及时有效清除呼吸道分泌物，必要时应用雾化吸入。

4.根据病情和医嘱给予合理的用氧方法。

5.严格控制输液速度，防止心力衰竭发生。

6.遵医嘱给予药物治疗，并观察疗效。

7.密切观察病情变化、体温、呼吸、心率及一般情况。

8.准备好抢救物品和药品、呼吸机等。

[健康教育]

1.为患儿家长介绍治疗过程，取得最佳配合。

2.讲解有关疾病的知识，进行育儿知识宣传指导。

六、新生儿气胸

新生儿气胸的发生率为1%～2%，其中部分无症状。自发性气胸较少见，多数是发生在有原发肺部疾病的患儿，如呼吸窘迫综合征、胎粪吸入综合征等需要正压通气、气囊复苏的患儿。特别是吸气峰压或呼气末正压较高时更易发生。

[临床表现]

可以无症状或有轻度呼吸增快，重者有明显的呼吸困难，表现为呼吸急促、吸气性凹陷、烦躁不安、呼吸暂停。

[评估和观察要点]

1.评估要点　评估患儿呼吸运动形态、面色等，判断其缺氧情况；评估患儿生命体征，心率、血压和血氧饱和度；评估患儿胸廓前后径情况。

2.观察要点　观察患儿负压装置排气情况，管路是否畅通，负压压力是否正确；患儿双侧胸廓前后径是否一致，缺氧有无改善；观察患儿切口敷料是否干燥，置管外露标记有无移位。

[护理措施]

1.按护理级别护理患儿，观察生命体征。

2.每2小时观察1次置管处切口，保持敷料平整完好。

3.保持切口敷料清洁，出现渗血、渗液，及时通知医师，每天协助更换敷料。

4.每小时巡视负压装置，保证连接正确、畅通，负压压力正确。

5.每班检查置管外露标记，出现异常及时通知医师。

6.遵医嘱变换体位，每3小时交替变换气胸患儿体位（侧卧、仰卧位）1次。

7.应用呼吸机患儿，保持呼吸机管路畅通，气管插管固定牢固。

8.每班准确记录排出气体情况。

9.每24小时更换负压装置1次。

[健康教育]

1.为患儿家长介绍治疗过程，取得最佳配合。

2.讲解有关疾病的知识，进行育儿知识宣教指导。

七、新生儿持续性肺动脉高压

新生儿持续性肺动脉高压是指新生儿出生后肺血管阻力持续

增高，肺动脉压超过体循环动脉压，使由胎儿型循环过渡至正常成人型循环发生障碍，而引起的心房及动脉导管水平血流的右向左分流。

[临床表现]

1.出生后除短期内有呼吸困难外，常表现为正常。

2.出生后12h内可出现发绀、气急，但多不伴有呼吸暂停、三凹征或呻吟。

[评估和观察要点]

1.评估要点 评估患儿生命体征及血压变化；神志及囟门紧张度；皮肤颜色及缺氧的表现，是否伴有三凹征及呻吟。

2.观察要点 观察患儿呼吸机辅助呼吸下缺氧有无改善；患儿痰液颜色、性状、量；患儿神志、肌张力、囟门张力和血压情况；观察特殊药物的不良反应。

[护理措施]

1.将患儿安置于开放暖床上，每6小时测量1次患儿体温，维持体温在36.5～37.4℃，开放暖床保持湿度55%～65%。

2.仔细观察患儿四肢肌张力、神志、皮肤颜色、胸廓振幅及前囟紧张度等情况。

3.监测患儿生命体征，血压、心率及血氧饱和度，并对其变化进行记录，对呼吸机的参数变化进行密切观察并记录。

4.采取仰卧位和侧卧位，每2小时变换1次，避免气管插管受压、脱落及扭曲等情况，同时要避免呼吸机管路脱管情况的发生。

5.根据实际情况和医嘱对患儿进行吸痰，注意防止出现刺激和损伤支气管黏膜的情况，并且在吸痰时对患儿的血氧饱和度及胸廓运动情况进行仔细观察。

6.对患儿进行气道管理时要严格遵守消毒隔离制度；吸痰时，要注意先吸气管内后吸口鼻腔的顺序；每48小时对呼吸机管道进行更换消毒，以及对感染的情况进行有效预防。

7.使用酚妥拉明、多巴胺等维持循环常用药物时，要观察患儿是否有心率增快、血压升高等情况；使用硫酸镁等降低肺动脉高压药物时，严格按医嘱控制输液速度，密切注意患儿是否存在呼吸抑制、心律失常、低血压等不良反应。

[健康教育]

1.要耐心热情地给家长讲解疾病发病机制、治疗护理要点，客观科学地判定预后。

2.消除家长焦虑不安、悲观失望的不良心理，鼓励家长配合治疗，增强其康复的信心。

八、新生儿肺出血

新生儿肺出血是肺大面积出血占肺两叶以上，不包括肺部散在局灶性出血。多发生在新生儿严重疾病晚期，是新生儿的重要死因之一。

[临床表现]

1.全身症状　低体温、皮肤苍白、发绀、活动力低下，休克状态或可见皮肤出血斑、穿刺部位不易止血等。

2.呼吸障碍　呼吸暂停、呼吸困难、呻吟。

3.出血　鼻腔、口腔流出或喷出血性液体，气管插管后流出或洗出泡沫样血性液体。

[评估和观察要点]

1.评估要点　评估生命体征及血氧饱和度变化；全身皮肤情况；出血的部位、性状、量。

2.观察要点　观察患儿呼吸机辅助呼吸下缺氧有无改善；患儿痰液颜色、性状、量；全身皮肤颜色，有无苍白、肢端凉等现象。

[护理措施]

1.将患儿置于暖箱内，相对湿度为55%～65%，保持患儿体温36.5～37.4℃。

2.保持输液通畅，每小时巡视输液及管路1次，查看输液速度和管路是否通畅。

3.密切观察患儿的生命体征，每2小时记录心率、呼吸、血氧饱和度各1次，每6小时记录体温1次。每6～8小时记录血压1次。

4.观察呼吸形态，保持呼吸道通畅，遵医嘱及时吸痰，并记录痰液量、性状、颜色等。

5.应用呼吸机患儿，保持呼吸机管路畅通，气管插管牢固固定，记录外露长度，观察插管是否移位，如有异常及时通知医师处理。

6.每3小时检查皮肤情况1次，观察有无苍白、发绀、出血点；详细记录出血情况，部位、性状、量。

7.床旁隔离，保持床单位清洁，防止交叉感染。

8.保证营养供给，每天严格记录出入量，遵医嘱监测血糖。

9.严格无菌操作，遵医嘱正确给予各项治疗。

[健康教育]

1.为患儿家长讲解肺出血的发病机制、治疗护理要点，客观科学判定预后。

2.鼓励患儿家长配合治疗并树立康复的信心。

九、新生儿呼吸衰竭

呼吸衰竭是因呼吸中枢或呼吸器官原发性病变或继发性病变，使机体气体交换发生障碍，导致机体摄入氧气不足或排出二氧化碳障碍。其是新生儿的危急重症，同时也是导致新生儿死亡的重要原因之一。

[临床表现]

主要是低氧血症和高碳酸血症导致各器官系统功能的改变，出现如呼吸困难、发绀、神志改变（反应差、肌张力低下）和循环改变（每分钟心率＜100次，肢端凉）。

[评估和观察要点]

1.评估要点　评估患儿生命体征，神志、反应、肌张力；全身皮肤情况（颜色、温度、完整性）。

2.观察要点　患儿呼吸机辅助呼吸下血氧饱和度情况；观

察呼吸机管道和呼吸道是否通畅；患儿皮肤有无发绀，肢端有无发凉；密切观察应用血管活性药物后有无不良反应。

[护理措施]

1.将患儿安置于暖箱内（根据体重调节好箱温），相对湿度55%～65%，保持体温在36.5～37.4℃。

2.保持呼吸道通畅，给予合适的体位，及时清理分泌物。

3.遵医嘱胸部物理治疗，体位引流；每3小时翻身1次，给予叩背、吸痰。

4.遵医嘱选择适宜的氧气疗法。

5.应用呼吸机患儿气管插管牢固固定，保持管路畅通，不扭曲打折。

6.使用酚妥拉明、多巴胺等维持循环常用药物时，要观察患儿是否出现心率增快、血压升高等情况。

7.每3小时检查皮肤情况1次，查看皮肤有无压痕，发红、破损等。

8.保持液体通畅，每小时巡视输液及管路通畅情况。

9.准备好抢救物品和药品。

[健康教育]

1.为患儿家长讲解疾病发病机制、治疗护理要点，客观科学判定预后。

2.消除患儿家长焦虑不安、悲观失望的不良心理，鼓励家长积极配合治疗，增强其康复的信心。

（韩冬韧）

第三节　心力衰竭的护理

新生儿心力衰竭，是由多种因素引起的心肌收缩能力减弱，不能正常排出由静脉回流的血液以致动脉系统的血液供应不足，静脉系统发生内脏淤血，不能满足周围循环及组织代谢需要的临床综合征；以各种先天性心脏病为重要病因，是新生儿期危急重症之一，也是新生儿死亡的主要原因。

[临床表现]

心动过速，安静时每分钟心率持续达150～160次，心音减弱、心脏扩大。患儿烦躁不安或萎靡，面色发灰，皮肤出现花纹。呼吸急促，每分钟呼吸次数＞60次；呼吸困难，皮肤发绀。肝脾大＞3cm，或短期内进行性增大。慢性心力衰竭表现为食欲缺乏，患儿吸奶时表现疲乏，体重不增。

[评估和观察要点]

1.评估要点 ①评估患儿心率、呼吸，血压、血氧饱和度及肤色变化；②评估患儿吃奶情况，每日监测体重，观察体重是否增长；③评估患儿24h出入量（输液量、奶量、尿量、便量、呕吐量等）。

2.观察要点 ①观察患儿皮肤颜色有无苍白、发绀或发花；②观察患儿心率、呼吸、血压及血氧饱和度有无异常；③观察患儿吃奶、吸吮时是否费力及缺氧情况；④观察各种管路是否畅通；⑤观察特殊药物的疗效和不良反应，如洋地黄类药物。

[护理措施]

1.严密监护生命体征，包括心率、呼吸、血压、血氧饱和度，水肿及周围循环状况。

2.保持中性环境，降低氧耗，安置于暖箱或开放暖床。

3.保持适宜体位：床头抬高15°～30°，使患儿呈头高倾斜位利于呼吸，减少静脉回流。

4.给予吸氧，维持动脉血氧分压在60mmHg，但对动脉导管开放的先天性心脏病患儿，供氧应慎重。

5.必要时机械通气，加强气道管理，避免气管插管受压、脱管及扭曲等情况。

6.严密观察血管活性药、镇静药、强心药、利尿药、心肌保护药等药物疗效和不良反应。

7.观察患儿吃奶情况，如食欲缺乏、喂养不足，应通知医师处理。遵医嘱给予鼻饲喂养。

8.严格记录24h出入量，每日监测体重变化。

[健康教育]

1.为患儿家长讲解疾病的发病机制、治疗和护理要点，客观科学判定预后，消除家长焦虑、悲观的不良心理。

2.鼓励患儿家长积极配合治疗，树立康复的信心。

（韩冬韧）

第四节　消化系统疾病的护理

一、新生儿呕吐

呕吐是新生儿期最常见的症状，正常新生儿常于喂奶后从口角流出或吐出少量乳液，是由于新生儿食管下端括约肌松弛、反流所致，属于生理现象，当呕吐量较多时称呕吐。新生儿呕吐大致可以分为内科原因和外科原因。

[临床表现]

1.胃黏膜受刺激所致的呕吐　在出生后尚未进食即出现，开奶后加重，呕吐为泡沫样或咖啡色液体。

2.胃食管反流所致的呕吐　是新生儿呕吐最常见的原因，轻者表现为溢乳，重者也可为喷射性呕吐。

3.贲门痉挛性呕吐　表现为喂奶后立即发生的溢乳和呕吐，呕吐物为无奶块的奶汁。

4.幽门痉挛性呕吐　常为间歇性，呈喷射状呕吐，呕吐物不含胆汁。

[评估和观察要点]

1.评估要点　评估患儿生命体征及呕吐的次数、性状、量。

2.观察要点　密切观察患儿呕吐的次数、时间、量及性状；患儿每次奶量、吸吮是否有力及胎便排出情况、有无腹胀及腹部肠型；患儿神经系统情况，有无颅内压增高表现。

[护理措施]

1.掌握正确的喂奶方法,喂奶时将患儿轻轻抱起,喂奶速度不宜过快。

2.喂奶后将患儿竖起,轻轻拍背,使胃内空气排出,喂奶后采取右侧卧位,30min 内避免移动患儿。

3.重症患儿可采用鼻饲管或肠外营养进行喂养。

4.建立静脉通路,保证药物及液体及时进入,准确记录24h出入量。

5.患儿呕吐时,使其头偏向一侧,防止因呕吐物误吸而导致窒息。

6.及时清理患儿呕吐物,保持局部皮肤的清洁、干燥,促进患儿舒适。

[健康教育]

1.向探视的患儿家长介绍病情和护理,耐心讲解患儿消化道特点,喂养方法和呕吐的处理方法。

2.教会家长掌握患儿常规护理方法,促进患儿健康成长。

二、新生儿腹泻

腹泻是由多种病原菌引起的以腹泻和电解质紊乱为主的一组临床综合征,伴随排便次数和形状的改变。

[临床表现]

1.轻型腹泻 以胃肠道症状为主,食欲缺乏,偶有溢乳或呕吐,排便次数增多及性状改变;无脱水及全身中毒症状,常由饮食因素及肠道外感染引起。

2.重型腹泻 除有较重的胃肠道症状外,还有较明显的脱水、电解质紊乱和全身中毒症状。多由肠道内感染引起。

[评估和观察要点]

1.评估要点 评估患儿的神志、精神、皮肤弹性、眼眶有无凹陷、尿量等判断脱水程度;患儿大便性状。

2.观察要点 观察患儿有无哭声低弱、吃奶无力,肌张力低下等症状；患儿排便的次数、性状、颜色、量及臀部皮肤情况。

[护理措施]

1.严格消毒隔离，做好床边隔离，工作人员护理患儿前后认真洗手，防止交叉感染。

2.观察并记录排便的次数、性状、颜色及量，及时留取粪标本送检。

3.遵医嘱及时准确给药，控制肠道炎症。

4.严格记录患儿24h出入量，判断脱水程度，通过观察患儿的神志、精神、皮肤弹性、眼眶有无凹陷、尿量等临床表现，观察脱水症状是否得到改善。

5.建立静脉通路，保持药物及液体及时、准确输入。

6.密切监测体温变化，遵医嘱每6小时测量体温1次，若体温过高，给予物理降温。

7.选用柔软吸水性良好、大小适中的尿布，每次喂奶前及时更换，保持臀部皮肤清洁干燥；每次便后清洁皮肤，然后涂护臀霜。

[健康教育]

1.指导患儿家长合理喂养，讲解母乳好处，其成分中含有保护肠道的益生菌更利于康复。

2.教会家长养成良好卫生习惯，护理患儿前一定要洗手；教会奶具的消毒方法。

3.教会家长居家观察小儿排便的次数、性状，如有异常，及时就诊。

三、新生儿坏死性小肠炎

急性坏死性小肠炎（NEC）发病急骤，主要表现为小肠急性出血性坏死性炎症，伴随腹胀、呕吐、腹泻、便血等症状，发病者主要为早产儿、小于胎龄儿及低出生体重儿，多在出生后2周内发病。

[**临床表现**]

临床以腹胀、肠鸣音减弱、呕吐、腹泻、便血及全身症状为主要临产表现。

[**评估和观察要点**]

1.评估要点　评估患儿生命体征（重点心率）、神志变化、皮肤颜色及有无腹胀。

2.观察要点　观察患儿排便情况，有无粪隐血和肉眼血便；患儿腹部饱满度和胃引流液情况。及时发现并发症的早期表现：①体温不稳定有无嗜睡，皮肤苍白或休克症状（低血压、严重呼吸暂停，心率减慢）及肠穿孔（腹壁红肿，腹胀明显）；②观察皮肤是否有瘀斑，注射部位是否有渗血、呕血、血尿等凝血障碍等表现。

[**护理措施**]

1.密切观察体温变化，遵医嘱定时测量体温，体温＞38℃，给予物理降温。

2.密切观察患儿腹部情况，对于腹胀明显者遵医嘱给予胃肠减压，并观察胃内引流物的性状、颜色及量。

3.仔细观察，记录排便的次数、性质、颜色及量，及时留取粪标本送检。

4.建立静脉通路，保证药物及液体的准确输入。

5.保护脸部皮肤，及时清理口鼻周围固定胃管的胶布印，必要时使用美皮贴保护。

6.严格记录患儿24h出入量。

[**健康教育**]

1.向家属做好病情解释，使其了解坏死性小肠炎的知识，告知患儿目前的治疗和护理措施，以期取得最佳配合。

2.护理人员要有同情心，理解其焦虑的心情，对患儿家长的提问要耐心解答。

3.允许患儿父母探视并参与照顾患儿，解释和示范一般护理和特别护理的方法，指导患儿父母掌握必要的照顾患儿的技巧。

（韩冬韧）

第五节　神经系统疾病的护理

一、新生儿颅内出血

新生儿颅内出血是新生儿期常见的严重疾病，病死率高，存活者也常有神经系统后遗症，主要表现为硬脑膜下出血、蛛网膜下出血、脑室周围—脑室内出血、脑实质出血、小脑出血及混合出血。

[临床表现]

1.兴奋状态　患儿出现烦躁不安，易激惹，双眼凝视、斜视，哭声弱、尖叫、震颤、强直，甚至惊厥等兴奋状态。

2.抑制状态　表现为嗜睡、昏迷、肌张力低下、拥抱反射消失等。

3.眼症状　眼球震颤、凝视、瞳孔不等大、对光反射差。

[评估和观察要点]

1.评估要点　①评估患儿神经系统症状，如眼症状、囟门张力、肌张力和瞳孔变化；②评估意识变化；③评估生命体征变化。

2.观察要点　①观察意识改变，如易激惹、过度兴奋或表情淡漠、嗜睡、昏迷等；②观察是否出现双目凝视、斜视、眼球上转困难、眼震颤及瞳孔改变（对光反射迟钝或消失、瞳孔大小不等或散大）等；③观察是否出现脑性尖叫、呕吐、前囟门隆起、惊厥等颅内压增高表现；④观察是否出现呼吸节律改变等；⑤观察肌张力是否正常（低下、增高及四肢阵挛性或强直性惊厥）。

[护理措施]

1.严密观察病情变化，监测生命体征，如意识形态、囟门张力、呼吸暂停、肌张力和瞳孔变化。

2.观察惊厥发生的时间、部位、频次，避免漏诊。遵医嘱测量头围，及时记录阳性体征并通知医师。

3.保持绝对静卧，减少噪声，抬高患儿头部15°～30°；治疗、护理操作应集中进行，并做到轻、稳、准，尽量减少对患儿移动和刺激；静脉穿刺选用留置针，避免头皮穿刺以免加重颅内出血。

4.遵医嘱给予吸氧以减轻出血和脑水肿。

5.合理喂养：遵医嘱给予鼻饲或吮奶喂养，保证热量供给。

6.遵医嘱给予脱水、镇静、解痉处理，使用脱水药时，30min内静脉注入，防止药液外漏。用药后观察用药反应。

7.患儿呕吐时取侧卧位，详细记录呕吐次数、性质、量。

[健康教育]

1.向患儿家长讲解疾病的相关知识、严重性、治疗方法、护理措施及预后，减轻焦虑、悲伤、恐惧的心理。

2.建议患儿家长在患儿出生后尽早进行新生儿行为神经测定，早期发现异常，早干预。

3.指导患儿家长对患儿病后及早进行功能训练和智能开发，减轻后遗症症状。

二、新生儿惊厥

新生儿惊厥是指由多种原因（产伤、缺氧、代谢异常、感染及先天畸形等）引起的中枢神经系统功能渐进性紊乱的一种症状，是脑组织部分神经元突然发生不同程度异常放电导致全身或局部肌肉不随意的收缩运动。

[临床表现]

临床将惊厥分为轻微型、局限阵挛型、多灶性阵挛型、强直型、全身肌阵挛型五种类型。

[评估和观察要点]

1.评估要点　评估新生儿宫内发育情况及产时高危因素；惊厥发作的表现。

2.观察要点　严密监测生命体征变化、瞳孔大小、对光反射、末梢循环等情况；观察惊厥发作分型，发作时伴随症状、持续时间；观察中枢性呼吸衰竭表现，有无呼吸浅表、不规则或呈抽泣样呼吸。

[护理措施]

1.惊厥发生时，首先应保持呼吸道通畅，立即将患儿平卧，头偏向一侧，迅速清除口鼻腔分泌物、呕吐物等防止窒息；同时立即给予氧气吸入。发生窒息时，遵医嘱配合气管插管进行人工呼吸，迅速改善患儿组织缺氧。

2.根据医嘱立即给药，迅速建立静脉通道，以保证给药及供给液体、营养等。给药剂量准确，常选用地西泮、苯巴比妥钠，每次用药后详细记录并观察用药后效果。

3.加强护理有利于度过危重期

（1）病室每日开窗通风保持清洁、安静，温度、湿度适宜。

（2）将患儿头肩部抬高20°～30°，头偏向一侧，防止呕吐窒息。

（3）遵医嘱吸氧，并每班监测1次氧浓度。

（4）喂养方式及时间：依病情和缺氧程度调整，重症患儿没有吞咽能力者应遵医嘱鼻饲。有吞咽动作不会吸吮的患儿，可用口腔按摩或下颌支持方法帮助其练习。

（5）注意患儿皮肤、臀部、脐部的清洁护理，保持口腔清洁卫生。

（6）注意监测体温，体温偏低者应注意保暖，必要时置暖箱内保暖，如体温＞38.5℃，应遵医嘱予以物理降温。

（7）各种治疗、护理工作尽量集中。操作要轻柔，避免不必要的刺激，减少惊厥的诱发因素。

（8）严格遵守消毒隔离及无菌操作原则，新生儿的衣服、包被、奶具等应消毒后专用，防止发生交叉感染及护理并发症。

[健康教育]

向患儿家长讲解疾病发病机制、治疗护理要点，消除家长焦虑、失望的不良心理，鼓励家长配合治疗，达到康复的信心。

（韩冬韧）

第六节 血液系统疾病的护理

一、新生儿高胆红素血症

新生儿黄疸是胆红素（大部分为未结合胆红素）在体内积聚而引起。分为生理性和病理性黄疸。足月新生儿血清胆红素≥205.2μmol/L（12mg/dl），早产儿≥256.5μmol/L（15mg/dl），为高胆红素血症。若血清胆红素≥342μmol/L（20mg/dl），可引起核黄疸症，造成神经系统后遗症。病理性黄疸主要原因有新生儿肝炎、败血症、溶血病、胆道闭锁、母乳性黄症、遗传性疾病或药物性黄疸。

[**临床表现**]

黄疸出生后24h内出现；程度重，血清胆红素12～15mg/dl；黄疸发展快，血清胆红素每日上升＞5mg/dl；黄疸持续不退或退而复现，并进行性加重。

[**评估和观察要点**]

1.评估要点 评估患儿胆红素水平、高胆红素血症的症状与体征；排泄情况；有无嗜睡、反应低下、吸吮无力等胆红素脑病早期症状。

2.观察要点 观察皮肤、巩膜的色泽变化和神经系统的表现；生命体征，有无出血倾向；观察患儿哭声、吸吮力、肌张力变化、精神反应等，有无抽搐，判断有无胆红素脑病（嗜睡、反应低下、尖叫、呕吐、抽搐、角弓反张等）发生；观察排便次数、量及性状。

[**护理措施**]

1.密切观察黄疸的程度进展情况。

2.保证充足入量，遵医嘱每3小时喂奶或补液治疗。

3.遵医嘱用药，并观察用药后反应。

4.遵医嘱进行光疗，并按光疗的护理

（1）依据体温调整箱温，相对湿度55%～65%。光疗期间，密切观察小儿生命体征有无皮疹、发热、腹泻、青铜症等光疗不良反应发生。

（2）患儿裸体卧于箱中，以眼罩遮盖双眼，尿布兜住会阴部，皮肤清洁后禁用油类或爽身粉。

（3）每2小时记录呼吸、心率，排便性状及次数，并更换体位。

（4）保证充足的水分和营养供给，遵医嘱每3小时喂奶1次，避免脱水热。

（5）每6小时测量体温1次并记录，每日监测体重变化。

（6）随时保持光疗箱的清洁，用后终末消毒并登记。

（7）停止光疗后应记录停止时间、皮肤黄染情况，严密观察黄疸情况，观察是否有反弹情况。

[健康教育]

1.指导患儿家长正确的喂养方法。

2.教会患儿家长观察患儿皮肤黄染，以及排尿、排便的方法。

3.指导患儿家长正确给患儿晒太阳的方法。

4.请患儿家长按预约时间及时复诊，监测黄疸及一般身体情况。

二、新生儿贫血

新生儿在出生2周内静脉血红蛋白≤130g/L，毛细血管血红蛋白≤145g/L称为新生儿贫血。新生儿贫血可以分为生理性和病理性，足月儿生理性贫血可在出生后2～3个月发生，早产儿出生后3～6周即可出现。病理性贫血包括失血性、溶血性、红细胞或血红蛋白生成障碍性贫血。

[临床表现]

临床表现与失血量及失血的速度有关。急性失血，除皮肤黏膜苍白外常伴有心率快、低血氧、低血压，甚至休克。慢性失血，出生时苍白与窘迫不成比例，偶有出血性心力衰竭、肝脾大、内出血、血胆红素增加，黄疸甚至发生核黄疸。

[**评估和观察要点**]

1.评估要点 评估患儿皮肤情况，是否有苍白；静脉血红蛋白的数值。

2.观察要点 严密监测生命体征变化，尤其关注心率、血压，监测24h出入量；患儿皮肤情况，监测肤色苍白及黄疸的时间。

[**护理措施**]

1.患儿安置于暖床或暖箱中，必要时戴帽子，穿袜子给予保暖。

2.密切观察生命体征，准确记录体温、心率、呼吸、血压等。

3.保证输液、输血的静脉畅通，严格按输血操作常规。

4.执行床旁保护性隔离制度。

5.合理喂养，根据病情选择鼻饲或吮奶喂养，根据医嘱准确配奶量喂养，保证热量供给。

6.保护皮肤，预防压疮。每2小时翻身1次，在骨隆突处贴皮肤贴加以保护，并保持床单位清洁无皱褶。

7.遵医嘱监测血糖并记录。

[**健康教育**]

1.向患儿家长讲解疾病发病机制、治疗护理要点及预后。

2.指导患儿家长在患儿出院后，加强喂养，并按医嘱口服铁剂，并及时复诊，监测血红蛋白恢复情况。

三、新生儿红细胞增多症

红细胞增多症是新生儿期常见疾病，与高黏滞血症关系密切。两者既可单独发生又可同时存在，分为主动型和被动型。主动型为宫内缺氧引起红细胞生成增加所致；而被动型多见于胎-母输血、胎-胎输血、延迟结扎脐带等。

[**临床表现**]

大部分患儿血细胞比容增加但无症状；但一部分患儿，血细胞比容增加时表现为皮肤外观颜色表现暗红色或紫色呈多血质貌，严重者可出现坏疽。

[**评估和观察要点**]

1.评估要点　评估患儿皮肤情况；静脉血红蛋白的数值。

2.观察要点　观察患儿生命体征变化，尤其关注心率、血压，监测24h出入量；患儿皮肤情况，准确记录黄疸出现的时间，是否出现多血质。

[**护理措施**]

1.将患儿安置于暖床或暖箱中，必要时戴帽子，穿袜子。

2.严密监测生命体征，心率、血压、呼吸、血氧的变化。

3.保证静脉通路顺畅，使药物、液体及时输入，记录24h出入量。

4.遵医嘱给予适宜的氧疗方法，每班监测氧浓度。

5.遵医嘱监测血糖并记录。

6.保证营养供给，遵医嘱喂养，观察食欲、吸吮及呕吐情况，并观察有无腹胀、便血等异常情况。

[**健康教育**]

1.耐心向家长讲解疾病发病机制、治疗护理要点及客观科学地判定预后。

2.指导家长遵医嘱按期复诊。

3.家长掌握正确喂养方式，促进患儿身体康复。

四、新生儿溶血病

新生儿溶血病是指母婴血型不合，母血中对胎儿红细胞的免疫抗IgG通过胎盘进入胎儿循环，发生同种免疫反应导致胎儿新生儿红细胞破坏而引起的溶血。我国新生儿溶血病以ABO血型系统不合引起的最常见。

[临床表现]

黄疸、贫血、肝脾大、胆红素脑病、胎儿水肿，病情严重时有胆汁淤积、晚期贫血。

[评估和观察要点]

1.评估要点　患儿黄疸出现的时间、胆红素水平、高胆红素血症的进展情况。

2.观察要点　严密监测生命体征；观察皮肤黄染的范围、程度、巩膜的色泽变化；观察神经系统症状，是否出现有反应差、嗜睡、厌食、尖叫，双眼凝视、肌张力改变，甚至角弓反张、抽搐临床等症状；观察胎便排出时间和次数、颜色。

[护理措施]

1.每班详细记录黄疸进展情况、经皮测定的胆红素值，并床头交接班。

2.观察患儿是否有神经系统症状，如反应差、尖叫、双眼凝视、肌张力改变，甚至角弓反张、抽搐等症状，出现上述症状应立即报告医师，并协助采取对症措施。

3.观察胎便排出时间、次数及排便的性状、颜色。

4.观察体温、脉搏、呼吸及有无出血倾向，尤其在蓝光照射时加强监护次数，注意保暖，确保体温稳定，及时发现呼吸变化并积极处理。

5.遵医嘱及时补液，保证静脉通路畅通。

6.遵医嘱做好换血疗法术前、术后护理。

（1）术前禁食、禁水，遵医嘱术前给药和置胃管，备好消毒衣物和尿布、蓝光箱、心电监护仪及输液泵等。

（2）术后专人护理，密切观察患儿呼吸、心率、血氧饱和度，血压，皮肤黄疸情况及有无神经系统症状，每小时观察1次并做记录，并按医嘱监测血糖，异常情况及时通知医师并协助处理。

（3）术后禁食，观察有无呕吐等异常症状，遵医嘱给予不同方式和喂养量喂养。

（4）观察尿量尿色，观察排便性状、次数，及时留取便标本。

（5）观察脐部切口有无出血、渗血，加强脐部护理保持局部清洁，预防感染。

（6）患儿在光疗治疗期间，加强皮肤护理，穿袜子，四周隔板用棉布包裹等防止皮肤损伤。

（7）保证输液通畅，遵医嘱输入人免疫球蛋白等支持治疗。

[健康教育]

1.指导患儿家长正确的喂养方法。

2.教会患儿家长观察患儿皮肤黄染情况和大小便情况。

3.正确指导患儿家长新生儿晒太阳的方法。

4.请家长按预约时间及时带患儿复诊。

五、新生儿弥散性血管内凝血

弥散性血管内凝血（DIC）是在多种致病因素作用下凝血系统和血小板大量被激活，在微循环中发生广泛弥散性血小板凝聚，纤维蛋白沉积血液凝固，血小板和凝血因子大量被消耗，纤溶系统激活导致严重的广泛出血及有关器官功能障碍的一种病理过程和临床综合征。临床征象主要表现为栓塞、出血、溶血和休克。新生儿DIC比较常见，主要是由于感染胎粪、吸入肺透明膜病、先天性心脏病、颅内出血，新生儿溶血病等病理产科情况所致。

[临床表现]

1.出血症状　表现为注射部位皮肤、口鼻腔黏膜、脐残端出血不止及各脏器出血。

2.溶血症状　贫血、黄疸、发热及血红蛋白尿。

3.栓塞症状　呕吐、腹泻、呼吸困难、肝衰竭、意识障碍、尿少、血尿、肾衰竭、四肢末端坏死。

4.休克症状　表现为面色青灰或苍白，皮肤黏膜发绀，肢端冰冷、发绀等。

[评估和观察要点]

1.评估要点 评估全身循环状况；患儿出血部位、出血量、性质。

2.观察要点 严密监测生命体征变化及心率、血压、呼吸、血氧饱和度等；观察全身循环状况，如有无黏膜苍白、发绀、肢端冰冷、发绀等症状及出现时间；严密监测出入量。

[护理措施]

1.保暖、保持安静：将患儿安置于暖床中，集中操作，减少刺激。

2.密切监测心率、呼吸、血压、血氧饱和度等生命体征，监测全身循环状况。

3.观察注射部位皮肤、口鼻腔黏膜、脐残端等有无出血迹象、出血点，并准确记录出血性质、时间、部位、面积。

4.遵医嘱给予氧疗措施。

5.保证呼吸道畅通，呼吸机管路畅通，气管插管牢固固定，记录参数。

6.备齐抢救用物，保证各条静脉管路畅通，遵医嘱给药。

7.记录24h出入量，包括液体量、出血量、呕吐量、大小便量。

（韩冬韧）

第七节 感染性疾病的护理

一、新生儿脓疱疹

由单纯疱疹病毒引起，可表现不同的临床症状。I型主要与非生殖器的感染有关（口、唇、眼等），II型主要与生殖器和新生儿的感染有关。

[临床表现]

局部水肿及发热。

[评估和观察要点]

1.评估要点　评估患儿皮肤感染的程度。

2.观察要点　严密观察患儿生命体征变化、皮肤完整性及病情变化。

[护理措施]

1.保持室内空气新鲜，定时通风，保持室温22～24℃，相对湿度55%～65%。

2.婴儿床单位整洁无皱褶，给患儿穿棉质衣服，保持皮肤干燥。

3.每6小时监测体温1次。

4.保持患儿皮肤清洁，隔日沐浴，沐浴时动作轻柔。

5.加强臀部护理，选择合适尿裤，每2～3小时更换1次，适时涂抹护臀霜。

[健康教育]

1.指导患儿家长正确的喂养、更衣、换尿布、沐浴等育儿知识。

2.嘱患儿家长按预约日期复诊。

二、新生儿化脓性脑膜炎

新生儿化脓性脑膜炎是由各种化脓性细菌引起的中枢神经系统感染性疾病，常继发于败血症或为败血症的一部分。由革兰阴性菌引起，如大肠埃希菌等，此外有金黄色葡萄球菌、铜绿假单胞菌；病死率高，幸存者常有中枢神经系统后遗症。

[临床表现]

1.一般表现　拒奶、呕吐、嗜睡或烦躁、皮肤发绀或苍白、反应差、体温升高或不升、出现呼吸暂停。

2.特殊表现　神志异常、易激惹、可突然尖叫。双眼凝视、斜视，瞳孔对光反射迟钝。颅内压增高表现为前囟紧张饱满、隆起。出现抽搐、面部肌肉抽动，呼吸暂停、黄疸、肝脾大、皮疹，晚期颈项强直昏迷等。

[护理评估]

1.评估要点 评估患儿有无呼吸道、消化道和皮肤感染史；生命体征，尤其是体温和呼吸状况，意识障碍及颅内高压程度。

2.观察要点 观察生命体征尤其是体温和呼吸的状况，是否有意识障碍及颅内高压表现；观察神志眼部有无异常，有无惊厥发生。

[护理措施]

1.保持环境的温湿度，室温22～24℃，相对湿度55%～65%。

2.严密观察患儿体温、呼吸、皮肤颜色及病情变化。

3.严格执行无菌操作原则及消毒隔离措施。

4.遵医嘱补液，合理应用抗生素，每小时巡视1次，保证静脉输液通畅。

5.保证患儿营养供给保证足够热量的摄入，应少量多餐，以减轻胃的饱腹感防止呕吐发生。

[健康教育]

1.对患儿家长给予安慰关心和爱护，使其接受疾病的事实鼓励战胜疾病的信心。

2.根据患儿家长的接受程度介绍病情讲清治疗护理方法，使其主动配合及时解除顾虑，取得患儿及其家长的信任。

3.指导患儿家长根据不同情况给予相应护理，促使病情尽可能康复，对恢复期和有神经系统后遗症的患儿应进行功能训练。

三、新生儿败血症

新生儿败血症指新生儿期细菌侵入血液循环，并在其中繁殖和产生毒素所造成的全身性感染，有时还在体内产生迁移病灶。

[临床表现]

足月儿和晚期新生儿（出生后2～4周）临床症状有发热、拒食、神萎或烦躁不安，早产儿和低出生体重儿症状不典型，表现为拒奶、溢奶、不哭、不动、面色苍白、体重不增、体温不稳、有时体温不升。

[评估和观察要点]

1.评估要点　评估患儿的生命体征变化、精神状态、吃奶及体重变化。

2.观察要点　严密观察患儿生命体征变化、皮肤颜色及病情变化。

[护理措施]

1.将患儿安置于暖床，维持患儿体温36.5～37.4℃。

2.每6小时测体温1次，观察呼吸、皮肤颜色及病情变化。

3.对症治疗局部病灶，如脐炎、鹅口疮、脓疱疹、皮肤破损等，促进病灶早日痊愈，防止感染继续蔓延扩散。

4.护理操作应集中进行，尽量减少对患儿的刺激和体温的影响。

5.每3小时喂奶1次，遵医嘱补液、应用抗生素，保证静脉通路畅通。

6.严格执行无菌操作及消毒隔离措施。

[健康教育]

1.指导患儿家长出院后注意皮肤及口腔黏膜卫生。

2.指导患儿家长减少亲友探望患儿，防止上呼吸道感染。

3.教会患儿家长观察患儿情况，一旦出现咳嗽、气促时须立即就医。

（韩冬韧）

第八节　代谢紊乱性疾病的护理

一、新生儿低血糖

新生儿低血糖症指足月儿出生3d内全血血糖＜1.67mmol/L（30mg/L）；3d后＜2.2mmol/L（40mg/dl）；低体重儿出生3d内＜

1.1mmol/L（20mg/dl）；1周后＜2.2mmol/L（40mg/dl）为低血糖。目前认为凡全血血糖低于2.2mmol/L（40mg/dl）可诊断为新生儿低血糖症。

[临床表现]

症状多发生在出生后数小时至1周内，表现为反应差或烦躁、喂养困难、哭声异常、肌张力低、易激惹、惊厥、呼吸暂停等。无症状性低血糖，表现为哭声弱、拒奶且吸吮差、肌张力低下、苍白、低体温、呼吸不规律、暂停、发绀等，严重者出现震颤、惊厥、昏迷等，发病在出生后1～2d居多，结合血糖监测可做诊断。

[评估和观察要点]

1.评估要点　评估患儿是否为发生低血糖的高危患儿；患儿入量及吃奶情况。

2.观察要点　严密观察患儿的体温、呼吸及精神状态，有无低血糖的临床表现，如烦躁、喂养困难、哭声异常、肌张力低、易激惹、惊厥、呼吸暂停等。

[护理措施]

1.分娩后能进食的患儿尽早喂养，遵医嘱给予10%葡萄糖溶液口服。

2.早产儿或窒息儿尽快建立静脉通道，保证葡萄糖的输入。

3.遵医嘱监测患儿血糖、调整输液量和速度。

4.准确记录24h出入量。

5.严格无菌采血原则，选择正确采末梢血部位（足跟外侧）。

[健康教育]

向患儿家属介绍本病的有关知识，取得患儿家长的理解、指导母乳喂养知识，人工养的患儿指导配奶方法和给奶量。

二、新生儿高血糖

新生儿高血糖症，国内标准是指全血血糖＞7mmol/L。

[临床表现]

血糖增高显著或持续时间长，患儿可发生高渗血症、高渗性利尿，出现脱水、烦渴、多尿等。呈特有面貌，眼闭合不严，伴惊恐状。体重下降，血浆渗透压增高。

[评估和观察要点]

1.评估要点　评估患儿是否为血糖高危患儿；患儿输液速度和输液量。

2.观察要点　严密观察患儿的体温、呼吸及精神状态，有无高血糖的临床表现，如眼闭合不严、伴惊恐状，体重下降等。

[护理措施]

1.遵医嘱按时监测血糖、调整输液量和速度。

2.严格无菌采血原则，选择正确采血部位。

3.做好臀部护理，每2～3小时更换尿布，涂抹护臀霜。

4.每日监测体重，观察患儿尿量变化。

[健康教育]

1.向患儿家属介绍本病的有关知识。

2.取得患儿家长的理解及积极配合，指导育儿知识。

三、新生儿低钙血症

新生儿低钙血症是指血清总钙浓度：足月儿＜8mg/dl（＜2mmol/L），早产儿＜7mg/dl（＜1.75mmol/L）；也可根据所使用的实验方法（电极类型）用离子钙浓度来确定；钙离子为3.0～4.4mg/dl（0.75～1.10mmol/L）。

[临床表现]

患儿可表现为肌张力低下、呼吸暂停、吃奶差、烦躁不安、手足搐搦或惊厥，与低血糖症有相似的症状。

[评估和观察要点]

1.评估要点　评估患儿母亲既往有无糖尿病、妊娠高血压、早产及有窒息史者；患儿生命体征，尤其是心率和呼吸。

2.观察要点　严密观察生命体征，患儿的肌张力和反射；观察消化系统症状，注意有无吃奶差、腹胀、严重呕吐、便血情况；观察心率的变化、心电图的曲线变化等；有无呼吸暂停、兴奋易激惹现象。

[**护理措施**]

1.保持环境安静、避免噪声干扰。

2.严密观察病情，加强监护，注意生命体征变化。

3.密切观察心率的变化，每2小时记录1次，发现异常立即通知医师。

4.观察神经系统症状，出现反应差、肌张力和反射改变、抽搐等临床症状，应立即报告医师，协助处理。

5.合理喂养，每2～3小时1次，并观察患儿吃奶情况，奶后有无严重呕吐，如有异常情况，及时通知医师处理。

6.如有呕吐，应取侧卧位，详细记录呕吐的次数、性质和量。

7.保持呼吸道通畅，及时清理分泌物。

8.呼吸暂停患儿可遵医嘱给予吸氧和轻弹足底等刺激，诱发呼吸。

9.遵医嘱给药，保持静脉通路畅通。

10.床旁备齐抢救物品（吸氧装置、复苏气囊等）及药品（10%葡萄糖酸钙等）。

[**健康教育**]

1.做好患儿家长在患儿出院后的疾病康复护理的宣教工作。

2.向患儿家长介绍育儿知识，鼓励母乳喂养，多晒太阳。

3.指导患儿家长人工喂养时应给予母乳化配方奶喂养，保证钙的摄入。

（韩冬韧）

第九节 急性肾衰竭的护理

新生儿急性肾衰竭是指新生儿由于围生期的各种致病因素，使肾小球滤过率突然下降，肾调节功能失常，以致体内代谢产物堆积、电解质酸碱平衡失调的一种临床综合征，主要病因是缺氧、感染及休克等。

[临床表现]

出生后48h，无排尿或出生后少尿（＜1ml/kg）或无尿（＜0.5ml/kg），拒奶、吐奶、惊厥、心力衰竭等症状。

[评估和观察要点]

1.评估要点　①评估新生儿的日龄、体重、24h出入量；②评估生命体征，包括心率、呼吸、血氧，血压及体温；③评估新生儿的尿常规，尿素氮和肌酐、血钾、血钙等生化指标检验结果有无异常；④评估患儿有无惊厥，脱水或水肿等临床表现；⑤评估患儿是否存在高钾血症，表现为心电图异常；⑥评估患儿是否出现低钙血症，是否有抽搐。

2.观察要点　①严密观察体重有无异常增长，观察尿量多少、颜色、性状；②观察生命体征及血氧饱和度情况；③观察患儿全身循环情况，是否有肤色苍白、发花现象，四肢温暖程度及水肿情况；④观察四肢肌张力有无异常增高，抽搐发生等。

[护理措施]

1监测心率、呼吸、血氧饱和度，每2～3小时1次，每班测量血压、体温，每日精准测量新生儿体重。

2.每日严格记录出入量，包括口服、静脉补液量及吃奶量，尿量、便量、呕吐量。呕吐物、胃肠引流液、粪便内水分等需要准确测量，及时并正确留取尿标本。

3.遵医嘱给予蛋白入量，严格控制液体输入量，及时纠正电解质紊乱，不能进食者给予静脉营养治疗等。

4.床旁隔离避免感染，遵医嘱应用抗生素，严格执行无菌操作。

5.密切观察有无高钾血症临床表现，如心电图异常、心率增快，出现异常及时通知医师。

6.观察有无低钙血症（表现如抽搐），及时通知医师并协助处理。

7.抢救药品及器械处于备用状态。

［健康教育］

1.向家长讲解疾病的发病机制、治疗护理要点，客观科学判定预后，消除家长焦虑、悲观的不良心理。

2.鼓励家长积极配合治疗，树立患儿康复的信心。

（韩冬韧）

第四篇

护理技术操作规范

第9章　妇产科护理技术操作规范

第一节　妇科护理技术操作规范

一、坐　浴

[操作前准备]

1. 环境准备　安静、整洁、室温22～24℃，关闭门窗、拉起隔帘遮挡，保护患者隐私。

2. 物品准备　坐浴盆、坐浴溶液2000ml、坐浴架、水温计、纱布或干净小毛巾、快速手消毒液、医用垃圾桶、生活垃圾桶。

[操作步骤]

1. 操作者衣帽整洁，洗手、戴口罩。

2. 接到医嘱执行单后，再次双人核对医嘱，确认无误后到患者床旁核查患者信息（反问式询问患者姓名、查看腕带信息等）。

3. 评估患者年龄、病情、治疗情况、会阴、肛周皮肤情况、阴道有无出血、自理能力、合作程度及心理状态。

4. 向患者解释坐浴目的、方法、注意事项及配合要点，嘱患者排尿，并清洁会阴皮肤。

5. 指导患者到检查室或处置室，操作前再次核对，告知患者坐浴目的。

6. 遵医嘱配制2000ml坐浴溶液，使用水温计测温，温度

39～41℃或以患者感觉舒适为宜。

7.待患者适应水温后，协助患者将会阴部浸在液体中15～20min。

8.坐浴结束后，协助患者坐起擦干会阴部及肛周皮肤，有伤口者遵医嘱局部上药。

9.协助患者穿好病服后回室休息，告知患者坐浴后注意事项。

10.洗手、记录切口情况及坐浴时间。

11.按医疗垃圾分类要求处理用物。

12.六步洗手，摘口罩。

[注意事项]

1.严格按比例配制坐浴液，保持坐浴药液温度，随时调节水温，防止烫伤皮肤。

2.坐浴前清洁外阴及肛周部皮肤。

3.注意保暖，保护患者隐私。

4.坐浴过程中，注意观察患者面色、脉搏、呼吸、倾听其主诉，如有异常及时通知医师。

二、阴道灌洗

[操作前准备]

1.环境准备 环境安静、清洁；注意保护患者隐私（关闭门窗、围帘遮挡），合适照明。

2.物品准备 阴道灌洗包、39～41℃的1：10 000碘液1200ml、20%肥皂水，一次性手套，冲洗袋、碘伏、快速手消毒液。

[操作步骤]

1.护士仪表合乎规范，洗手、戴口罩，评估患者年龄、病情、意识、自理合作程度，有无性生活史及心理反应。

2.核对医嘱，向患者解释阴道灌洗的目的。挂冲洗袋于输液架上。

3.协助患者躺于检查床，脱一侧腿套，取膀胱截石位。

4.消毒液擦手，打开灌洗包，在小量杯内倒入适量碘伏，敷料碗内倒入20%肥皂水适量。

5.进行阴道灌洗，顺序为：①第1把卵圆钳夹纱球蘸肥皂水，阴裂→左侧小阴唇→右侧小阴唇→左侧大阴唇→右侧大阴唇。②第2把卵圆钳夹纱球蘸肥皂水，阴阜→左侧腹股沟→右侧腹股沟→左侧大腿上1/3→右侧大腿上1/3→两侧臀部→会阴体→肛门。③第3把卵圆钳夹纱球蘸肥皂水，擦洗宫颈→穹窿→阴道四壁（注：每个擦洗动作重复3遍）。④用碘液将外阴肥皂水冲净。⑤戴一次性手套，安置窥器充分显露宫颈，用碘液冲洗宫颈及阴道四壁。⑥用填塞钳夹取干纱球擦净阴道内残余的冲洗液。⑦用填塞钳夹取碘伏棉球分别擦洗宫颈、穹窿、阴道侧壁、阴道前后壁。

6.取下窥器，撤去检查垫，脱手套。

7.协助患者整理病服，送回病室。

8.处理用物，洗手。

[**注意事项**]

1.冲洗过程动作轻柔，勿损伤阴道壁和宫颈组织。

2.冲洗液温度过高会烫伤患者的阴道黏膜，温度过低患者不舒适，温度以患者舒适为宜。

3.冲洗桶与床沿的距离为50～70cm为宜，太高压力过大、水流过速，使液体或污物进入宫腔；距离太低压力不足冲洗效果不佳。

4.老年女性阴道干涩，严密观察患者有无阴道不适的感觉，并做好解释工作。

三、会 阴 擦 洗

[**操作前准备**]

1.环境准备　病室安静整洁，注意保护患者隐私（关闭门窗、围帘遮挡），温度光线适宜。

2.物品准备 碘伏溶液罐、醋酸氯己定溶液罐、无菌长棉签、一次性手套、快速手消毒液、医用垃圾袋、一次性中单。

[评估患者]

1.评估患者病情、年龄、意识、自理合作程度、心理反应。

2.评估患者会阴部皮肤、黏膜及切口情况。

3.未留置尿管的患者嘱其排空膀胱。

[操作步骤]

1.护士仪表合乎规范,洗手、戴口罩。

2.推治疗车到患者床旁,核对患者信息,请患者说出床号、姓名,同时核对患者的腕带信息。

3.向患者解释会阴擦洗的目的,消除紧张心理,以取得配合。

4.关好门窗、拉隔帘,注意遮挡患者。

5.松开被尾,护士位于患者右侧,协助患者取仰卧屈膝位,两腿分开,将对侧腿套脱下,放于近侧,对侧盖棉被。

6.臀下垫检查垫。

7.使用快速手消毒液消毒双手,戴一次性手套。

8.按顺序进行会阴擦洗,取第一根长棉签蘸取适量醋酸氯己定溶液擦洗外阴,阴裂→对侧小阴唇→近侧小阴唇→对侧大阴唇→近侧大阴唇→会阴体→肛门,棉签弃于医用垃圾袋。如会阴有伤口先擦洗伤口处,必要时根据会阴情况增加擦洗次数,直至擦净为止。

9.取第2根长棉签,蘸取适量碘伏溶液擦洗尿道口及导尿管近端,棉签弃于医用垃圾袋。

10.撤去检查垫,协助患者穿好病服,整理床单位,拉开隔帘。

11.再次核对患者信息:请患者说出床号、姓名,同时核对患者的腕带信息。

12.用快速手消毒液消毒双手,推车返回。

13.整理用物,洗手。

[注意事项]

1.留置导尿管者，应注意尿管是否通畅，有无脱落、扭曲等。

2.擦洗时，注意观察会阴部皮肤及切口周围组织有无红肿、炎性分泌物及切口愈合情况，发现异常及时请示医师。

3.擦洗顺序正确，动作轻柔，与患者适当交流，使患者感觉舒适。

四、盆底功能康复术

（一）盆底功能筛查技术

[操作前准备]

1.环境准备　诊室安静整洁，注意保护患者隐私（关闭门窗、围帘遮挡），温度光线适宜。

2.物品准备　神经肌肉刺激治疗仪8plus、治疗床、一次性中单1张、一次性手套1副、电极片3片、无油避孕套1个。

[操作步骤]

1.护士六步洗手，戴好帽子、口罩，评估患者一般情况，无盆底筛查禁忌证的患者，嘱其排空膀胱后准备进行筛查。

2.连接电源、开机，输入患者相关信息。

3.协助患者仰卧于检查床上，脱掉一侧腿套。

4.显露腹部，将电极片贴至腹直肌、腹外斜肌、骨性标志处各1片，连接导线。

5.将压力探头套上无油避孕套，置患者阴道内，气囊充气10～15ml。

6.嘱患者迅速抬高头部，测腹部最高肌电位值。

7.嘱患者用最大力快速收缩肛门，测阴道最大压力值。

8.根据检测内容指导患者进行Ⅰ类肌纤维和Ⅱ类肌纤维测定。

9.测定完毕，打印筛查图像，嘱患者返回医师处进一步处理。

[注意事项]

筛查前嘱患者排空膀胱；有阴道炎症、阴道出血的患者禁止做盆底肌筛查。

（二）盆底肌康复训练技术

[操作前准备]

1.环境准备　诊室安静整洁，注意保护患者隐私（关闭门窗、围帘遮挡），温度光线适宜。

2.物品准备　神经肌肉刺激治疗仪、治疗床、一次性中单1张、一次性手套1副、电极片3片、盆底肌肉治疗探头1个。

[操作步骤]

1.护士六步洗手，戴好帽子、口罩，连接电源、开机，输入患者相关信息。

2.协助患者仰卧于检查床上，脱掉一侧腿套。

3.显露腹部，将电极片贴至腹直肌、腹外斜肌、骨性标志处各1片，连接导线。

4.将盆底肌肉治疗头放置患者阴道内。

5.嘱患者迅速抬高头部，测腹部最高肌电位值。

6.嘱患者用最大力快速收缩肛门，测阴道最高肌电位值。

7.根据盆底筛查报告结果，指导患者进行相应盆底康复训练20min。

8.康复完毕，整理用物，协助患者穿裤子。

9.盆底康复一般10～15次为1个疗程，疗程结束后需再次进行盆底肌筛查，根据筛查结果进行下一步治疗。

[注意事项]

1.筛查前嘱患者排空膀胱。

2.有传染病、感染性疾病及阴道炎症的患者止做盆底康复治疗。

3.有阴道出血、妊娠期的患者禁止做盆底康复治疗。

4.内置心脏起搏器、癌症患者、创口外伤、血管栓塞、脂肪瘤、血管瘤、血液系统疾病、血小板减少、凝血功能障碍、宫内金属节育环者禁止做盆底康复治疗。

（吕　娜　刘　冰　李　咏）

第二节　产科相关护理技术操作规范

一、产科常用护理技术操作规范

（一）电子胎心监护

[操作前准备]

1.环境准备　安静、整洁、室温22～24℃。

2.物品准备　检查床、屏风或隔帘、胎心监护仪、监护绑带、耦合剂、纸巾。

[操作步骤]

1.操作者衣帽整洁、洗手。

2.携用物至孕妇床旁。

3.核对孕妇孕周与腕带信息，告知孕妇胎心监护的目的。

4.评估孕妇孕周、自理能力及合作程度。

5.屏风或隔帘遮挡孕妇，协助孕妇取仰卧位，适当显露腹部。

6.接通电源，打开电子胎心监护仪电源开关。

7.四步触诊法判断胎儿胎背的位置，将胎心监护探头置腹部找到胎心，并用绑带将探头固定好，将宫腔压力探头置于宫底与脐之间并用绑带固定。

8.胎心监测无异常时，监测20min即可，有异常情况酌情延长监护时间。

9.准确判断胎心监护图形，为医师做诊断提供可靠依据。

10.仪器使用后关掉电源，拔掉电源插头并擦拭。

11.擦净孕妇腹部皮肤并清洁探头。

12.整理用物、洗手、记录并签字。

[**注意事项**]

1.电子胎心监护期间专人看护，防止监护探头移位。

2.观察胎心情况，出现异常情况及时上报医师处理。

（二）观察宫缩

[**操作前准备**]

1.环境准备　安静、整洁、室温22～24℃。

2.物品准备　腕表、纸笔。

[**操作步骤**]

1.操作者衣帽整洁、六步洗手。

2.携用物至孕妇床旁。

3.核对孕妇孕与腕带信息，告知孕妇观察宫缩的目的。

4.评估孕妇孕周、自理能力及合作程度。

5.屏风或隔帘遮挡孕妇，协助孕妇取仰卧位，适当显露腹部。

6.摸清宫底位置，将手掌平放在孕妇的腹壁上。

7.宫缩时感觉宫体部隆起变硬，间歇期松弛变软。

8.每隔1～2h观察宫缩记录宫缩持续时间、间歇时间、强度及其规律性，连续观察3次宫缩。

9.观察完毕协助孕妇整理衣服并采取舒适体位。

10.洗手、记录并签字。

[**注意事项**]

1.观察宫缩时，观察者要将手放在孕妇宫底下2～3指处，观察宫体收缩最强处。

2.注意宫缩的节律、强度、持续时间、间隔时间，从宫缩收缩最强时计时，记录持续时间。

（三）测量宫高、腹围

[**操作前准备**]

1.环境准备　安静、整洁、室温22～24℃。

2.物品准备　检查床、屏风或隔帘、软尺。

[操作步骤]

1.操作者衣帽整洁、六步洗手。

2.携用物至孕妇床旁。

3.核对孕妇孕周与腕带信息，告知孕妇测量宫高、腹围的目的。

4.评估孕妇孕周、自理能力及合作程度。

5.屏风或隔帘遮挡孕妇，协助孕妇取仰卧屈膝位，头部稍垫高，适当显露腹部，双腿略屈曲稍分开，腹肌放松。

6.操作者站立于孕妇右侧，摸清宫底高度，用软尺一端放在耻骨联合上缘，另一端贴腹壁沿子宫弧度到子宫底最高点，读出厘米数为所测得的宫高数并记录。

7.用软尺以肚脐水平绕腹部1周，读出厘米数为所测得的腹围数并记录。

8.协助孕妇整理衣服。

9.洗手、记录并签字。

[注意事项]

嘱孕妇检查前排空膀胱，注意保护隐私，动作轻柔。

（四）四步触诊

[操作前准备]

1.环境准备　安静、整洁、室温22～24℃。

2.物品准备　检查床、屏风或隔帘。

[操作步骤]

1.操作者衣帽整洁、六步洗手。

2.携用物至孕妇床旁。

3.核对孕妇孕周与腕带信息，告知孕妇四步触诊的目的。

4.评估孕妇自理能力及合作程度。

5.屏风或隔帘遮挡孕妇，协助孕妇取仰卧屈膝位，头部稍垫高，显露腹部，双腿略屈曲稍分开，腹肌放松。

6.四步触诊（前三步检查者面向孕妇头部，第四步面向孕妇足部）。

第1步手法：检查者站在孕妇右侧，双手置于宫底部，摸清宫底高度，了解子宫外形，估计胎儿大小与妊娠周数是否相符。然后以两手指指腹在宫底部相对交替轻推，判断宫底部的胎儿部分。圆而硬、有浮球感为胎头，宽而软、形态不规则为胎臀，以此判断胎产式，间接推断胎先露。

第2步手法：检查者双手分别置于腹部左右两侧，一手固定，另一手由上至下轻轻深按，两手交替进行，辨别胎背及胎儿肢体位于母体腹部哪一侧，饱满、平坦部分为胎背，空虚、高低不平可变形且活动部分为胎儿肢体。

第3步手法：检查者右手拇指与其余四指分开，置于耻骨联合上方握住先露部，进一步判断先露是胎头还是胎臀，圆而硬为胎头，宽而软为胎臀；接着握住先露部左右推动以确定先露部是否与骨盆衔接。先露部可左右移动表示未衔接，不能移动表示已衔接。

第4步手法：检查者面向孕妇足端，左右手分别置于胎先露两侧，向骨盆入口方向深按，再次核对胎先露的诊断是否正确，并确定胎儿先露部入盆的程度。告知孕妇检查结果，协助孕妇整理衣裤。洗手，记录并签字。

[注意事项]

注意遮挡和保暖，保护孕妇隐私和避免受凉。用力适宜，避免用力过轻影响检查结果；反之，用力过大引起孕妇不适。

（五）听诊胎心音

[操作前准备]

1.环境准备　安静、整洁、室温22～24℃。

2.物品准备　检查床屏风或隔帘、多普勒胎心仪、耦合剂、有秒针的表、纸巾、记录本。

[操作步骤]

1.操作者衣帽整洁、六步洗手。

2.携用物至孕妇床旁。

3.核对孕妇腕带信息，告知孕妇多普勒听胎心的目的。

4.评估孕妇孕周、自理能力及合作程度。

5.屏风或隔帘遮挡孕妇，协助孕妇取仰卧屈膝位，头部稍垫高，适当显露腹部。双腿放平，腹肌放松。

6.四步触诊法判断胎背的位置。

7.在靠近胎背上方的腹壁处涂抹耦合剂，听诊1min。

8.听诊完毕，擦净孕妇腹部皮肤并清洁探头，整理用物。

9.告知孕妇胎心率数值，协助孕妇穿好衣服并妥善安置。

10.洗手，记录并签字。

[注意事项]

注意保暖和遮挡。选择宫缩间歇期听诊，注意胎心音的节律和速率，并与脐带杂音相鉴别。

（六）阴道检查

[操作前准备]

1.环境准备　安静、整洁、室温22～24℃。

2.物品准备　检查床屏风或隔帘、碘伏、纱布或纱球、无菌手套、一次性隔离单、镊子罐。

[操作步骤]

1.操作者衣帽整洁、六步洗手，戴口罩。

2.携用物至孕妇床旁。

3.核对孕妇腕带信息，告知孕妇的操作目的。

4.评估孕妇孕周、自理能力及合作程度。

5.屏风或隔帘遮挡孕妇，操作者右手戴无菌手套，站在产妇右侧，协助孕妇取膀胱截石位。

6.取一块碘伏纱布，消毒外阴：阴裂→双侧小阴唇→双侧大阴唇→会阴体，将纱布弃之。

7.操作者左手放置于宫底部，在宫缩来临时轻压宫底。

8.将右手中指和示指并拢轻柔伸入阴道内。①检查内容：宫口扩张情况、宫颈软硬度、胎膜是否破裂、先露部位、枕位、颅骨重叠情况、先露位置、耻骨弓角度等。②检查方法：示指指腹向后触及尾骨尖端，了解尾骨活动度，再触摸两侧坐骨棘是否突出，胎先露位置，若先露为头，需确定胎方位。用指腹探查宫口，摸清其四周边缘，估计宫口扩张程度及先露周围有无脐带等异常组织。

9.检查完毕后，脱去手套。

10.协助产妇穿好衣裤，告知孕妇宫口开大情况。

11.洗手，记录并签字。

[注意事项]

检查时严格无菌操作，注意动作轻柔，临产后应在宫缩时进行。前置胎盘或原因不明的产前阴道出血者禁止做阴道检查。禁止检查者的手反复进出阴道检查，一次完成所有检查内容。控制产程中阴道检查次数在10次以内。

（七）产后会阴清洁

[适用人群]

剖宫产术后尿管已拔除、会阴正中切口包埋缝合、会阴裂伤包埋缝合、会阴无裂伤。在护士指导下，由孕产妇本人自行进行会阴清洁。

[注意事项]

1.产前宣教或入院宣教时告知孕产妇准备清洗会阴的物品（小盆或成人清洗器）。

2.风险评估无跌倒风险患者，会阴清洗由孕妇本人完成，冲洗时间段，由责任护士提醒产妇冲洗会阴，并于交接班前确定孕产妇会阴清洗是否已完成。

3.配制水温为38～40℃或孕产妇感觉舒适即可。

4.产后6h开始会阴清洗，每日2次。

5.教会产妇清洗会阴时注意冲洗顺序：由内向外，从前至后。

6.护士根据风险评估，对有跌倒风险者指导在床上完成会阴清洁。

7.冲洗后产妇会阴部、臀部应清洁无血迹。

（八）产后会阴冲洗

[适用人群]

剖宫产术后导尿管未拔除、会阴切口未拆线、胎膜早破、产前合并出血性疾病（胎盘早剥、前置胎盘等）。

[操作前准备]

1. 环境准备　安静、整洁、产妇感觉舒适、使用隔帘遮挡。

2. 用物准备　治疗车、配制为 38～40℃的温水，如感染伤口使用 0.05% 碘伏冲洗液（0.5% 碘伏 500ml＋5000ml 温水混匀配制为 0.05% 碘伏冲洗液）、冲洗壶、一次性冲洗包、一次性纸垫、快速手消毒液、便盆、医用垃圾袋、生活垃圾袋。

[操作步骤]

1. 操作者洗手、戴口罩，推会阴冲洗车至孕产妇床旁，核对并解释。

2. 关闭门窗，拉隔帘遮挡。

3. 评估孕产妇会阴部皮肤清洁情况，有无破溃、会阴红肿、硬结。

4. 操作者站其右侧，协助摆好体位，取仰卧屈膝位，脱去对侧腿套盖在近侧腿部，对侧下肢用被子盖好，两腿略外展，显露会阴部。

5. 打开一次性冲洗包，冲洗壶内倒入冲洗液，铺会阴垫、便盆放于孕、产妇臀下，快速手消毒。

6. 冲洗，取一把镊子夹取一块纱布，浸湿纱布，按照下列顺序：阴裂→对侧小阴唇→近侧小阴唇→对侧大阴唇→近侧大阴唇→阴阜→对侧大腿上 1/3，近侧大腿上 1/3→对侧臀部→近侧臀部→会阴体→肛门，弃掉镊子与纱布。

7. 取另一把镊子夹取一块纱布，按上述顺序擦干会阴部皮肤。

8. 为产妇穿好衣服，整理床单位。

9. 按医疗垃圾分类处理用物，洗手。

[注意事项]

1.操作时注意为孕产妇保暖和遮挡。

2.配制水温为38～40℃，在冲洗时需再次测水温或孕产妇感觉舒适即可。

3.准确配制碘伏溶液，每次冲洗水量至少为500ml。

4.产后6h开始会阴冲洗，每日2次，至会阴切口拆线为止。

5.冲洗时注意由内向外、由上至下，如会阴有切口，则先冲会阴切口，保留尿管者为会阴擦洗。

6.取、放便盆时从产妇侧面取放。

7.冲洗后孕产妇会阴部、臀部、尿管应清洁无血迹。

（九）人工挤奶

[操作前准备]

1.环境准备 安静、整洁，室温22～24℃。

2.物品准备 大口清洁容器1个，干燥毛巾1条，乳房按摩润滑剂1支，纸巾1包，温热饮料或白开水1杯。

[操作步骤]

1.操作者衣帽整洁、清洁双手，指导产妇取舒适体位（坐或站均可），拉上围帘遮挡。

2.协助产妇喝温热饮，促进泌乳反射。

3.给予产妇乳房热敷，将毛巾浸于热水后拧干，置于一侧乳房上5min。

4.指导或帮助产妇轻柔按摩或轻拍乳房。

5.给予产妇按摩后背。

6.将容器靠近乳房。

7.指导产妇一手拇指与其余四指分开，于乳房下端"C"字形托住乳房，另一手小鱼际按顺时针方向螺旋式按摩乳房。

8.指导产妇将拇指及示指放在距乳头根部2cm处，两指相对，其他手指托住乳房。拇指及示指向胸壁方向轻轻下压，按压乳房挤出乳汁，直到乳房变软。不可压的太深，否则将引起乳房导管阻塞。

9.指导产妇依各个方向按照同样方法按压乳晕，要做到使乳房内每一个导管的乳汁都被挤出。一侧乳房挤3～5min换另一侧，同样方法每个部位按压3～5下，两侧乳房交替进行，挤奶时间持续20～30min。

[操作注意事项]

1.挤压力度轻柔，避免造成损伤。

2.按压乳晕的手指不应有滑动或摩擦式动作。

3.不应挤压乳头，因挤压乳头不会使乳汁排出。

4.每2～3小时挤奶1次。

二、助产相关技术操作规范

（一）非药物镇痛

非药物镇痛方法多使用物理方法且操作简单、易行、安全，对母儿很少发生不良影响，它既无药物对母儿的影响，也无创伤性的操作，但应用效果个体有差异。非药物镇痛方法是利用心理暗示、听音乐、冷热敷、针灸、电针灸、按摩、分娩球、陪伴分娩、改变体位等进行镇痛。

1.热敷

（1）操作前准备：热水袋、硅胶垫、热毛巾，或自制的米袋、豆袋、盐袋等。

（2）操作步骤：①操作者着刷手衣，洗手，产妇需排空膀胱，取舒适体位。②评估产妇产程进展情况，疼痛部位、程度及皮肤情况。③携用物至产妇身边，核对产妇姓名及腕带信息。④向产妇解释操作目的，缓解其紧张情绪，取得同意和合作。⑤评估疼痛部位、程度、皮肤情况。⑥协助产妇取舒适体位，将用物加热、包裹后直接贴在疼痛部位，如腰背部、肩部、下腹部或骶尾部。⑦宫缩时协助按摩，宫缩间歇时停止。⑧热敷期间评价产妇的疼痛缓解情况、舒适度及接受程度。热敷时间一般为20～30min。⑨洗手，做好记录，监测胎心和产程情况。

（3）注意事项：①使用热敷用物前操作者应在自己的上臂内测试温度。必要时以1～2层毛巾包裹热敷，能够确保热敷用物不至于过热。②随时关注产妇情况，产妇感觉过热、不适或观察到热敷可能有潜在性损伤，应停止使用。③为硬膜外镇痛产妇热敷时，禁止在麻醉区域热敷，以免因产妇皮肤敏感度下降引起烫伤，也不要在皮肤破溃处热敷。

2.按摩

（1）操作前准备：各种按摩工具，如按摩棒、按摩锤、按摩器等。

（2）操作步骤：①操作者着装规范，洗手，产妇取舒适体位。②评估产妇疼痛部位、程度及产程进展，排除禁忌证。③携用物至床旁，缓解其紧张情绪，取得同意和合作。④协助产妇取舒适体位，适当显露疼痛或不适部位，注意保暖。⑤操作者可用手或各种按摩工具，根据产妇需求给予具体部位的按摩，可在产妇的手、足、头部、肩膀或腰骶部等部位按摩。⑥在宫缩时协助按摩，宫缩间歇时停止或根据产妇的意愿选择按摩时机。轻拍和握着产妇的肩膀或手，轻抚产妇的脸或头发（传递一种关怀、安慰和理解的非语言性支持），产程中可以多次实施按摩，每次持续20～30min。⑦按摩过程中评价产妇的疼痛缓解状况、舒适度及接受程度，如产妇感觉不舒适时，应立即停止或改换其他促进舒适、减轻疼痛的方法。

3.分娩球

（1）操作前准备：根据产妇身高选择直径大小不同分娩球、垫子。

（2）操作步骤：①需要接受过专业培训的医护人员和（或）陪伴家属参与。②评估产妇的疼痛程度、胎方位、胎心及宫缩情况。③向产妇介绍分娩球的使用方法和作用，缓解其紧张情绪，取得同意和合作。④指导产妇采用不同体位使用分娩球。a.坐位：使用前助产士先双手固定分娩球后，产妇方可坐在球上，双腿分开与肩膀平宽，家属坐在分娩球后方或侧方协助。产妇坐在分娩球时，双腿屈曲90°左右，双手应握住扶栏或其他支撑物，腰部放松,上下、左右轻轻摇晃。陪伴者可在产妇背后按摩产妇腰背部。b.跪位:产妇双膝跪在地上或床上,膝下垫软垫。产妇双手、颈部及上背部伏在分娩球上,身体可随意向前后、左右活动。c.倚靠分娩球:产妇坐在防滑垫上,背部靠着分娩球或将分娩球放置于腰背后,抵靠着墙壁,借助分娩球力量上下进行滑动。⑤评价产妇使用中的安全性、疼痛缓解状况、舒适度及接受程度。

(3)注意事项:①产程中自由体位的应用仅限于正常和低危产妇,高危产妇按常规及医嘱采取适当体位;②严密观察产妇情况,注意产妇的舒适度;③监测产妇的生命体征及胎心变化;④采取相应的安全防范措施,如使用扶栏、扶手、分娩球架等。

4.针灸、电针灸

(1)操作前准备:韩氏穴位神经刺激仪,处于备用状态。

(2)操作步骤:①操作者着装规范,洗手,产妇取舒适体位。②评估产妇生命体征,胎心及产程进展情况。③评估疼痛部位、程度及局部皮肤情况。④协助产妇取舒适体位,清洁局部皮肤。⑤携用物至床旁,核对产妇姓名及腕带信息,解释操作目的,缓解其紧张情绪,知情同意。⑥显露镇痛部位的皮肤,贴好电极片,连接仪器。根据疼痛程度选择刺激强度,每30分钟评估1次镇痛效果。⑦镇痛完毕后,协助产妇穿好衣裤,此期间需监测胎心和产程情况。⑧洗手,做好记录。

(3)注意事项:①使用过程中,要注意电极片连接线连接紧密,防止脱落;②向产妇详细介绍镇痛原理,做到知情同意;③严密观察产妇情况,注意产妇的舒适度;④监测产妇的生命体征及胎心的变化。

(二)产时会阴冲洗

[操作前准备]

1.环境准备 安静、整洁,室温26～28℃,关闭门窗,减少人员走动。

2.物品准备 冲洗盘,盛放39～41℃温水的容器(1000ml)

2个、无菌镊子罐、镊子4把，盛放20%肥皂水纱布及碘伏原液纱布无菌敷料罐各1个，无菌治疗巾、一次性纸垫。

[操作步骤]

1.操作者着装规范，洗手、戴口罩。

2.核对产妇姓名、病案号，向产妇解释操作内容、目的，以取得配合。嘱产妇仰卧位于产床上，将两腿屈曲分开，充分显露外阴部，将电动产床调整到合适角度和位置，操作人员站在床尾部。将产床调节成床尾稍向下倾斜的位置，产妇腰下的衣服向上拉，以免冲洗时打湿。将一次性纸垫垫于产妇臀下。

3.使用镊子夹取一块肥皂水纱布，擦洗阴阜→左右腹股沟→左右大腿内侧上1/3→会阴体→两侧臀部，擦洗时稍用力，然后弃掉纱布。

4.再取一块肥皂水纱布，擦洗阴裂→左右小阴唇→左右大阴唇→会阴体，该处稍用力，反复擦洗，最后擦肛门，弃掉纱布及镊子。

5.用温水冲净皂迹，先冲洗会阴中间部位，再冲洗两边，最后再中间。约需1min。(冲洗前，操作者可将水倒在自己的手腕部测温，待温度合适后，再给产妇冲洗，以免发生烫伤)，然后再按3、4、5步骤重复肥皂水擦洗会阴1遍。

6.取另一把无菌镊子，夹取碘伏原液纱布1块。消毒顺序：先擦阴裂→左右侧小阴唇→左右侧大阴唇→阴阜→腹股沟→大腿内上1/3→会阴体→肛门，不要超出肥皂擦洗清洁范围，弃掉镊子。

7.撤出产妇臀下一次性会阴垫，垫好无菌治疗巾。

[注意事项]

1.整个冲洗过程中注意为产妇保暖和遮挡，水温为39 ~ 41℃，或以妇感觉适合为宜。

2.所有冲洗用品均为高压灭菌物品，每日更换1次，并注明开启的日期和时间，严格无菌操作。

3.冲洗过程中，每遍擦洗范围逐渐缩小。如果产妇会阴部污物较多，肥皂水纱布可以反复擦洗产妇会阴部皮肤，碘伏擦洗时不得反复擦拭，消毒区域皮肤应全部擦拭到，不得有空隙（避免皮肤有消毒不到位）。

4.纱布擦洗时，注意用纱布包裹镊子尖，防止划伤产妇皮肤。

5.冲洗过程中要注意观察产程进展，如胎先露拨露速度快，应指导产妇哈气，不要向下屏气用力，通知接产人员立即刷手上台接产，并做好接产的其他准备工作。

6.嘱咐产妇所有冲洗过的部位，手不能在碰触，避免污染。

（三）铺产台

[操作前准备]

1.**环境准备**　安静、整洁，室温26～28℃，新生儿辐射台提前预热。足月儿调节辐射台温度32～34℃；早产儿调节新生儿辐射台温度调节到能维持早产儿腕部皮肤温度达36.5℃的温度。

2.**物品准备**

（1）产包辅料包：1号外包布1个、内包布1个、隔离衣1件、产单1个、治疗巾4块、腿套2只。

（2）产包器械包：集血器1个、止血钳3把、持针器1把、脐带剪1把、脐带卷1个、尾纱1个、敷料碗2个、小量杯3个、吸耳球1个、钢尺1把、长棉签4支、棉球2个。

（3）新生儿复苏气囊与用物：复苏气囊、大小面罩、各种型号气管插管、听诊器、新生儿低压吸引器、吸氧管、吸痰管、胎粪吸引管、新生儿喉镜、脐静脉插管用物、1mg/ml的肾上腺素1支、0.9%氯化钠注射液10ml、0.9%氯化钠注射液100ml、各种规格的注射器各1支，氧气备用状态。

[操作步骤]

1.操作者着装规范，戴帽子、口罩，进行外科刷手。

2.向产妇解释操作目的和内容，以取得配合。

3.接产者刷手完毕，取屈肘手高姿势，进入分娩间。

4.助手按照无菌操作原则检查产包外包装消毒标识是否合

格，有无松散、潮湿。将消毒产包（辅料包）1号包布及内包布打开。

5.接产者按照无菌原则穿隔离衣：①检查产包内消毒指示剂是否达消毒标准；②接产者双手拿住产单的上侧两角，用两端的折角将双手包住，嘱产妇抬起臀部，将产单的近端铺于产妇臀下；③取腿套（由助手协助抬起产妇左腿）将一腿套套于产妇左腿，助手尽量拉腿套至产妇大腿根部，在大腿外侧打结；④用同样方法穿右侧腿套。

6.接产者按照无菌原则戴手套，将治疗巾打开，一侧反折后盖于产妇腹部。将另一治疗巾折叠后放于产妇臀部前方的产台上用于保护会阴，将2把止血钳和1把脐带剪放置在此治疗巾的右侧，将产包（器械包）放在器械台上，依次打开外包布、内包布，将包内器械、敷料按接产使用顺序摆好（准备0.9%氯化钠注射液500ml，并将擦眼棉球用盐水蘸湿备用）。

7.助手将新生儿襁褓准备好。

［注意事项］

1.注意产包的消毒日期，并检查有无潮湿、松散、破损等被污染的情况。

2.在操作过程中随时注意观察分娩进程，遇到突发情况随时准备接产。

3.嘱产妇及陪产家属勿触摸无菌物品。

4.指导产妇正确用力并适度保护会阴。

5.注意产妇保暖及听取主诉。

6.产包打开（或铺台）超过4h、或浸湿、污染等情况时应更换重新铺台。

（四）接产术

［操作前准备］

1.环境准备　环境安静、整洁，室温26～28℃。

2.人员准备　操作者着装规范，戴帽子、口罩，进行外科刷手，着无菌手术衣，戴无菌手套。

[操作步骤]

1.向产妇解释新生儿即将娩出，取得其配合。

2.协助产妇选择舒适体位，指导产妇在宫缩期间屏气用力，配合宫缩用腹压，以推动胎儿下降，加速产程进展。

3.接产准备：当初产妇宫口开全、经产妇宫口开大3～4cm时，应做好接产的准备工作，如调整产床角度、产时外阴清洁、消毒。接产人员按无菌操作常规刷手消毒，助手协助打开产包，接产者铺产台准备接产。

4.接产者刷手完毕，按照无菌原则穿无菌手术衣、戴无菌手套，摆好用品。

5.接产和适度保护会阴

（1）产妇半仰卧位（正位）接产：接产者在宫缩时协助胎头俯屈。接产者在胎头拨露接近着冠时，右手持治疗巾内垫纱布保护会阴，左手在宫缩时协助胎头俯屈，注意用力适度，使胎头以最小径线（枕下前囟径）、在子宫收缩间歇期间缓慢地通过阴道口，以避免会阴严重裂伤。胎头娩出后，右手仍应保护会阴，不要急于娩出胎肩，再次子宫收缩时协助胎头复位、外旋转，使胎儿双肩径与骨盆出口前后径相一致。左手将胎儿颈部向下向外轻压，使前肩自耻骨弓下先娩出，继之再托胎颈向上，使后肩从会阴体前缘缓慢娩出。双肩娩出后，右手方可松开，并将治疗巾压向产妇臀下，防止接触过肛门的治疗巾向外反转污染其他用物。接产者右手托胎儿肩部，左手托臀部，协助下肢娩出，将新生儿轻柔地放在产台上。胎儿娩出后，将集血器垫于产妇臀下以计量出血。待脐带血管停止搏动后，在距脐带根部10～15cm处，用两把止血钳夹住，在两钳之间剪断脐带（常规方法，第1次断脐）。

（2）侧卧位接产：产妇符合侧位接产条件，且愿意采取侧卧位分娩。铺产台后协助产妇取左侧卧或右侧卧位。将床头抬高30°，产妇双腿自然并拢屈曲，手握产床床栏，上身前倾，指导产妇宫缩期间用力时低头，使身体稍微呈弓形（有利于产妇骨盆轴与胎儿身体纵轴相一致），以方便用力。助产士站立于产妇的背侧、臀部的后方，指导产妇屏气用力，观察产程进展。当胎头拨露5cm×4cm，会阴后联合紧张时，接产者用单手置于胎头枕部，控制胎头娩出速度。当胎头即将着冠时，指导产妇做"哈气"动作，接产者等待胎头缓慢娩出，不刻意协助胎头俯屈与仰伸，借助宫缩的力量推动胎头下降，等胎头缓慢自然娩出。胎头娩出后，等待胎儿自主旋转复位，使胎儿双肩径与骨盆斜径相一致，宫缩时指导产妇稍向下用力，双手托住胎头以水平方向轻轻向外牵拉，顺势娩出胎儿前肩，向产妇耻骨联合方向轻抬娩出后肩，随后将胎儿身体娩出。胎儿娩出后，使产妇调整为成半仰卧位，将集血器垫于产妇臀下收集、计量出血量。待脐带血管停止搏动后，在距脐根部10～15cm处，用两把止血钳夹住，在两钳之间剪断脐带（第1次断脐）。

（3）坐位接产：产妇符合坐位接产条件，且产妇愿意采取坐位分娩。将产单铺至分娩椅上，摆放接产器械。巡台助产士协助产妇坐在分娩椅上，调整舒适度，听胎心（必要时持续胎心监护）。协助产妇穿无菌腿套，并在宫缩期指导用力。宫缩来临时，指导产妇双手握住分娩椅两则把手，根据胎头下降速度针对性的指导屏气用力时间，一般以15s左右为宜。宫缩间歇时，指导产妇活动双腿。需要提前教会产妇用嘴轻轻呼气。见胎头拨露约3cm×4cm时，此时宫缩期胎儿头部下降迅速，接产人员需用右手或左手反握式控制胎头下降速度，协助胎头缓慢仰伸，避免娩出胎头速度过快，造成会阴裂伤严重。宫缩间歇期，嘱产妇轻柔呼气，协助胎头娩出。胎头娩出后清理口鼻腔黏液，协助进行复位外旋转（胎儿面部朝向母亲一侧大腿）。协助娩前肩、后肩。将新生儿直接放置在母亲胸前，助手带好无菌手套，协助用无菌浴巾将新生儿盖好，指导产妇搂抱好，新生儿给予1min、5min、10min Apgar评分，若新生儿窒息需要复苏时，可直接断脐转至新生儿复苏台上进行复苏。1min Apgar评分均为10分者，待脐带停止搏动后，再行断脐，助手完成新生儿脐带结扎。

[**注意事项**]

1.采用自由体位接产，要充分估计产妇及胎儿情况。

2.在接产时注意正确指导产妇屏气用力，避免用力过猛。

3.胎头最大径线娩出时要严格控制胎头娩出速度，以免发生会阴严重裂伤，必要时嘱产妇张口哈气使胎头缓慢娩出。

4.产妇宫缩时，接产者双手密切配合，防止发生胎儿娩出过快造成坠落产。

5.用于保护会阴的右手用力的方法是向内、向上方托起产妇的盆底组织，使其尽量保持松弛。

6.胎肩娩出后，助手给予缩宫素肌内注射或稀释后静脉滴注，促进子宫收缩，防止产后出血。

7.做好新生儿复苏的准备。

（五）胎盘娩出术及胎盘、胎膜检查

1.娩出胎盘　出现胎盘剥离征象，接产者用手掌尺侧在产妇耻骨联合上方轻压子宫下段时，外露的脐带不再回缩。如胎盘已剥离，助手可轻压产妇腹部子宫底处协助胎盘娩出。当胎盘娩出至阴道口时，接产者用双手握住胎盘，如为母体面应翻转成胎儿面，向一个方向旋转，缓慢向外牵拉，协助胎膜完整剥离排出。如在排出过程中，发现胎膜部分断裂，可用止血钳在断裂上端的胎膜全部夹住，再继续向原方向旋转，直至胎膜完全排出。胎盘胎膜娩出后，按摩子宫刺激其收缩，减少出血。在按摩子宫的同时，注意观察阴道出血量。

2.检查胎盘及胎膜　将胎盘铺平，注意胎盘母体面有无胎盘小叶缺损，如有缺损并测量缺损面积。检查有无血块压迹。母体面检查后将胎盘提起，检查两层胎膜是否完整，仔细检查胎儿面边缘有无断裂血管，及时发现副胎盘，如有副胎盘、部分胎盘或大块胎膜残留时，由产科医师取出残留组织，并在分娩记录单上详细记录。同时还要检查脐带有无异常（过度扭转、结节、单脐动脉、断裂等），测量胎盘大小及脐带长度并记录。

［注意事项］

1.未出现胎盘剥离征象之前，禁止用力牵拉脐带，防止脐带断裂和子宫外翻。

2.检查胎盘、胎膜要仔细，以防残留，引起产后出血和感染。

3.胎儿娩出后30min，胎盘仍未剥离或经按摩子宫及应用缩宫药等处理，胎盘仍不能剥离和（或）胎儿娩出后胎盘部分剥离引起阴道出血≥200ml，需要通知医师立即行手剥胎盘。

4.宫腔探查时或徒手剥离胎盘须严格无菌操作，防止产妇生殖道感染。

5.在分娩记录单上记录胎盘、胎膜及脐带情况，如胎盘胎膜是否完整，缺损面积、有无钙化点、脐带打结扭转等需详细记录。

（六）结扎脐带（按新生儿基础保健项目要求的脐带结扎方法）

[操作前准备]
同接产。

[操作步骤]

1.准备新生儿襁褓，将小帽子放于孕妇身体一侧，衣服、无菌治疗巾、婴儿被放于孕妇身体另一侧，便于新生儿娩出后及时为新生儿保暖。

2.新生儿娩出后的立即处理（按新生儿基础保健EENC流程）：

（1）新生儿初步复苏（见助产技术操作）。

（2）新生儿皮肤接触（见助产技术操作）。

（3）Apgar评分（见助产技术操作）。

（4）脐带处理：切口缝合完毕后，接生者将新生儿抱至辐射台上，更换手套进行脐带处理，用2%碘酊消毒脐带根部及周围皮肤，直径约5cm，以脐轮为中心向上消毒脐带长度约5cm，用75%乙醇脱碘两遍，脱碘的范围不超过碘酊消毒的范围，并将碘脱净，在距脐根部0.5cm处用止血钳夹住并在止血钳上方0.5cm处剪断脐带，将气门芯或脐带夹套在或夹在距脐带根部0.5cm处。用2%碘酊烧灼、消毒脐带断端、注意查看脐带血管是否正常，注意药液不可触及新生儿皮肤以免灼伤。以无菌纱布包好，用弹性绷带或脐带纱布包扎固定（条件成熟时可参照新生儿基础保健流程不包扎脐带）。

（5）新生儿外观检查：母婴肌肤接触后，对新生儿身体外观进行检查，注意有无畸形，检查头部产瘤大小，眼、口、鼻、耳有无畸形，躯干、四肢、手、足有无畸形及异常，检查外生殖器和有无肛门。如接产过程中有娩肩困难，还应仔细检查锁骨有无损伤。

3. 检查完毕后再次与产妇确认性别、称体重、测身长、印足印，肌内注射维生素 K 15mg。

4. 在分娩记录单、新生婴儿记录单上记录母亲姓名、病案号、新生儿性别、出生时间、体重等。

5. 电脑录入新生儿信息后打印新生儿腕带，经核对无误后系在新生儿右足腕处。

［注意事项］

1. 新生儿窒息时处理：随时做好新生儿复苏的准备，必要时请儿科医师到场做好复苏准备。新生儿娩出后，如需复苏，立即剪断脐带将新生儿放置于新生儿辐射台上进行抢救。

2. 晚断脐应在脐带停止搏动后剪断或夹闭脐带。

3. 操作者处理脐带时脱碘彻底，避免灼伤新生儿皮肤。

4. 新生儿皮肤接触时注意保暖和安全。

（七）母婴皮肤接触

［操作前准备］

同接产。

［操作步骤］

1. 向产妇解释操作的目的，以取得配合。

2. 新生儿娩出后，助产士立即评估新生儿，如羊水性状、呼吸（哭声）、肌张力、皮肤颜色。

3. 如新生儿情况好，助产士先将新生儿身上羊水擦净即开始肌肤接触。将新生儿（不穿衣服）贴在产妇胸前进行母婴皮肤对皮肤的接触。

4.助产人员用婴儿小棉被盖在母婴身上帮助保暖，指导产妇双手环抱新生儿，保持母婴目光接触交流，之后查看脐带如停止搏动再断脐。

5.观察新生儿觅食反射，并帮助新生儿吸吮母亲的乳头。早接触、早吸吮时间要持续至少30min以上。

[注意事项]

分娩后尽早进行母婴皮肤接触，早吸吮、早开奶。整个皮肤接触过程最好持续1～2h（整个第四产程）。

（八）软产道检查

[操作前准备]

1.环境及人员准备　同接产。

2.物品准备　无菌治疗巾、阴道拉钩、宫颈钳、尾纱、纱布、无菌手套、0.9%氯化钠注射液、碘伏。

[操作步骤]

1.向产妇解释操作目的，取得配合。

2.胎盘娩出后用0.9%氯化钠注射液清洁产妇会阴部，取无菌治疗巾垫于产妇臀下。

3.操作者更换无菌手套，取无菌纱布蘸干产妇会阴部羊水及血迹，检查软产道原则：依次查看会阴、小阴唇内侧、尿道口周围有无损伤及损伤程度。

4.检查：①操作者左手分开阴道，右手持纱布蘸干产妇阴道前后壁及两侧血迹，查看有无损伤及损伤程度。②操作者右手示指、中指进入产妇阴道，紧贴阴道穹，环绕1周，检查阴道后穹有无损伤及损伤程度，必要时检查宫颈有无裂伤及程度。

5.若发现阴道损伤严重或持续出血，则请助手刷手、戴手套，持阴道拉钩分开产妇阴道壁，显露阴道后穹及宫颈，仔细查看损伤部位和程度。

6.如果是手术助产、急产及阴道有持续性鲜红色血液流出时，要注意检查宫颈，操作者持两把宫颈钳夹住产妇宫颈"12点"处，顺时针方向依次查看整个宫颈前唇及后唇，重点检查

"3点"和"9点"处，查看有无损伤及损伤程度。若有损伤，按修复原则缝合损伤部位。

7.准确评估出血量。

8.清洁产妇外阴部，协助产妇舒适体位，给予保暖。

9.清理用物，按垃圾分类处理。

10.脱手套，洗手，记录。

［注意事项］

1.操作前应重新消毒外阴部，严格无菌操作。

2.检查时应向产妇详细解释检查目的，取得配合。

3.检查时动作要轻柔，阴道需显露充分并注意保护隐私。

4.准确判断出血部位，及时缝合止血。

5.检查后做好记录。

（九）会阴局部麻醉及神经阻滞麻醉

［操作前准备］

同接产。

［操作步骤］

1.操作者向产妇解释会阴切开及缝合的目的、意义及配合方法。

2.操作者刷手，穿隔离衣、戴无菌手套，铺消毒治疗巾。

3.会阴冲洗后进行皮肤消毒，用蘸有2%碘酊的长棉签以侧切口为中心，由里向外消毒，消毒范围直径＞10cm，75%乙醇脱碘2次。

4.在助手配合下，二人共同核对药品，抽吸0.5%利多卡因局部麻醉药，连接长针头，排尽注射器内空气。

5.注入麻醉药

（1）局部麻醉：以左侧切为例，术者将左手示指、中指放入胎先露与阴道壁之间，以保护胎儿并指示麻醉的注射位置。右手持抽好麻醉药物的注射器，从左侧坐骨结节与肛门连线中点偏坐骨结节处，沿欲行会阴切开部位的皮肤和皮下组织进针，抽吸无回血后，将麻醉药分层次注入黏膜下、肌层、皮下等手术的局部范围。

（2）阻滞麻醉：术者将左手示、中两指放入阴道内，触清该侧坐骨棘的位置。右手持抽吸好麻醉药物的注射器，在坐骨结节与肛门连线中点偏坐骨结节处注射一皮丘，然后在阴道内手指的引导下，将针头刺向坐骨棘内下方约1cm处穿过骶棘韧带，再进1.5cm，体会到落空感后，停止进针，抽吸无回血后，局部注射麻醉药物，留适量药液于注射器中，向外边撤针边注射药物，直至针头全部退出。麻醉阴部神经数分钟后，即可使会阴肌肉松弛。

6.操作完毕后，处理用物。

7.观察产程进展和胎心情况，决定会阴切开方式。

8.按正常分娩接产或产钳助产。

［注意事项］

1.操作前应向产妇做好解释工作，以取得其配合。

2.使用局部麻醉药的剂量一般不超过40ml。

3.穿刺时，注意针尖不要伤及操作者手及胎儿，每次注药前，先回抽注射器，确认无回血后方可注药，切忌将麻醉药注入血管内。

4.针头穿刺时应找准部位一次成功，避免反复穿刺引起阴道组织血肿或感染。

（十）会阴切开及缝合术

［操作前准备］

操作前环境、人员准备同接产：①操作前评估产程进展和胎心情况，掌握会阴切开指征，签署知情同意书。②物品准备：侧切缝合包（3号包布1个、治疗巾1块、止血钳1把、侧切剪1把、线剪1把、持针器1把、有齿小镊子1把、纱布4块、尾纱1块；可吸收缝合线、丝线、集血器）。

［适应证］

1.在第二产程，根据胎儿情况、产程进展、头盆关系、盆底及会阴条件等，经知情同意，以下情况酌情考虑会阴切开术。

2.初产头位分娩时会阴较紧、会阴体长、组织硬韧或发育不良、炎症、水肿或遇急产时会阴未能充分扩张，估计胎头娩出时将发生Ⅱ度以上裂伤者。

3.曾因会阴原因做过会阴切开术的经产妇，或修补后的瘢痕影响会阴扩展者。

4.产钳助产、胎头吸引器助产或初产臀位经阴道分娩者。

5.巨大儿或早产、胎儿宫内发育迟缓、胎儿窘迫等需减轻胎头受压并尽早娩出者。

6.产妇患心脏病或高血压等疾病需缩短第二产程者。

[操作步骤]

1.操作者向产妇解释会阴切开的目的、意义及配合方法。

2.常规会阴冲洗，胎头拨露时即开始消毒外阴。

3.操作者穿隔离衣、戴无菌手套，铺好无菌治疗巾。

4.行会阴部局部麻醉及阴部神经阻滞麻醉。

5.会阴切开

（1）非阴道助产（术）者做小切口：胎头着冠，待宫缩间歇，示指和中指伸入阴道内置于胎先露与阴道后壁之间，撑起阴道壁，以引导切口方向和保护胎儿先露部，右手持侧切剪以会阴后联合为支点，置入侧切剪一叶，待宫缩高峰会阴体膨隆时，自会阴后联合处开始向左或右斜向45°一次剪开，会阴体高度膨隆时则略向上成60°。注意剪刀切面与会阴皮肤方向垂直，在宫缩时剪开皮肤及阴道黏膜，切口应整齐，内外一致。

（2）根据产妇及胎儿情况选择切开方式及切口大小，一般长度为4～5cm。

（3）会阴正中切开术：自会阴后联合处向肛门方向垂直切开，长为2～3cm。

（4）止血：盐水纱布压迫伤口止血，有活动出血点应立即缝扎止血或用止血钳夹毕止血。待胎儿娩出后羊水流经切口，其中促凝物质可使渗血停止。

6.会阴侧切缝合术

（1）产妇臀下垫集血器，以0.9%氯化钠注射液由内向外，由上向下冲洗外阴及切口，重新更换无菌手套，铺无菌治疗巾（遮住肛门，保持局部区域干燥）。

（2）检查软产道，阴道放入尾纱，暂时阻止流血，检查会阴切口，遵循由外向内，由健侧向患侧的顺序检查有无延伸，阴道壁是否裂伤、有无血肿。

（3）术者左手示指、中指显露阴道黏膜切口顶端，直视下用2-0可吸收缝合线连续或间断缝合。第1针应在裂口顶端以上0.5～1cm处开始间断或连续缝合阴道黏膜及黏膜下组织，距创缘1cm左右，针间距1cm左右，至处女膜内缘处打结，注意将两侧处女膜的切缘对齐。

（4）使用2-0可吸收缝合线间断缝合肌层，不留无效腔。

（5）用75%乙醇消毒切口两侧皮肤，消毒时用纱布遮挡切口，以免造成产妇疼痛。用丝线间断缝合皮肤，针间距1cm，并记录皮肤缝线针数。用镊子对合表皮，防止表皮边缘内卷，影响愈合。或用3-0可吸收缝线行皮下包埋缝合。

（6）缝合结束，取出阴道内尾纱，检查切口缝合及子宫出血情况。

（7）用0.9%氯化钠注射液将切口及周围皮肤擦净。

（8）肛查：检查有无缝合线穿透直肠；双合诊检查有无阴道壁血肿。

（9）清点尾纱、纱布和器械数目。

（10）将产床调节成水平位，帮助产妇放平双腿休息，注意给产妇保暖。做健康宣教：向产妇做护理会阴切口的知识宣教，嘱产妇向健侧卧位，注意局部清洁卫生。

（11）处理用物，分类处理。

（12）脱手套，洗手，记录。

[**注意事项**]

1.严格掌握会阴切开的适应证，操作前向产妇解释会阴切开的目的、意义及操作步骤，签署知情同意书。

2.把握好会阴切开时机，根据宫缩情况决定，在会阴后联合紧张时，估计2～3次宫缩后即可娩出。

3.把握切开角度：剪刀应与皮肤垂直。如会阴高度膨隆，斜切角度在60°左右，否则会因角度过小，而误伤直肠或缝合困难。

4.切口缝合注意：①缝合前仔细检查软产道，应用生理盐水重新彻底清洁切口，更换无菌手套。②缝合时充分显露切口部位行直视下缝合操作，从切口顶端前0.5～1cm处开始缝合，逐层对齐，缝针勿过密，缝线勿过紧，按解剖层次均匀对合，不留无效腔。③尽量减少进出针次数及缝线结头，注意缝针及线切勿穿过直肠黏膜。④缝合术后常规肛查。术毕注意清点纱布和缝针。⑤操作者动作轻柔，操作中要关心产妇。⑥产妇术后尽量采取健侧卧位，注意保持外阴部清洁、干燥，注意观察切口有无渗血、血肿、脓性分泌物、硬结等，如有异常及时通知医师处理。

（十一）按摩子宫

［操作前准备］

1.环境准备　环境安静、整洁，室温26～28℃；屏风遮挡。

2.物品准备　无菌包内置治疗巾，无菌手套1副、无菌治疗巾1块。

［操作步骤］

1.协助产妇排空膀胱，取膀胱截石位；操作者着装规范，洗手、戴口罩。向产妇解释操作目的，取得产妇配合。

2.按摩子宫

（1）单手按摩：操作者用一手置于产妇腹部，拇指在子宫前壁，其余4指在子宫后壁，握住子宫底部，均匀而有节奏地按摩子宫，促进子宫收缩，是最常用的方法。

（2）双手按摩：操作者一手在产妇耻骨联合上缘按压下腹中部，将子宫底向上托起，另一手握住宫体，使其高出盆腔，在子宫底部有节律地按摩子宫。同时，双手配合，间断地用力挤压子宫，使积存在子宫腔内的血块及时排出。

（3）腹部-阴道双手压迫按摩：消毒产妇会阴部，铺无菌巾，操作者刷手后穿手术衣、戴无菌手套。操作者一手进入产妇阴道，握拳置于阴道前穹，顶住子宫前壁，另一手在腹部按压子宫后壁，使宫体前屈，两手相对紧压并均匀有节律地按摩子宫，至子宫恢复有效收缩，或遵医嘱同时给予缩宫素，出血减少时停止。

3.计量阴道出血量，观察出血颜色及性状。

4.将产妇恢复舒适体位，清理用物，分类处理。

5.脱手套，洗手，记录。

[**注意事项**]

1.行按摩子宫前，应协助产妇排空膀胱，必要时行导尿术。

2.按摩子宫的手法应正确，用力均匀，同时应严密观察产妇生命体征、子宫收缩、阴道出血情况。

3.按摩持续时间视子宫收缩情况而定，同时评估阴道出血量，如出血量多时及时通知医师到场处理。

4.按摩同时，应明确子宫收缩不良及产后出血的原因，不可盲目按压以免延误病情。

三、阴道手术产配合

（一）产钳助产术护理配合

[**操作前准备**]

同接产。

[**操作步骤**]

以正枕前位低位产钳为例，术者为产科医师，助手为助产士

1.术者向产妇及其家属交代病情，签署知情同意并签字。术者用消毒油纱涂手部，助手用油纱涂抹产钳的钳叶部。

2.术者行阴道检查判断胎位及是否存在头盆不称，确诊可由阴道分娩者并充分评估产妇会阴的弹性，酌情做会阴切开。

3.放置产钳：术者左手执笔式握持左钳柄，右手四指放入阴道左侧胎头与阴道壁之间，左手持产钳沿右手掌面将左叶产钳放

入手掌与胎头之间，使左钳叶置于胎头左侧面，一边推进一边将钳柄变为水平位方向，助手将此叶钳柄握持固定。术者右手持握右叶钳柄，方法相同，左手四指伸入胎头与阴道壁之间，引导右钳叶滑行至胎头右侧方，达左钳叶对应的位置，助手将产钳左叶钳柄交与术者。

4. 产钳扣合：术者判断产钳是否放置正确，如钳叶放置适当，则锁扣容易扣合，锁柄自然扣合。如扣合困难或不能扣合则产钳放置位置不当，应寻找原因，进行调整，以移动右叶来适应左叶，直至扣合为止，必要时重新操作，不能强行扣合，以免损伤胎儿。

5. 检查：放置完毕，术者查明产钳与胎头之间无软组织或脐带夹入。

6. 牵引：①宫缩时术者双手握住钳柄顺应骨盆轴方向向外、向下缓慢牵拉，助手保护会阴；②当胎头枕骨粗隆到达耻骨联合下方时，术者逐渐将钳柄向上移动，使胎头逐渐仰伸；③一次宫缩不能娩出胎头时可稍放松产钳锁扣，等待下次宫缩；④在此过程中，助手左手控制胎头娩出速度，右手保护逐渐膨隆的会阴组织，在操作中二人要密切配合。

7. 取下产钳：当胎头额部越过阴道口时，术者先取出右叶产钳，在宫缩时术者使用产钳左叶协助胎头娩出，助手注意保护会阴，指导产妇屏气用力，并控制胎头娩出速度。

8. 胎儿娩出：助手继续保护会阴，术者协助胎儿进行复位、外旋转，然后顺序娩出胎儿前肩、后肩及全部胎体。注意观察有无肩难产的征象。

9. 胎儿娩出后如无呼吸或喘息，需助产士与儿科医师配合进行新生儿窒息复苏及复苏后的护理。

[**注意事项**]

1. 术前需查清胎位，正确放置产钳。

2. 牵拉产钳时用力要均匀，速度不要过快，也不能将钳柄左右摇晃。当胎头额部露出时应停止用力，正确取下产钳。

3. 助手应与术者密切配合，做好会阴保护，以免造成严重的会阴撕裂伤。

4.胎盘娩出后，应仔细检查宫颈有无裂伤，侧切切口及会阴等处有无延裂。

5.胎儿娩出后请儿科医师为其查体。

（二）胎头吸引术护理配合

[操作前准备]

1.环境及人员准备　同接产。

2.物品准备　胎头吸引器、电动吸引器、无菌油纱布、新生儿复苏用品。

[操作步骤]

（术者为医生，助手为助产士）

1.术者行阴道检查判断胎位及是否存在头盆不称，确诊可由阴道分娩者并充分评估产妇会阴的弹性，酌情做会阴切开。

2.安置吸头器：①助手用无菌油纱布均匀涂抹吸头器（吸头罩杯）；②术者左手分开两侧小阴唇，显露阴道外口，以左手中指、示指掌侧向下撑开阴道后壁，右手持吸引器将吸头器向下放入阴道后壁前方，然后左手中、示指分开阴道壁右侧，将吸头器右侧缘滑入阴道内；③然后手指转向上提拉阴道壁，使吸头器上缘滑入阴道内；④最后拉开左侧阴道壁，使吸头器完全滑入阴道内并与胎头顶部紧贴，使吸头器中心点位于俯屈点（后囟前3cm），避开囟门。

3.术者抽吸负压将吸引器牵引柄气管上的橡皮管与电动吸引器的橡皮管连接，开动吸引器抽气。一般情况选用400mmHg负压，胎头位置低可用300mmHg负压，胎头位置高或胎儿较大，估计分娩困难者可用450mmHg负压。

4.术者牵引先用右手中、示两指轻轻握持吸引器的牵引柄，左手中、示两指扶持住胎头枕部，轻轻缓慢用力试牵引，了解吸引器与胎头是否衔接良好、是否漏气。

5.助手左手控制胎头娩出速度，右手保护逐渐膨隆的会阴组织，术者牵引应在宫缩时进行，先向下、向外协助胎头俯屈下降，当胎头枕部抵达耻骨联合下方时向上、向外牵引，使胎头逐渐仰伸直至双顶径娩出。在宫缩间歇应停止牵引，但应保持吸引器不随胎头回缩。此过程中助产士要与医师密切配合操作，以协助胎头顺利娩出。

6.当胎头娩出后，术者拔开橡皮管或放开气管夹，消除吸引器内的负压，然后取下吸头器，然后按正常分娩机转娩出胎儿。

7.胎儿娩出后如无呼吸或喘息，助产士与儿科医师配合进行新生儿窒息复苏及复苏后的护理。

[**注意事项**]

1.抽气应缓慢，胎头形成产瘤后再牵引，并避开囟门。

2.牵引时间不超过20min。

3.牵引发生脱滑时，应寻找原因，滑脱3次者需改为产钳术或剖宫产。

4.术后仔细检查软产道有无损伤，新生儿立即请儿科医师检查并肌内注射维生素K_1。

5.面先露及其他非顶先露、极早早产儿、胎儿凝血功能异常、估计为巨大儿、最近进行过头皮采血者不宜使用胎头吸引助产术。

（三）肩难产护理配合

胎头娩出后，胎儿前肩被嵌顿在耻骨联合上方，用常规助产方法不能娩出胎儿双肩，称为肩难产。分娩时，缩短胎头胎肩娩出的间隔，是新生儿能否存活的关键。

[**操作前准备**]

同接产。

[**操作步骤**]

1.接产者发现胎肩娩出困难时，立刻请求援助，一旦诊断为肩难产，立即通知有经验的产科医师、麻醉医师、助产士和儿科医师到场援助。条件允许的情况下，接产者可进行会阴切开或加大切口，以增加阴道内操作空间。

2.屈大腿法（McRoberts法）：台下助产士或医师两人分别

协助产妇双腿屈曲尽可能贴近腹部，减小骨盆倾斜度，使腰骶部前凹变直，骶骨位置相对后移，骶尾关节稍增宽，使嵌顿在耻骨联合上方的前肩自然松解，同时适当用力向下牵引胎头而娩出前肩。

3.耻骨上加压法：在产妇耻骨联合上方触到胎儿前肩部位并向后下加压，使双肩径缩小，同时台上助产者牵拉胎头，两者相互配合持续加压与牵引，需注意不能用暴力。经过以上操作方法，超过40%的肩难产得以成功解决。

4.旋肩法（Rubin法、Woods法、反Woods法）：①接产者（医师）以示、中指伸入阴道，紧贴胎儿前肩的后部施力于肩胛骨，令肩膀内收并旋转到骨盆出口斜径上（Rubin法），或从前方进入胎儿的后肩的前方轻轻将肩推向后方，结合Rubin操作两手各作用于一只肩膀协同旋转（Woods法）。②助手协助将胎头同方向旋转。当后肩逐渐旋转至耻骨联合下方时娩出，助产士协助保护会阴。如娩肩失败，可行反Woods手法，左手的示指、中指置于前肩前方，右手的示指、中指置于后肩后方，试行胎肩旋转，如胎肩可旋转至180°，则胎儿后肩可露于耻骨联合下方，从而娩出胎肩。

5.牵后臂法：接产者的手沿骶骨伸入阴道，握住胎儿后上肢，使其肘关节屈曲于胸前，以"猫洗脸"的方式牵出后臂，继而娩出后肩，使前肩松解，使胎儿娩出。切忌抓胎儿的上臂，盲目牵拉，以免肱骨骨折，操作同时助产士保护会阴。操作时胎背在母体右侧用右手，胎背在母体左侧用左手牵拉后臂。

6.四肢着地法：2～3名医师和助产士协助产妇翻转至双手和双膝着地，利用重力作用或这种方法产生的骨盆径线的改变，可能会解除胎肩嵌顿状态。在使用上面的操作方法时，也可考虑使用此体位。

当以上方法均无效时，最后的方法包括胎头复位法（Zavanelli法）、耻骨联合切开、断锁骨法。

[**注意事项**]

1.产前充分评估是否存在发生肩难产的高危因素，如巨大儿、既往有肩难产史、妊娠期糖尿病、过期妊娠、产妇骨盆解剖结构异常等。

2.产时需要警惕第一产程活跃期延长、第二产程延长伴"龟缩征"（胎头娩出后，胎颈回缩，胎儿颏部紧压会阴，胎肩娩出受阻）、使用胎头吸引器或产钳助产（容易发生肩难产）。

3.反复屈大腿会增加胎儿臂丛神经损伤风险，亦有导致产妇耻骨联合分离的风险，因此操作中应避免产妇反复屈大腿及髋关节过度屈曲、外展。

4.在处理肩难产的整个操作过程中，因增加腹压会加剧胎肩嵌顿，因此，禁止加腹压；同时，嘱产妇做"哈气"动作，停止屏气用力。娩肩过程中避免强行牵拉胎头，造成胎儿颈部损伤。

（四）臀位助产术护理配合

[操作前准备]

同接产。

[适应证]

1.死胎或估计胎儿生后难以存活者。

2.具备以下条件：①孕周≥34周；②单臀或完全臀位；③估计体重2000～3500g（尤适合于经产妇）；④胎头无仰伸；⑤骨产道及软产道无异常；⑥无其他剖宫产指征者。

3.无禁忌证且孕妇及其家属要求者。

[禁忌证]

1.骨盆狭窄或软产道异常。

2.足先露。

3.估计胎儿＞3500g。

4.超声检查见胎头仰伸者、提示脐带先露或隐性脐带脱垂者。

5.妊娠合并症或并发症，如重度子痫前期。

[操作步骤]

（完全或不完全臀位先露助产方法，术者为医师，助手为助产士）

1.持续电子胎心监护，建立静脉通道，必要时备血，取得产妇及其家属同意并签字。

2.当胎儿下肢露于阴道口时，术者用无菌治疗巾盖住阴道口及胎臀，并用手掌堵住，防止胎足过早脱出。宫缩时指导产妇正确屏气，多次宫缩后可使胎臀下降，充分扩充宫颈和阴道，至堵臀的手掌感觉到有足够大的冲力时准备助产。

3.在宫口开全后，会阴膨隆明显，堵臀手掌感觉到冲力很大，胎儿粗隆间径已达会阴时，助产士刷手上台，遵医嘱行会阴侧切，右手注意适时保护会阴，由医师娩出胎臀及下肢。

4.娩出胎肩

（1）术者用治疗巾包裹住胎儿下肢及臀部，避免胎儿受冷空气刺激引起呼吸致羊水和黏液过早吸入。

（2）术者将双手拇指放在胎儿背部髂骨边缘上，其余四指放在臀部侧方，紧握胎儿臀部慢慢转动，骶左前向左侧、骶右前向右侧转动，使双肩径落于骨盆出口前后径上。边旋转边向下牵引至胎儿脐部露于阴道口外，将脐带轻轻向外牵引出一段，以免脐带绷得过紧影响胎儿循环。

（3）向外向下牵引胎儿躯干的同时，操作者下蹲，向下、向外牵引，使胎儿前肩部分显露于耻骨联合下。用左手的示指和中指顺胎肩滑至胎儿肘关节，并将其钩住使上肢紧贴胎儿胸部，顺势牵拉娩出胎儿前臂。切勿钩住肱骨、尺骨和桡骨，以免造成长骨骨折。

（4）术者继续用左手拇指、示指及中指将胎儿双足紧紧钳住提起胎体，并将胎体尽量提举，胎儿后肩显露于阴道口，再依前法娩出后肩，待双臂娩出后轻压致前肩娩出，轻抬后肩娩出。

（5）此过程中，台上助产士用盐水纱布覆盖侧切伤口减少伤口显露时间，右手在会阴膨隆位置呈保护状放好，不加压用力，至胎头大径通过阴道口时，注意保护会阴，避免严重的裂伤。

5.娩出胎头：术者将胎背转至前方，使胎头矢状缝和盆骨出口前后径一致，台下医师在母体耻骨联合上方加压，使胎头俯屈入盆，助手用右手大鱼际向内向上方向保护膨隆的会阴组织，协助术者用下述两种方法之一娩出胎头：①胎头枕骨达耻骨联合下方时，将胎体尽量向母亲腹部方向上举，胎头即可娩出。②后出头法：将胎体跨骑在术者左前臂上，术者左手示指、中指放在胎儿的鼻翼两侧，术者右手中指压低胎头枕部使其俯屈，示指及中指置于胎儿颈部两侧，向下牵拉，同时助手在产妇下腹正中向下施以适当压力。当胎儿枕部位于耻骨弓下时，逐渐将胎体上举，以枕部为支点，使胎儿下颌、口、鼻、眼、额相继娩出，此时胎儿全部娩出。

[注意事项]

1.臀位阴道分娩时，要求有足够的产力。臀位易发生宫缩乏力，尤其是单臀位，可遵医嘱酌情加缩宫素静脉滴注。

2.压迫法"堵臀"必须充分但不可过度，臀部抵达阴道口时可行麻醉和会阴侧切。

3.娩出胎头时应按分娩机转进行，不可暴力牵拉，必要时用后出头产钳术。

4.胎儿脐部娩出至胎头娩出时间不可超过8min，以免胎儿和脐带在产道长时间受压而缺氧。

（李广隽　王　静　韩翠存）

第10章 新生儿护理及喂养技术操作规范

第一节 新生儿护理技术操作规范

一、新生儿娩出后即时护理

1.新生儿初步复苏 胎儿娩出后助产士评估新生儿反应好，将其轻柔地放在产妇腹部的无菌治疗巾上，迅速擦干头部、躯干及四肢全身的羊水和血迹，撤掉湿巾；如仍无呼吸给予触觉刺激诱发呼吸（快速摩擦新生儿背部或轻弹足底）。新生儿大声啼哭，表示呼吸道通畅，接产者用手触摸脐带，待脐带血管停止搏动后初步断脐。如新生儿无呼吸或喘息应立即断脐，将新生儿放置在辐射台上进行复苏。

2.新生儿皮肤接触 初步复苏后，与母亲确认性别，同时将新生儿蛙式趴于产妇腹部，戴好小帽子，进行皮肤接触，将襁褓或婴儿棉被盖于新生儿身上。鼓励母亲多搂抱新生儿，并注意新生儿安置的角度能使新生儿与母亲有目光接触。

3.Apgar评分 于出生后1min、5min、10min各评1次，分别按新生儿心率、呼吸、肌张力、喉反射、肤色5项评分，以判断新生儿出生后情况及新生儿窒息程度。

二、新生儿复苏

[操作前准备]

（产前评估、组成团队、任务分配）

1. 人员准备　每次分娩现场至少有一位熟练新生儿复苏技术的人员在场；如果产妇或胎儿存在高危因素，应提前通知儿科医师到场做好新生儿复苏准备。多胎分娩时或特殊情况等，应提前安排更多的复苏人员到场。

2. 环境准备　产妇即将分娩，助产士应关闭门窗、减少人员走动，室温调节到26 ～ 28℃（包括空调温度应调高），新生儿辐射台提前打开预热（足月儿室温调节到32 ～ 34℃，早产儿室温需要调节到能使新生儿腕部皮肤温度达36.5℃）。

3. 物品准备和检查　见表10-1。

表10-1　新生儿复苏物品准备

复苏措施	复苏物品和设备
保暖	预热新生儿辐射台、毛巾、帽子等
清理呼吸道	吸球、胎粪吸引管、低压吸引器
听诊	听诊器
通气	氧流量10L/min、正压通气设备（复苏气囊或足月儿和早产儿面罩T-组合复苏器
气管插管	喉镜、0号和1号叶片、各型号气管插管、金属导丝（需要时）、防水胶布、剪刀
药物	1：10 000的肾上腺素、0.9%氯化钠注射液、脐静脉导管和给药所需物品

[操作步骤]

1. 初步评估和初步复苏

（1）新生儿出生后首先评估：孕周、羊水性状、是否有呼吸或哭声、肌张力好不好，如果没有呼吸或喘息、肌张力不好，即刻按照复苏流程进行复苏。

（2）将新生儿仰卧在辐射台上，垫肩垫（使其呈鼻吸气位）、清理气道（必要时，先吸口后吸鼻）、彻底擦干、撤掉湿巾、重新摆正体位，如果新生儿没有呼吸给予触觉刺激1～2次。

（3）评估新生儿呼吸、心率（助手听6s心率）。

2. **正压通气和矫正通气步骤**

（1）经过初步复苏，如果新生儿没有呼吸或喘息、每分钟心率＜100次，开始使用复苏气囊或T-组合复苏器正压通气30s，保持每分钟通气频率在40～60次。

（2）助手在正压通气开始时将脉搏血氧饱和度仪探头安置在新生儿右手腕部。

（3）正压通气30s后评估心率：①每分钟心率≥100次，停止正压通气，继续监测新生儿生命体征；②每分钟心率为60～99次，开始矫正通气步骤，之后再做30s正压通气；③每分钟心率＜60次，立即气管插管下正压通气加胸外按压。

（4）矫正通气步骤，包括摆正体位（鼻吸位）、清理气道（必要时）、使新生儿张开口、重新密闭面罩于新生儿面部、适当调节压力。

3. **气管插管和胸外按压**　在有效的正压通气之后，每分钟心率＜60次，立刻气管插管（气管插管下正压通气）和胸外按压（这时需两人操作，一人负责正压通气，一人负责胸外按压）。胸外按压首选拇指法，持续按压45～60s，评估心率。

4. **使用药物**　胸外按压后评估心率，如果每分钟心率＜60次时，在继续正压通气和胸外按压同时给予1：10 000的肾上腺素。①气管导管内给药，遵医嘱按照0.3～1ml/kg计算；②脐静脉给药按照0.1～0.3ml/kg计算。给药后，继续正压通气和胸外按压，并观察脉搏血氧饱和度仪显示的数据（或听诊心率）。每分钟心率＞60次，停止胸外按压，继续正压通气；每分钟心率≥100次，停止正压通气，根据新生儿是否达到血氧饱和度目标值决定是否继续给氧或降低给氧浓度。

[注意事项]

1.助产人员要熟悉新生儿复苏流程，在需要复苏时能够立刻开始复苏并与医师很好配合。

2.复苏时按照新生儿复苏流程进行，不得跳跃流程步骤。

3.新生儿出生之前，要将所有新生儿复苏物品准备到分娩现场并保证备用状态。

4.复苏过程中动作轻柔、操作规范，避免新生儿受伤。

5.新生儿复苏结束后，继续监测新生儿生命体征，必要时遵医嘱转入新生儿监护病房。

三、新生儿体重测量

（一）新生儿出生体重测量

[操作前准备]

1.环境准备　产房或手术室，室温26～28℃，光线充足。

2.人员准备　护士六步洗手，戴口罩、手套。

3.物品准备　新生儿体重秤、治疗巾或棉质毛巾、分娩记录单、新生儿记录单、快速手消毒液。

[操作步骤]

1.体重秤上垫治疗巾或棉质毛巾，开启开关，置"0"，准备测量。

2.双手托住新生儿，安全置于体重秤中，右手伸开至新生儿身体最近处，呈保护动作，数字显示稳定后记清显示的数据。

3.核对腕带确认产妇姓名、病案号及新生儿性别后，系腕带。及时给新生儿穿好衣服保暖，妥善安置新生儿。

4.将体重记录于分娩记录单、新生婴儿记录单上。

[注意事项]

1.每周对体重秤进行校验，保证体重测量准确。

2.测量体重过程中注意为新生儿保暖。

3.动作轻柔且保证新生儿安全，如新生儿哭闹，需安抚后安静状态测量，保证数据准确。

4.每周体重秤要清洁消毒，称重时如遇血渍或大小便污染，随时清理并用75%乙醇擦拭消毒。

（二）母婴同室新生儿体重测量

[**操作前准备**]

1.环境准备　安静、整洁，室温24～26℃，光线充足。

2.人员准备　护士六步洗手。

3.物品准备　新生儿体重秤、一次性纸垫、护理车、记录本、快速手消毒液。

[**操作步骤**]

1.携用物至新生儿床旁，向产妇说明情况，取得产妇理解与配合。

2.核对新生儿腕带与母亲腕带信息，包括母亲姓名、病案号及确认新生儿性别。

3.体重秤上铺一次性纸垫，开启体重秤，数字显示为0，准备测量。

4.双手托起新生儿（外穿薄衣服），安全置于体重秤中，数字显示稳定后记清数据。

5.将新生儿放回新生儿床单位（婴儿床）。

6.新生儿体重数据为测量值减去所穿衣物及尿布的重量（约200g）。

7.测量后，核对母亲姓名、病案号及新生儿性别，并告知母亲新生儿体重值。

8.快速手消毒液擦手，准确记录。

[**注意事项**]

1.每日固定时间测量体重，避免出现偏差。

2.如遇新生儿哭闹不安时，安抚后再进行测量。

3.称重过程中，保证新生儿安全，防止着凉和意外事故。

4.每周体重秤擦拭消毒，并校验。

（三）NICU患儿体重测量

[**操作前准备**]

1.环境准备　室温24～26℃。

2.人员准备　护士六步洗手，戴口罩、手套。

3.用物准备　新生儿体重秤、手套、一次性纸垫、湿纸巾、记录本、快速手消毒液。

[操作步骤]

1.推用物至患儿床旁，戴手套，核对腕带信息、母亲姓名及患儿性别、病案号。

2.轻柔脱去患儿衣服及纸尿裤。

3.体重秤上铺一次性纸垫，开启体重秤，数字显示为0，准备测量。双手轻轻托住患儿，安全置于体重秤上，右手伸开至患儿身体最近处，呈保护动作；数字显示稳定后记清数据，如高于或低于前次体重50g，均需复称，评估体重情况再进行记录，再次核对腕带信息。

4.患儿安全放回床单位，及时穿好衣服保暖。

5.再次核对母亲姓名及患儿性别、病案号，脱去手套。

6.快速手消毒液消毒双手，准确记录。

[注意事项]

1.每周体重秤校验，保证测量准确。

2.注意室温及保暖。

3.称重过程中动作轻柔且保证患儿安全。

4.保证测量数据准确，患儿哭闹需安抚后，安静状态测量，保证数据准确；如体重较前次高于或低于50g，需复称评估。

5.为婴儿称体重时要一称一纸垫，防止交叉感染。

6.每日晨间护理后消毒湿巾擦拭消毒体重秤，备用。

（四）儿科门诊婴儿体重测量

[操作前准备]

1.环境准备　室温24～26℃。

2.人员准备　护士六步洗手，测量人员如患上呼吸道感染时应戴口罩，安全摆放体重秤于操作台稳妥位置，开启并检查能否正常使用。

[操作步骤]

1.与婴儿家长核对婴儿姓名及性别，取得理解与配合；安排婴儿家长陪伴婴儿，安抚婴儿安静配合。

2.轻柔脱去婴儿最外层较厚重衣物，留下贴身较薄内衣，抱起婴儿安全置于体重秤中，记清显示数据。

3.测量后，将婴儿安全抱出体重秤，及时协助穿好衣物保暖。

4.估计婴儿贴身衣物重量，计算实际体重。

5.再次与家长确认婴儿姓名、性别，准确记录。

[注意事项]

1.每周体重秤校验，保证准确测量。

2.保证婴儿安全，体重秤摆放于操作台稳妥位置，称重中安排家长陪伴便于安抚，防止发生意外。

3.称重后及时为婴儿穿好衣服，防止着凉。

4.每个婴儿称重时，均使用一次性纸垫，防止交叉感染。

四、新生儿身长测量

（一）新生儿出生后身长测量

[操作前准备]

1.环境准备　室温26～28℃。

2.人员准备　护士六步洗手，戴口罩、手套，检查量床标尺刻度是否清晰。

[操作步骤]

1.核对母亲腕带信息，包括母亲姓名、病案号。

2.双手托起新生儿轻稳安放于测量床中，保持新生儿面部朝上，两耳在同一水平。

3.测量者站于新生儿右侧，左手握住新生儿两膝，使新生儿两下肢互相接触并紧贴于床板上，右手伸直手掌顶住新生儿双足跟部，手指指向测量刻度。

4.读数时手掌顶住新生儿足底，手指伸直，指向刻度，读取刻度精确到0.1cm。

5.再次核对新生儿腕带信息，准确记录于分娩记录单。

[注意事项]

1.测量中"三贴"，注意使新生儿头部尽量贴合床板，两膝紧贴尽量使腿部伸直，足跟贴和测量者手掌。

2.测量尺刻度磨损，应及时更换新品。

（二）儿科门诊婴儿身长测量

[操作前准备]

1.环境准备　室温24～26℃。

2.人员准备　测量人员洗手，戴口罩。

3.物品准备　检查标准量床能否正常使用，包括床体有无裂缝，头板是否与底板成直角，足板是否歪斜；测量床安全放置于操作台上。

[操作步骤]

1.采用卧位测量法，核对婴儿姓名、病案号、婴儿性别。

2.允许婴儿家长陪伴，便于安抚，婴儿着单衣，轻稳安放于测量床底板中线上，请婴儿家长协助固定婴儿头部，使其接触头板（婴儿面部朝上，两耳在同一水平）。

3.测量者位于婴儿右侧，左手握住两膝，使双下肢互相接触并紧贴于底板，右手移动足板，使其接触两足跟部。

4.读数时双侧刻度的量床，注意两侧读数一致；若用无围板的量床或携带式量板，应注意足板底边与量尺紧密接触，使足板面与后者垂直，读刻度精确到0.1cm。

5.再次核对婴儿姓名、性别，准确记录测量数据，并告知婴儿家长测量结果。

[注意事项]

1.保证准确测量，需两人配合并严格核对。

2.测量中"三贴"，注意头部贴合头板，两膝紧贴底板，足跟贴足板。

3.量板裂缝或刻度磨损，应及时更换新品，保证测量准确无误。

五、儿科门诊婴儿头围测量

[操作前准备]

1. 环境准备 室温24 ～ 26℃。

2. 人员物品准备 测量人员洗手、戴口罩，准备标准软尺1根。

[操作步骤]

1. 与婴儿家长确认婴儿及性别。

2. 与婴儿家长沟通使其配合测量顺利进行。

3. 让婴儿家长怀抱婴儿，取立位、坐位或仰卧位。

4. 确定眉毛的最高点眉弓。

5. 测量者左手拇指将软尺零点处固定于头部右侧齐眉弓上缘处，右手持软尺从头部右侧经过枕骨粗隆最高点回至零点，读数精确到0.1cm。

6. 再次核对婴儿姓名、性别，准确记录于体检报告单上。

[注意事项]

1. 测量时，软尺应紧贴皮肤，手势不能过松或过紧，影响数据准确性。

2. 需要婴儿家长协助，保证婴儿安静时测量，或协助固定头部进行测量，避免误差。

3. 如婴儿头发较长，应将头发在软尺通过处上下分开，保证准确测量。

4. 量尺破损或数字显示不清需及时更换新尺。

六、新生儿皮肤护理

（一）NICU患儿擦浴

[适应证]

体重＜2000g、病情不稳定、保静不适合沐浴的患儿应用。

[操作前准备]

1.环境准备　安静、整洁，室温26～28℃。

2.用物准备　润肤油，柔湿巾或小毛巾，清洁衣物，纸尿裤。

3.人员准备　护士六步洗手，戴口罩、手套。

[操作步骤]

1.携用物至床旁。

2.核对患儿腕带信息，包括患儿母亲姓名、患儿病案号及性别。

3.称体重后，将患儿放置于铺好棉质清洁方巾的床单位中，评估全身皮肤情况，用无菌治疗巾包裹身体。

4.将润肤油预热至39℃左右，用柔湿巾蘸适量润肤油。

5.按顺序擦浴：面部（额头、脸颊、口周、下颌）→颈部→胸腹部；显露对侧肢体，擦上肢及手→再显露近侧肢体，擦上肢及手→遮盖保暖→下肢、足部→翻身擦后背→最后会阴、臀部。

6.擦浴完毕更换床单位及干净衣物。

7.皮肤干燥或生理性脱皮者，外涂润肤乳液。

[注意事项]

1.擦浴时动作轻柔，已擦浴的身体部位盖好棉无菌治疗巾后，再擦拭另一侧，注意遮盖保暖。

2.擦浴时遵循由上到下原则，注意女婴会阴部用湿巾由上而下轻轻擦拭。

3.操作过程中，注意观察患儿反应、呼吸等生命体征变化及全身皮肤情况。如遇异常应停止操作，通知医师检查患儿。

4.操作过程中，注意与患儿有语言的交流。

（二）母婴同室新生儿沐浴

[操作前准备]

1.环境准备　环境整洁，关闭门窗，保持室温26～28℃。

2.物品准备　浴盆，新生儿衣服、尿布，清洁方巾、大小毛巾、无刺激性新生儿浴液、消毒棉签、75%乙醇、新生儿爽身粉、体重秤、水温计。

[操作步骤]

1.评估新生儿身体状况、哺乳时间。

2.操作人员衣帽整洁（袖子上挽至肘部）、摘下腕表、修剪指甲、洗手。

3.准备沐浴水，水温37～38℃或以前臂内侧试水温感觉较暖即可。

4.携用物至产妇床旁，告知产妇操作目的。

5.关闭门窗、检查室温。

6.将新生儿的大毛巾铺好，更换的清洁衣服摆好。

7.与产妇核对新生儿腕带信息，脱去新生儿衣服（保留纸尿裤），检查全身皮肤情况后，用清洁方巾包裹新生儿全身。①洗头面部：护士以左前臂托住新生儿背部，左手托住其头部，将新生儿下肢夹在左腋下清洗面部；将新生儿头部枕在护士左手腕上，用拇指和中指堵住双耳再洗头，小毛巾擦面部和头部。②解开包布，撤去纸尿裤后，操作者以左前臂托住新生儿头颈，握住左肩部，右手托住臀部，握住右大腿根部，轻轻放入水中，依次清洗：颈部→上肢→前胸→腹部→腹股沟→下肢→背部→臀部→外生殖器。

8.沐浴完毕，将新生儿抱至大毛巾上，轻轻蘸干全身，用75%乙醇棉签擦拭脐带根部。

9.将新生儿抱至清洁衣物上。在颈下、腋下、腹股沟处涂抹爽身粉，穿好衣服、纸尿裤，妥善安置。

[注意事项]

1.保持室温、水温适宜，沐浴环境必须舒适、无风无尘。

2.沐浴时间应在新生儿吃奶后1h。

3.沐浴时，沐浴液不要直接涂抹在新生儿皮肤上，需在水中混匀后使用。

4.沐浴时应注意观察新生儿全身情况，观察皮肤是否有干燥、发绀、斑点、皮疹、脓疮、黄疸等情况；脐部有无红肿、分泌物及渗血，发现异常情况及时通知医师处理。

5.沐浴时动作轻柔，注意保暖，避免新生儿受凉及误伤。

6.沐浴时勿使水进入新生儿耳、鼻、口、眼内。

7.如分娩过程中疑有或确诊锁骨骨折的新生儿，遵医嘱停止沐浴。

（三）新生儿抚触

[操作前准备]

1.环境准备　环境整洁，关闭门窗，保持室温26～28℃。

2.物品准备　抚触台、一次性尿布、湿纸巾、小棉被、润肤油。

[操作步骤]

1.操作人员衣帽整洁、修剪指甲，温水六步洗手。

2.携用物至产妇床旁，告知产妇操作目的。

3.关闭门窗、检查室温。

4.与产妇核对新生儿信息，脱去新生儿衣服（保留纸尿裤），核对产妇腕带和新生儿腕带信息，检查新生儿全身皮肤情况，如有无破损、红斑、红疹、干燥、脱皮、发绀、黄疸及程度等情况。

5.打开尿布，检查是否有大小便，如有，及时清洁臀部并更换尿布。

6.抚触顺序：面部→头部→胸部→腹部→上肢→下肢→背部→臀部。

（1）面部和头部：①眉心——两手拇指的指腹交替轻轻触及。②额头——两手拇指的指腹从额头中间向两侧推。③下颏——两手拇指指腹从下颏部中央向两侧并向上滑行至耳前，使上下唇形成微笑状。④头部———只手托头的一侧，另一只手的四指指腹（除拇指）从前额的发际抚向头部后，避开囟门；最后，示指、中指分别在耳后乳突部轻压一下。换手，同法抚触头部的另半部。

（2）胸部：两手分别从胸部的外下方（两侧肋下缘）向对侧上方交叉推进至两侧肩部，在胸部划一个大的交叉，避开新生儿的乳腺。

（3）腹部：示指、中指依次从新生儿的右下腹至上腹向左下腹移动，呈顺时针方向，在腹部画一个半圆，避开新生儿胃部、脐部和膀胱。

（4）四肢：①两手交替抓住新生儿的一侧上肢从上臂至手腕轻轻滑行，然后在滑行的过程中从近端向远端分段挤捏。对侧及双下肢做法相同。②手：用拇指指腹从新生儿掌面向手指方向推进，示指、中指放在新生儿手背向手指方向推进，并抚触到每个手指。③足：用拇指指腹从新生儿足跟向足趾方向推进，示指、中指放在新生儿足背上向足尖方向推进，并抚触到每个足趾。

（5）背部和臀部：以脊椎为中分线，双手分别平行放在脊椎两侧，往相反方向重复移动双手，从背部上端开始逐步向下渐至臀部，最后由颈后沿脊椎抚触至骶部、臀部。

［注意事项］

1. 根据新生儿状态决定抚触时间，一般时间为10～15min。

2. 注意新生儿饥饿或进食后1h内不能做，每天1～2次，建议最好在沐浴后进行。

3. 抚触者应温水洗净双手，润肤露适时润滑双手后再进行抚触。

4. 抚触进行到任何阶段，如新生儿出现以下反应，哭闹、肌张力提高，神经质活动、兴奋性增加，肤色出现变化等，应停止抚触，如持续1min以上应完全停止抚触。

5. 抚触全身使新生儿皮肤微红，并注意与新生儿进行目光和言语的交流。

七、新生儿相关疾病筛查

（一）新生儿疾病筛查取足跟血

［操作前准备］

1. 环境准备　病室安静整洁，室温22～24℃，关闭门窗、光线充足。

2.**物品准备**　治疗车、75%乙醇、棉签、胶布、采血针头、采血卡片、锐器盒、医疗垃圾盒、生活垃圾盒、快速手消毒液。

[操作前步骤]

1.操作人员衣帽整洁，六步洗手、戴口罩。

2.评估新生儿状况，包括出生时间、哺乳次数、采血部位、皮肤情况等。

3.推治疗车携用物至产妇床旁，告知产妇操作目的。①取标本卡片，与产妇核对新生儿腕带信息，出生时间、开奶时间；②核对标本卡片与腰牌的出生时间是否一致，标本卡片上产妇姓名、病案号、性别是否与腕带一致，同时观察采血部位皮肤情况。

4.新生儿取头高足低位，采血前按摩新生儿足跟部，以采血点为中心，用75%乙醇棉签消毒采血部位，待乙醇自然挥发干后再开始采血。使用一次性采血针刺足跟选定部位，第1滴血应用干棉签擦除，从第2滴血开始采集。

5.距针刺部位周围较大范围处挤压（勿挤压和揉搓针眼处），挤压出足够大血滴，将滤纸片接触血滴（勿接触周围皮肤），使血滴自然渗透至滤纸背面。

6.采血后用干棉签轻压采血部位，胶布固定。再次核对新生儿腕带与标本卡片的信息是否一致。

7.整理好新生儿衣物，置舒适体位。告知产妇或其家属给新生儿采足跟血的注意事项。

8.洗手、记录、签字。

9.推车至治疗室，将采好的血标本卡片放于清洁空气中自然干燥，处理用物后洗手。待卡片干后，放于封口塑料袋内，保存于4℃冰箱中。

[注意事项]

1.认真核对采血时间，要求在出生后充分哺乳72h后进行。

2.正确选择采血部位，禁止在足跟中心部、足弓部位、曾经采血的针刺部位、水肿或肿胀部位、后足跟弯曲部位、手指部位采血。

3.采血针刺入深度＜3mm，血斑直径必须达到1cm。

4.禁止在一个滤纸采血点处反复多次浸血，根据要求一次采够血斑，血斑直径1cm，不能将滤纸片两面浸血，以防中间夹层。未晾干的血样不得重叠放置。

（二）新生儿听力筛查

［操作前准备］

1.环境准备　安静房间。

2.用物准备　听力测试仪、不同型号的耳塞。

3.人员准备　新生儿处于安静状态，如哭闹，需安抚后进行测试。

［操作步骤］

1.向产妇说明听力筛查的重要性，并取得其配合，以保证新生儿安静及测量结果准确。

2.核对新生儿腕带信息，包括母亲姓名、病案号，新生儿性别。

3.测量者协助新生儿取舒适体位，一只手轻拉耳郭显露耳道，另一只手将测量耳塞轻轻放入耳道并固定，保证耳道和耳塞贴合紧密，易于声波传导。

4.开启测量模式，测量者注意观察波形变化及新生儿安静情况。

5.保持周围环境安静，防噪声干扰，如婴儿烦躁哭闹，需安抚后再次测量。

6.仪器的显示结果为"PASS"，即通过，再用同样方法测量另一侧耳朵。

7.再次核对产妇姓名、病案号、新生儿性别，书写报告单，交于产妇核对。

［注意事项］

1.环境安静，测量期间避免室内人员活动与高声谈话。

2.最佳测量时间为新生儿出生48h后，避免因生后耳道有分泌物,出现假阳性。

3.选择适宜型号耳塞,测量过程保持耳塞与耳道紧密贴合。

4.筛查未通过的新生儿,告知新生儿家长复查时间及地点。

5.仪器每日消毒湿巾擦拭消毒,耳塞乙醇浸泡消毒晾干备用。

八、新生儿疫苗接种

(一)卡介苗接种

[操作前准备]

1.环境准备 整洁、室温22～24℃,关闭门窗、光线充足。

2.物品准备 治疗车、无菌治疗盘、卡介苗接种包、75%乙醇、棉签、卡介苗、注射用品灭菌盒、医疗垃圾盒、生活垃圾盒、医嘱执行单、北京市新生儿卡介苗接种卡、红印泥、快速手消毒液。

[操作步骤]

1.操作人员衣帽整洁,六步洗手、戴口罩。

2.评估新生儿胎龄、体重、体温、特殊疾病及禁忌证等。

3.查看《新生儿卡介苗接种知情同意书》新生儿家属是否签字,核对医嘱执行单。

4.填写新生儿登记、《北京市新生儿卡介苗接种卡》、新生儿记录单。

5.铺无菌卡介苗接种包,配制疫苗。①1ml注射器抽取0.5ml注射用水,加入冻干皮内注射用卡介苗安瓿中静置1min。②摇动安瓿使疫苗溶化后,用注射器反复抽吸10次,使疫苗充分混匀。③用1ml注射器抽吸0.1ml疫苗放入卡介苗接种包内。

6.双人携用物至产妇床旁

(1)护士A与产妇核对母婴腕带信息及执行单、《北京市新生儿卡介苗接种卡》的姓名、病案号是否一致,产妇在执行单签字;护士A向产妇解释接种的疫苗名称、目的及疫苗接种后的注意事项。

（2）操作中护士B与护士A核对母婴腕带信息及执行医嘱单，护士B显露新生儿左侧上臂下缘，75%乙醇棉签以注射部位为中心消毒待干；针头与皮肤平行刺入皮内，推入0.1ml药液。

（3）注射后护士A与护士B共同再次核对新生儿腕带与执行医嘱单、《北京市新生儿卡介苗接种卡》的姓名、病案号是否一致。

（4）护士B在新生儿眉心处点红标记，帮助新生儿穿好衣服。

（5）护士B用快速手消毒液消毒双手，执行医嘱单签字，护士A将填写好的《北京市新生儿卡介苗接种卡》（接种日期、剂量、批号等）与护士B核对后发予产妇。

（6）至治疗室处理用物，洗手。

（7）护士A将执行医嘱单贴于医嘱执行粘贴单上，保存于新生儿病历中。

[注意事项]

1.新生儿出生24h内进行卡介苗接种。

2.早产儿、低体重（体重＜2500g）、器官畸形、黄疸或有急性严重疾病的新生儿暂缓接种卡介苗。

3.抽取疫苗时注意冰箱保存温度、有效期和批号，疫苗剂量准确，混匀。

4.双人核对，严格遵守查对制度。

5.接种前观察接种部位的皮肤有无感染、皮疹等异常情况；接种后禁止用棉签按压注射部位。

6.操作前在卡介苗接种废物盒中放入乙醇纱布1块，注射器用后放置于卡介苗接种废物盒，并将针头插在乙醇纱布里，所有用物均放置密闭高压灭菌后处置。

7.卡介苗接种应由冰箱取出后30min内完成接种。

8.因禁忌证需暂缓接种疫苗的新生儿，出院时护士在《北京市新生儿卡介苗接种卡》上填写未接种原因并盖医院公章，新生儿符合接种标准后（妊娠满37周、体重＞2500g、疾病痊愈等）出生3个月内，持《北京市新生儿卡介苗接种卡》到其母亲户口管辖区域内的结核病防治所补种疫苗，或朝阳结核病防治所补种。

（二）乙肝疫苗接种技术

［操作前准备］

1.环境准备　病室整洁、室温22～24℃、关闭门窗、光线充足。

2.物品准备　治疗车、治疗盘、安尔碘、棉签、2ml注射器、乙肝疫苗、《新生儿首针乙肝疫苗及乙肝免疫球蛋白接种登记卡》、医嘱执行单、利器盒、医疗垃圾盒、生活垃圾盒、快速手消毒液。

［操作步骤］

1.操作人员衣帽整洁，六步洗手、戴口罩。

2.评估新生儿体重、体温、特殊疾病及禁忌证等。

3.查看《接种乙型肝炎疫苗知情同意书》家属是否签字，核对医嘱执行单。

4.填写新生儿登记、《新生儿首针乙肝疫苗及乙肝免疫球蛋白接种登记卡》。

5.用2ml注射器抽取乙肝疫苗，置于治疗盘内。双人携用物至产妇床旁，向产妇解释接种的疫苗名称、目的，与产妇核对母婴腕带信息及执行单、乙肝疫苗接种卡片的姓名、病案号是否一致，产妇在执行单签字。

6.显露新生儿右侧上臂三角肌，安尔碘棉签以注射部位为中心消毒，再次与新生儿母亲核对腕带信息核对后，进行肌内注射。注射后用干棉签按压注射部位。再次核对新生儿腕带与执行医嘱单、《新生儿首针乙肝疫苗及乙肝免疫球蛋白接种登记卡》的姓名、病案号是否一致。

7.为新生儿穿好衣服，将填好的《新生儿首针乙肝疫苗及乙肝免疫球蛋白接种登记卡》的复写联交给产妇，做好接种后相关宣教，嘱产妇如发现新生儿有异常情况及时通知医护人员。

8.快速手消毒液消毒双手，医嘱执行单签字，推车至治疗室处理用物，洗手。

9.《新生儿首针乙肝疫苗及乙肝免疫球蛋白接种登记卡》的底联和医嘱执行单贴于医嘱执行粘贴单上，保存于新生儿病历中。

[注意事项]

1. 新生儿出生后24h内遵医嘱接种乙肝疫苗。

2. 早产儿、低体重（体重＜2500g）、器官畸形、黄疸或有急性严重疾病的新生儿需暂缓接种。

3. 接种乙肝疫苗时充分显露新生儿接种部位。

4. 床旁操作，双人核对，严格遵守查对制度。

5. 接种前观察接种部位的皮肤有无感染、皮疹等异常情况。

6. 护士于接种后30min内巡视新生儿有无异常反应。

7. 乙肝疫苗接种应由冰箱取出后30min内完成。

九、新生儿股静脉取血技术

[操作前准备]

1. 环境准备　保持室温22 ～ 24℃，相对湿度55% ～ 65%，安静、清洁。

2. 用物准备　10ml注射器、安尔碘、棉签、胶布、软垫、一次性尿裤。

[操作步骤]

1. 护士对患儿进行身份核对和评估患儿（日龄、体重、诊断）。

2. 患儿取仰卧位，用软垫垫高穿刺侧部位，使腹股沟展平，穿刺侧大腿外展与躯干成45°。助手站于患儿头侧，协助固定双下肢及躯干。

3. 操作者位于患儿足端，在腹股沟内1/3附近摸到股动脉搏动处后，常规消毒取血处皮肤和操作者的左手示指，消毒后的示指继续触摸股动脉波动。右手持注射器沿股动脉内侧刺入股静脉内，静脉穿刺有2种方法。

（1）直刺法：①沿股动脉内侧垂直刺入，慢慢提针抽吸，见回血后，固定位置，立即抽血至所需血量。②拔针后立即压迫止血5～10min，以胶布固定辅料。

（2）斜刺法：①摸到股动脉搏动处后，左手示指不动，右手持针在腹股沟下2cm处与皮肤成30°～45°，斜刺进针，边进边吸，见回血后固定位置，立即抽血至所需血量。②拔针后立即压迫止血5～10min，以胶布固定敷料。

4.穿刺后检查局部，无活动性出血方可离开。

[注意事项]

1.操作者应剪短指甲，严格消毒皮肤和示指，防止因操作不洁而感染。

2.取血速度要快，防止血液凝固。如误入动脉，不要惊慌，用无菌纱布压紧穿刺点，压迫止血5～10min后用胶布固定敷料。

十、新生儿中心静脉置管与维护

（一）中心静脉（PICC）置管

[操作前准备]

1.环境准备　保持室温22～24℃、相对湿度55%～65%，安静、清洁。

2.用物准备　0.9%氯化钠注射液100ml，止血带、PICC穿刺包、肝素帽、肝素化盐水（5U/ml）、注射器、手套、隔离衣。

[操作步骤（此穿刺需要两人共同完成）]

1.评估　患儿日龄、体重、诊断及血管状况。确定穿刺的静脉，扎止血带，根据患儿静脉状况选择一条静脉，松开止血带。

2.测量置管长度及患者体位　穿刺侧手臂外展成90°，从穿刺点量起沿静脉走向至右胸锁关节，再向下至第3肋间。

3.建立无菌区　打开PICC穿刺包；戴手套，应用无菌技术、准备肝素帽、抽吸0.9%氯化钠注射液，将第1块治疗巾垫在患儿手臂下。

4.穿刺点的消毒 按照无菌原则消毒穿刺点，使用PICC包内乙醇和碘伏棉棒，先用乙醇清洁脱脂，再用碘伏消毒，让两种消毒剂自然干燥。更换手套，铺第2块治疗巾。

5.预冲导管 ①用抽满0.9%氯化钠注射液的注射器冲洗导管；②根据测量的长度剪去多余导管。

6.穿刺 ①扎止血带及铺巾，让助手在上臂扎止血带，使静脉充盈，铺孔巾。②将保护套从穿刺针上去掉活动套管，实施静脉穿刺，一旦回血，立即放低穿刺角度推入针1～2cm确保导管的尖端也处于静脉内，送外套管。③撤针芯，松开止血带，用左手示指压住穿刺针针座以防导管滑出血管。用左手中指压住穿刺针套管尖端处的血管以防回血，撤针芯。

7.置入PICC导管 ①用镊子夹住导管尖端，将导管逐渐送入静脉，用力要均匀缓慢。②当导管进入肩部时，让患儿头转向穿刺侧下颌靠肩以防导管误入颈静脉。③退出穿刺外导管：当导管进入10～15cm时可退穿刺外导管，用手指压穿刺外套管前端静脉固定导管，将外套管从穿刺点退出，并继续顺导管后撤离穿刺点。④撤掉穿刺外套管：撕掉穿刺外套管，注意不要拉出导管，完全将导管置入预计深度。

8.抽回血及封管 用0.9%氯化钠注射液注射器抽吸回血，并注入0.9%氯化钠注射液，确定是否通畅，连接肝素帽，1ml肝素盐水正压封管（肝素液浓度5U/ml）。

9.固定和无菌敷贴 将皮肤外导管贴成略弯状，用第1条胶带固定导管圆盘，用一块小纱布放在穿刺点的上方吸收渗血，并注意不要盖住穿刺点。覆盖透明贴膜在导管穿刺部位，贴膜下缘与圆盘下缘平齐。用第2条胶带交叉固定，第3条胶带再固定圆盘。固定外露的延长管使患儿感觉舒适，注明穿刺日期、时间、穿刺者姓名。

10.确定导管 通过X线摄片确定导管尖端位置。

[**注意事项**]

1.穿刺前确认家长已知情并签字同意。

2.穿刺前应了解静脉走向及静脉情况，避免在瘢痕及静脉瓣处穿刺。

3.严格无菌技术操作，操作者应具有熟练的穿刺技术。

4.保持穿刺部位清洁、干燥、牢固、术后间隔1d更换贴膜，以后每5～7日更换1次，如发生胶布污染，应及时更换。

5.保持导管通畅，每日使用10ml注射器、用肝素盐水液冲管1次，防止堵管、脱管现象发生。

6.定期观察血管部位有无液体外渗和静脉炎发生。

7.导管留置时间应由医师决定，在没有出现并发症时，PICC一直可用作静脉治疗。

8.穿刺后记录：导管名称、编号、导管型号、置入长度、穿刺静脉名称、X线检查结果、穿刺日期、臂围等信息。

（二）中心静脉置管维护

[更换敷料的原则]

1.更换敷料必须严格无菌操作技术，医务人员应戴口罩、无菌手套和准备必要的更换敷料所需用品。

2.PICC穿刺后使用无菌透明贴膜固定，防止导管移动。

3.穿刺后纱布类敷料48h更换，无菌透明贴膜敷料每5～7天更换1次，或在发现贴膜被污染或可疑污染潮湿、脱落或危及导管时更换。更换透明贴膜时固定胶带也应一起更换。

4.记录更换敷料的时间。

5.不可延长贴膜使用时间，更换透明贴膜前应观察穿刺点有无红肿、液体渗出或水肿，触摸穿刺点周围有无疼痛和硬结。

6.每日测量并记录上臂周长。

[更换敷料的方法]

1.护士六步洗手，戴口罩及清洁手套。

2.用手松解固定胶带，一只手稳定住导管的圆盘，另一只手将敷料向穿刺点上方由下至上去除贴膜，防止导管脱出。

3.变换导管圆盘位置，观察以确认导管没有发生移位，不要向体内插入已脱出的导管，如果导管发生移位则导管的尖端不在位于指定的地点，敷料更换后医师必须再次确认导管位置。

4.使用75%乙醇消毒穿刺部位3遍，从穿刺点向外做旋转动作，直径不小于8cm，并等待穿刺点完全干燥。使用安尔碘以同样的方法消毒穿刺点，并使穿刺点完全干燥。

5.导管定位后，使用固定胶带贴在圆盘上（而不是固定在细小的导管上），以便导管位置稳定。固定同前操作。

十一、呼吸机使用技术

（一）使用有创呼吸机的护理

[适应范围]

1.在产房或手术室窒息复苏时（具体见复苏流程图）。

2.机械辅助通气，保证人工呼吸顺利进行。

3.极低出生体重儿早期插管缓解低氧血症。

4.上呼吸道梗阻（胎粪、乳汁或痰液吸入）的紧急处理。

5.呼吸、心搏骤停复苏时。

6.危急重症患儿通气治疗和外科术后维持。

[护理要点]

1.患儿肩下垫肩垫，使颈伸展气道开放。

2.观察患儿胸部起伏与呼吸机是否同步，呼吸困难是否改善。若患儿表现安静、呼吸平稳，呼吸困难改善，证明通气适宜；反之，证明通气不足，应找出原因，及时发现漏气、痰堵并及时处理。

3.及时在湿化罐添加无菌注射用水，保证气道的温湿度，并及时倒去冷凝水。

4.妥善固定呼吸机管道，避免扭曲、受压。

5.保持呼吸道通畅，及时有效吸痰。吸痰需两人配合，严格无菌操作，观察痰量、性状、颜色并准确记录。加强物理治疗，定时翻身拍背，利于分泌物排出。

6.观察并记录气管插管深度，严防导管移位，发现固定导管的胶布潮湿或松脱及时更换，搬动患儿时应固定导管防止脱出。

7.为患儿翻身每2～3小时1次，观察皮肤完整情况。

8.加强病情观察，准确记录患儿心率、呼吸、血氧饱和度、面色、出入量情况。

9.呼吸机报警时应及时查找原因，排除问题，消除报警。

10.严格床旁交接班，交清生命体征、气管导管型号、气管插入深度、呼吸机各参数并记录正确、完整。

（二）使用无创呼吸机的护理

[适应范围]

1.患儿有自主呼吸，经一般氧疗仍发绀者。

2.患儿呼吸浅表不规则，反复呼吸暂停。

3.气道下陷。

4.治疗早期或轻中度呼吸窘迫综合征、湿肺、感染性肺炎。

5.患儿经机械通气撤机后。

[护理要点]

1.患儿肩下垫肩垫，使颈部伸展，气道开放。

2.认真观察呼吸机上显示的呼气末正压是否与设置一致，观察管路连接是否紧密，患儿口是否闭合。及时添加无菌注射用水，保证气道的温湿度。

3.为患儿翻身每2～3小时1次，观察皮肤完整情况。

4.做好基础护理，口腔鼻腔分泌物多时予以吸痰，吸痰时应动作轻柔，防止损伤鼻黏膜。①采取有效的措施保护鼻部，如使用专用鼻贴或用自粘性软聚硅酮敷料（美皮护）剪成合适的形状贴于鼻中隔与鼻塞接触的地方；②可以采用鼻塞和鼻罩交替使用的方法防止鼻部损伤，也可局部涂金霉素或红霉素软膏保护皮肤。

5.观察患儿腹部是否有腹胀，必要时给予胃肠减压。

6.观察呼吸困难是否改善及血氧饱和度是否正常，做好记录。

7.鼻塞CPAP通气的患儿，经请示医师病情允许，每4～6小时停止通气，休息15～20min，以避免局部组织受压或变形。

十二、光 照 技 术

[操作前准备]

1.环境准备　保持室温22～24℃，相对湿度55%～65%。

2.物品准备　光疗箱、遮光眼罩、纸尿裤、胶布、小袜子等。

3.人员准备　核对腕带信息、身份识别。评估患儿全身皮肤情况，有无破损、皮疹等；生命体征是否正常；诊断、日龄、体重、黄疸的范围和程度。

[操作步骤]

1.光疗箱的准备：接通电源，检查线路及光管亮度，并使箱温升至患儿适中温度，水槽注入无菌注射用水，使相对湿度保持在55%～65%。

2.患儿入箱前须进行皮肤清洁，禁忌在皮肤上涂粉或油类；剪短指甲、防止抓破皮肤；双眼佩戴遮光眼罩，避免光线损伤视网膜；脱去患儿衣裤，全身裸露，只用纸尿裤遮盖会阴部，男婴注意保护阴囊。

3.将患儿安置在已预热好的光疗箱中，记录开始照射时间。

4.光疗应使患儿皮肤均匀受光，并尽量使身体广泛照射，禁止在箱上放置杂物以免遮挡光线。若使用单面光疗箱，一般每2～3小时更换体位1次，可以仰卧、侧卧、俯卧交替更换。俯卧照射时要有专人巡视，以免口鼻受压而影响呼吸。

5.监测体温和箱温变化，光疗时应每6小时测量体温1次，或根据病情、体温情况随时测量，使患儿体温保持在36.3～37.3℃为宜。

6.遵医嘱停止光疗，箱时给患儿穿好衣服，除去眼罩，抱回病床，并做好各项记录。

[注意事项]

1.护理人员经过培训后才能使用光疗设备，使用中严格按操作常规，以保证其安全。

2.保持灯管及反射板清洁，并定时更换灯管，如有灰尘会影响照射效果，每天应清洁灯箱及反射板，灯管使用1000h必须更换。

3.冬天要特别注意保暖，夏天则要防止过热（最好放空调房间），若光疗时体温上升超过38.5℃时，要暂停光疗，经处理体温恢复正常后再继续治疗。

4.严密观察病情，光疗前后及期间要监测血清胆红素变化，以判断疗效。光疗过程要观察患儿精神反应及生命体征。注意黄疸的部位、程度及其变化；大小便颜色与性状；皮肤有无发红、干燥、皮疹；有无呼吸暂停、烦躁、嗜睡、腹胀、呕吐、惊厥等；注意吸吮能力、哭声变化。若有异常，及时与医师联系，暂停光疗，检查原因，及时进行处理。

（韩翠存 姜 梅 王 迎 李 欣 李广隽 韩冬韧）

第二节 新生儿喂养技术操作规范

一、母婴同室母乳喂养（抱奶）

[操作前准备]

1.环境准备 环境整洁，室温22～24℃。

2.物品准备 靠垫、哺乳枕、足凳。

[操作步骤]

1.洗净双手。

2.母亲舒适体位，坐位或卧位均可。

3.依照下面4个要点抱住新生儿：①新生儿的头与身体呈一条直线；②新生儿的身体贴近母亲；③新生儿的脸贴近母亲乳房，鼻子对着乳头；④母亲托住新生儿头部和臀部。

4.按正确方法手托乳房，产妇拇指和其余四指分开，呈"C"字形托住乳房，并使示指支撑乳房基底部，可用大拇指轻压乳房上部，可以改善乳房形态，易于新生儿含接，托乳房的手距离乳头根部2cm左右，不要太靠近乳头处，以免妨碍新生儿含接。

[注意事项]

1.坐位哺乳时，座椅高度要事宜。

2.要保证母亲体位舒适，可使用哺乳枕、在产妇背后垫靠垫及足下垫足凳。

3.新生儿的头不能扭曲，防止吸吮困难。

附：母婴同室乳旁加奶

[操作前准备]

1.环境准备　配奶专区干净、整洁。

2.物品准备　配方奶粉、量勺、剪刀、暖瓶、凉白开水壶、消毒喂奶杯、一次性搅拌棒、一次性无菌头皮针。

[操作步骤]

1.核对加奶医嘱并打印。

2.洗手、戴口罩，准备用物。

3.检查物品有效期。

4.从储槽内取出无菌喂奶杯。

5.将晾好的适量温开水倒入无菌喂奶杯，倒出少量温开水至手臂内侧试温（40℃左右），留取温开水至所需量。

6.根据奶粉罐上的配奶说明，用奶粉罐内的专用量勺取适量奶粉加入无菌喂奶杯温开水中，用一次性搅拌棒搅匀配方奶粉，使其完全溶解。

7.携带物品至母婴床旁，与产妇核对并做好解释，取得理解与配合。

8.将硅胶管的一端浸入配方奶中，另一端贴近母亲乳头旁（超出乳头0.3～0.5cm），协助新生儿将母亲乳头及硅胶管一并含接好。

9.观察新生儿吸吮情况及吃奶量，适当控制加奶速度。

10.整理用物，洗手、记录并签字。

[注意事项]

1.喂奶杯需经高压灭菌后使用，一婴一杯一消毒，乳旁加奶用具一次性使用。

2.取喂奶杯时注意无菌操作，勿触及喂奶杯内侧，以免喂奶杯污染。

3.给新生儿加奶时现必须现用现配，水温40℃，配奶后尽快给新生儿喂奶。

二、母婴同室人工喂养配奶

[操作前准备]

1.环境准备　配奶专区干净整洁。

2.物品准备　配方奶粉、奶粉量勺、搅拌棒、高压灭菌后的奶瓶、凉白开水壶、暖瓶。

[操作步骤]

1.核对医嘱并打印。

2.洗手、戴口罩，准备用物。

3.自储槽内取出灭菌奶瓶。

4.按量将温开水倒入奶瓶。

5.用量勺取适量奶粉倒入奶瓶中，摇匀使奶粉完全溶解。

6.擦拭桌面，整理用物。

[注意事项]

1.奶具刷洗、高压灭菌后使用，并按无菌物品保管。

2.取用奶嘴时要保持无菌，勿触碰奶嘴。

3.奶瓶、奶嘴一婴一用一消毒。

4.配奶必须现用现配，水温40℃，配奶后尽快给予新生儿喂奶。

三、NICU母乳喂养

[操作前准备]

1.环境准备　配奶间，室温22～24℃。

2.用物准备　治疗车、母乳专用冷藏冰箱、母乳消毒恒温水浴箱，接收母乳登记本、便签、笔、胶条。

3.人员准备　专人接收产妇或家属送来的母乳。

[操作步骤]

1.患儿入院时，向家长介绍本病房接收母乳时间及促进产妇泌乳的方法。

2.宣教母乳保存方法，告知家长要将产妇吸出的母乳倒入消毒后的玻璃奶瓶或吸奶器配套的容器内，放入冰箱4℃冷藏保存，24h内送至NICU病房，运送母乳需使用配有冰袋的专用包装。

3.NICU病房准备专用接收母乳的台子及治疗盘，使用前用消毒湿巾擦拭。

4.接收母乳时要与患儿家长共同检查：①运送母乳的工具是否合格（冷链运送如保温桶、冰块也可使用）；②盛放母乳容器标识，包括产妇姓名、新生儿性别，重名者需另外注明新生儿病案号；③母乳质量，如颜色、性状。

5.接收母乳的护士进行登记，包括产妇姓名、母乳量，重名另加新生儿病案号。

6.专人负责母乳巴氏消毒，母乳放置在已预热62.5℃的恒温箱中，30min后取出，放置在治疗盘中备用。

7.消毒冷却后的母乳，放置在4℃的专用母乳冷藏柜中，最长保存18h。

8.母乳现用现热，倒出需要奶量，使用40℃水，隔水温热即可喂哺。

9.各班护士记录母乳喂哺情况，体温单、护理记录单及奶量本。

10.每日接收母乳时，告知患儿家长婴儿每日喂哺的总奶量及送奶量，避免母乳的浪费。

11.解答患儿家长关于母乳喂养方面相关的问题。

四、NICU人工喂养配奶

[操作前准备]

1.环境准备　配奶间室温22～24℃。

2.人员准备　配奶人员六步洗手，戴帽子、口罩。

3.用物准备　配奶车，配方奶、水温计、开水、凉白开水、奶瓶、奶嘴、大量杯、小量杯、镊子、无菌治疗巾。

[操作步骤]

1.核对奶方与医嘱是否相符。

2.依据奶方中奶量，计算所需水量及奶粉量。

3.调试水温，大量杯中按量倒入40℃温开水，再从大量杯中倒出约20ml至小量杯中，用水温计测量水温在38～40℃即可，将小量杯水倒掉。

4.核对所需配方奶名称，按计算好的奶粉量以平匙盛出奶粉，倒入大量杯中；使用搅拌棒缓慢搅动，待奶粉充分溶解。

5.配好后，奶瓶瓶身处标注奶方种类如早产奶、配方奶，置于治疗盘中，遮盖无菌治疗巾备用。

[注意事项]

1.配奶的水温适宜，不可过冷或过热，影响奶粉充分溶解影响患儿热量摄入不足。

2.取用奶粉需按平匙计算，避免不符合配制浓度要求。

3.现用现配，合理配制，避免浪费。

4.缓慢充分搅动，使奶粉充分溶解保证热量供给。

（李广隽　王　迎　韩冬韧）

第三节　早产儿支持发育技术

一、早产儿袋鼠式护理

[操作前准备]

1.用物准备　椅子、镜子、毛毯。

2.环境准备　整洁、安静、安全、温暖。

[操作步骤]

1.洗手备齐用物携至床旁，核实患儿身份。

2.给患儿戴好小帽子，垫好尿布，整理患儿身上的各种管道保证其固定牢固。

3.嘱患儿妈妈或爸爸坐在舒适的椅子上用屏风进行遮挡，解开上衣裸露胸部。

4.将患儿裸体放于患儿妈妈或爸爸裸露的胸部上，安置好患儿的体位，患儿肌肤与家长的肌肤亲密接触，并确保心电监护的持续进行。

5.将毛毯把患儿妈妈或爸爸和患儿包绕在一起，并保证患儿活动方便。

6.将镜子分别放于椅子的前方和后方，方便患儿家长观察患儿的情况。

7.护士将观察到的内容记录于护理记录单上。

[注意事项]

1.护理人员和患儿家长应熟悉整个过程和母乳喂养知识。

2.气管插管患儿袋鼠式护理（KC）时，搬动时应注意气管插管等各类插管位置，注意清除呼吸机管道中的冷凝水。

3.袋鼠式护理期间应每小时检查患儿呼吸系统体征，同时监测体温及其他生命体征。

4.指导患儿家长观察患儿，包括临床表现及监护系统的反应。

5.如袋鼠式护理期间发生患儿不能耐受或生命体征不稳定，应及时停止袋鼠式护理。

二、"鸟巢"式护理

[操作前准备]

1.用物准备　"鸟巢"，毛巾或床单自制"鸟巢"。

2.环境准备　整洁、安静、安全。

[操作步骤]

1.洗手，将准备好的"鸟巢"放置在床上。

2.将患儿轻轻抱起，轻放于铺好的"鸟巢"上（两人合作，可以更好地保障安全）。

3.将患儿体位摆好，可以是仰卧、侧卧、俯卧，确保进行持续监护。

4.患儿体位应满足能自由活动，同时躯干部、头部处于同一轴线上，手放于嘴边方便吸吮，双下肢微微屈曲，也同样靠近中线。

5.将身侧两边的"鸟巢"卷起，起到很好的支撑作用，将两侧的带子交叉或平行固定好。

[注意事项]

1."鸟巢"的材质要柔软、舒适的棉布类。

2.患儿体位要摆放准确，身体屈曲靠近中线，手位于口边。

3.边界要起到支撑的作用，要360°包裹。

4.密切观察患儿在"鸟巢"中的生命体征情况。

三、早产儿口腔护理

[环境和用物准备]

1.用物准备　母乳、棉签、垫巾。

2.环境准备　整洁、安静、安全、温暖。

[操作步骤]

1.评估患儿生命体征是否正常，患儿诊断、日龄、体重等。

2.使患儿头偏向一侧，下颌垫布巾。

3.用棉签蘸母乳轻轻擦拭患儿口唇顺序：两侧颊部→牙龈→舌面→硬腭。

4.安抚患儿儿，撤掉布巾。

5.整理用物，整理床单位，为患儿儿摆放舒适体位。

[注意事项]

1.检查棉签头牢固性，防止脱落。

2.选择患儿自己母亲的母乳。

3.动作轻柔，防止擦伤黏膜。

（韩冬韧）

第11章 妇产科急救护理技术

第一节 简易呼吸器使用技术

[操作前准备]

1.环境准备 安静、整洁,室温22～24℃。

2.物品准备 治疗车、简易呼吸器、氧流量表、湿化瓶、口咽通气道、吸氧管、快速手消毒液、心脏按压板、护理记录单。

3.检查简易呼吸器 各阀门连接是否正确,检查球体的密闭性、面罩充气状态、储氧袋是否漏气。

4.评估患者 病情、意识状态、自主呼吸、颈动脉搏动、呼吸道是否通畅、皮肤黏膜颜色。

[操作步骤]

1.护士着装:衣帽整洁,洗手戴口罩。

2.评估环境:现场环境是否安全。

3.判断意识:双手轻拍患者双肩,同时高声双耳呼叫,确认患者意识丧失。

4.启动应急反应系统:立即准确计时、呼叫第二个人、准备除颤仪。

5.摆好复苏体位:撤床头、去枕、仰卧、解开衣领、上衣充分暴露,备心脏按压板(不放置)。

6.判断颈动脉搏动及呼吸:判断时间5～10s,右手示指和中指并拢,沿患者的气管纵向滑行至喉结处,在旁开2～3cm处停顿触摸搏动,同时目视胸廓判断患者没有呼吸或是喘息样呼吸(大声计数:1001、1002、1003、1004、1005……1010),患者有颈动脉搏动,无自主呼吸,立即给予简易呼吸器辅助呼吸。

7.开放气道：清除口鼻腔分泌物，取出活动义齿，用仰头抬颏法打开气道。

8.简易呼吸器面罩通气2min：连接氧源，氧流量调至8～10L/min。"EC"手法固定，操作者位于患者头部一侧，左手拇指和示指将面罩紧扣于患者口鼻部，中指、环指和小指放在患者下颌骨下方，将颏部向前向上抬起，右手挤压球囊，同时观察胸廓有无起伏，气道有无梗阻，每分钟频率10～12次。

9.再次判断颈动脉搏动和自主呼吸：2min判断患者颈动脉搏动及自主呼吸恢复情况，记录恢复时间，继续评估患者意识、血压情况。

10.遵医嘱继续给予患者鼻导管吸氧。

11.恢复舒适体位、整理衣物，安置床头、床挡、整理床单位，安抚患者。

12.简易呼吸器消毒备用。

13.洗手、记录。

[注意事项]

1.使用简易呼吸器前应清理呼吸道异物，保持气道通畅，舌后坠者先放置口咽通气道，再使用简易呼吸器。

2.操作过程中，观察安全阀是否正常，每次挤压呼吸囊时胸廓是否抬起，患者面色口唇发绀是否减轻，患者是否得到有效通气。

3.避免通气过度：挤压呼吸囊时，压力不可过大，挤压呼吸囊1/3～2/3为宜。

4.每分钟频率10～12次，气管插管后通气频率为每6秒钟通气1次。

（段燕丽）

第二节　心电图机使用技术

[操作前准备]

1.环境准备　安静、整洁，室温22～24℃。

2.物品准备　心电图机、乙醇或0.9%氯化钠注射液、专用长棉签、快速手消毒液。

3.评估患者　评估病情、胸部、手腕、足踝部位皮肤情况，患者的心理状态及合作程度。

[操作步骤]

1.护士着装：衣帽整洁，洗手、戴口罩。

2.推心电图机至床旁，核对床号、姓名、手腕带。

3.根据病情向患者做好解释。

4.按电源键接通电源，按"开关键"开机，进入静态心电图检查画面，按"患者键"，当ID显示光标时，输入患者病案号或登记号、姓名，按性别选择男女，按年龄输入实际岁数，最后按关闭。

5.协助患者显露胸部和四肢（腕部与踝部）。

6.用75%乙醇长棉签或0.9%氯化钠注射液长棉签，清洁安装电极部位的皮肤，连接各导联线。

（1）胸导联：①V_1，胸骨右缘第4肋间隙；②V_2，胸骨左缘第4肋间隙；③V_3，在V_2与V_4连线的中点；④V_4，左侧第5肋间与锁骨中线相交处；⑤V_5，左侧腋前线与V_4水平线相交处；⑥V_6，左侧腋中线与V_4水平线相交处。

（2）肢体导联：①红色——右手腕；②黄色——左手腕；③绿色——左足踝；④黑色——右足踝。

7.嘱患者平静呼吸，不要说话和活动，尽量放松。

8.待屏幕波形稳定后，按"开始/停止"键打印图形和分析报告。

9.如需60s节律导联，按下"节律键"，计时1min自动打印1min长Ⅱ导联。

10.按"开关键"进入待机状态，关机需长按"开关键"4s。

11.取下胸导联和肢体导联，并擦拭皮肤，协助患者穿衣。

12.使用快速手消毒液消毒双手后，在心电图记录纸上姓名栏注明患者姓名、诊断，然后将心电图交给医师。

13.整理用物，在护理记录单上记录。

[注意事项]

1.操作时及时输入患者信息，包括姓名、年龄、患者病案号或登记号，抢救时可先行心电图检查，手写患者相关信息。

2.各导联与肢体连接正确，保证电性能良好。

3.安放电极部位的皮肤有污垢，应先清洁后再做心电图。

4.让患者全身自然放松，避免可能出现的肌电干扰。

（段燕丽）

第三节 除颤仪使用技术

[操作前准备]

1.环境准备 安静、整洁，室温22～24℃。

2.物品准备 除颤仪（保持完好备用）、导电膏、电极片、纱布、快速手消毒液、护理记录单。

3.检查除颤仪设备 电极板与除颤仪连接是否正常、电极板是否完好、电量是否充足，设备完好可以使用。

4.评估患者 评估病情，患者有无义齿、金属物件，患者胸部皮肤情况；询问患者家属，患者是否使用心脏起搏器，判断心电示波为心室颤动。

[操作步骤]

1.护士着装规范，衣帽整洁，洗手、戴口罩。

2.核对患者身份，显露胸部，清洁监护导联部位的皮肤，粘贴电极片，连接导联线。

3.正确开启除颤仪，选择能量/模式旋转钮，旋转至监护位置，切换导联至Ⅱ导。

4.确定患者有心室颤动，选择适宜除颤的心电节律。

5.将患者置于平卧复苏体位，充分显露胸部左臂略外展，电极片避开除颤部位。

6.检查除颤部位皮肤无潮湿、红肿、破损、多毛，可以除颤。

7.从支座上取下体外电极板，握住手柄，将导电膏均匀涂抹在电极板金属表面。

8.选择能量/模式选择旋转钮旋转至200J位置。

9.电极板安放在正确位置：①胸骨板（STERNUM）放在右锁骨中线第2肋间；②心尖板（APEX）放在左侧腋中线第5肋间左乳外侧。

10.按下心尖板（APEX）上的充电按钮2或者前面板上的充电AED按钮，开始充电。充电完成时，有持续嗡嗡声，屏幕上出现"充电完成"信息，充电指示灯亮灯。

11.环顾患者四周，确定周围人员无直接或间接与患者接触。

12.电极板紧贴患者皮肤，用4～11kg力量下压同时按下电极板上的两个放电按钮，对患者进行放电。

13.将电极板放在除颤仪电极板支座边架上，切换导联至Ⅱ导。

14.继续给予5个循环的心肺复苏，判断心电示波恢复为窦性心律，除颤成功。

15.观察除颤部位的皮肤无红肿、无灼伤，将胸部皮肤上导电膏擦拭干净。

16.遵医嘱继续心电监护，严密观察患者生命体征变化，做好后续治疗。

17.整理衣物，安抚患者。

18.关闭电源，选择能量/模式旋转钮，旋转至OFF位置，关闭除颤仪。

19.洗手、记录。

20.用物处理：擦拭电极板及除颤仪表面，填写除颤仪使用登记，除颤仪充电，使仪器处于完好备用状态。

[注意事项]

1.涂擦导电膏时，避免两个电极板相互摩擦，涂擦应均匀，防止灼伤皮肤。

2.保持皮肤清洁干燥，避免在皮肤表面形成放电通路，防止灼伤皮肤。

3.安装永久性起搏器患者，电极板放置位置应避开起搏器置入部位至少10cm。

4.除颤时，操作者及周围人员不要接触患者或接触连接患者的物品，尤其金属物品。

5.除颤仪默认的除颤方式为非同步除颤，需同步除颤时按"SYNC"键。

6.保持除颤仪处于完好备用状态，定点放置，定期检查其性能，及时充电，记录。

（段燕丽）

第四节　成人呼吸机使用技术

[操作前准备]

1.环境准备　安静、整洁，室温22～24℃。

2.物品准备　气源、电源、呼吸机、一套呼吸机管道、已装好滤纸的湿化罐、灭菌注射用水、输液器、模拟肺、简易呼吸器、听诊器、多功能电插板、快速手消毒液。

3.评估患者　生命体征（心率/律、呼吸、血压、血氧饱和度）、体位、意识状态、呼吸状况、皮肤黏膜颜色、评估气管插管的深度和固定情况。

[操作步骤]

1.护士着装规范，衣帽整洁，洗手、戴口罩。

2.正确连接呼吸机管路和湿化罐，打开灭菌注射用水瓶口，消毒瓶口，将输液器与湿化罐口连接，打开输液器开关，加灭菌注射用水至湿化罐水位线以下。

3.打开呼吸机管路外包装，安装呼吸机管路：用单根短管路将呼吸机送气口与湿化罐连接，将四根管路按要求连接成一呼吸回路，分别与湿化罐、呼吸机出气口连接。

4.打开模拟肺外包装，将模拟肺与呼吸机管路连接，将连好的呼吸机管路置于专用支架固定。

5.将功能正常的呼吸机推至床旁，呼吸机接电源及气体装置。

6.准确核对患者身份、腕带信息及床头卡信息。

7.由医师根据病情调节好呼吸机的通气方式及各项预置参数：呼吸频率、每分通气量、潮气量、呼吸时比、呼气末正压、供氧浓度等，确定报警限。

8.调节湿化器温度（或加热挡位）。

9.用模拟肺与呼吸机连接进行试通气，观察呼吸机运转情况，运转正常后，接患者气管插管。

10.观察患者两侧胸壁运动是否对称，听双肺呼吸音是否一致，检查通气效果。

11.随时监测心率、心律、血压、血氧饱和度、潮气量、每分通气量、呼吸频率、吸入气体温度等变化。

12.整理用物，洗手，记录。

[**注意事项**]

1.使用过程中，随时注意各工作参数是否正常。

2.保持湿化罐内灭菌注射用水在刻度线水平。集水瓶底处于朝下方向，注意及时倾倒集水瓶内的水，避免水反流入机器内或患者气道内。

3.观察吸入气体的温度，保持在32～37℃或调节到合适挡位，吸入气体的温度适宜，避免温度过高烫伤患者呼吸道黏膜或温度过低使呼吸道黏膜过于干燥。

4.调节呼吸机机械臂时，取下呼吸机管路，调好后再安装，以免调节过程中过度牵拉呼吸机管路，如患者有自主呼吸，观察是否与呼吸机同步。

5.患者躁动或更换体位时，及时检查呼吸机管路人工气道连接处有无脱开、漏气，避免将管道折叠或牵拉。

6.重视报警信号，及时检查处理。

（段燕丽）

第五节　孕妇心肺复苏

[操作前准备]

1.环境准备　安静、整洁，室温22 ～ 24℃。

2.物品准备　简易呼吸器、心脏按压板、一次性吸氧管、氧气湿化装置、手电筒、快速手消毒液、重症护理记录单。

3.评估患者　疾病、意识状态、自主呼吸、颈动脉搏动、有无活动义齿等。

[操作步骤]

1.判断意识状态：双手轻拍患者双肩并在患者左右耳边大声呼喊。

2.启动应急反应系统：呼叫第二个人，准备除颤仪，记录抢救时间。

3.判断有无颈动脉搏动同时判断呼吸，评估时间5 ～ 10s。右手示指和中指并拢，沿患者的气管纵向滑行至喉结处，在旁开2 ～ 3cm处停顿触摸搏动，同时目视胸廓判断患者没有呼吸或是喘息样呼吸（计数：1001、1002、1003、1004、1005……1010），患者无颈动脉搏动，无自主呼吸，立即给予胸外心脏按压。

4.摆放复苏体位：撤床头、去枕，掀开被子，仰卧于病床，肩背下垫心脏按压板，解开衣领、腰带，充分显露胸部。

5.胸外心脏按压术：抢救者站立或跪于患者右侧，按压部位为两乳头连线中点，定位后进行按压。若为孕妇且子宫位于脐部及以上者，需持续手推让子宫向左侧移位。双手掌跟重叠，十指相扣，手指翘起不接触胸壁，掌根紧贴患者胸部皮肤，肘部关节伸直，用身体重力垂直施加压力，使胸骨下陷5 ～ 6cm，然后迅速放松，解除压力，使胸骨自然复位。按压速率每分钟100 ～ 120次，每次按压后胸廓回弹充分，必须避免按压间隙倚靠在患者胸上。

6.清除口鼻腔内分泌物或异物，检查并取下义齿。

7.开放气道：用仰头抬颏法打开气道。抢救者左手小鱼际置于患者前额，用力向后压使其头部后仰，右手示指、中指置于患者下颌骨下沿处，将颏部向上抬起。

8.人工呼吸：简易呼吸器连接墙壁氧源，氧流量调至10L/min，"EC"手法固定面罩，给予2次通气，每次通气持续1s，观察胸廓有无起伏。

9.按压与通气比例为30∶2，按压间断时间＜10s，按压5个循环。

10.按压5个循环后再次评估：仰头抬颏法开放气道，同时评估有无呼吸和颈动脉搏动。颈动脉搏动手法同前。判断时间5～10s（计数：1001、1002、1003、1004、1005……1010），患者颈动脉搏动恢复、自主呼吸恢复，复苏成功记录时间。

11.再次评估患者意识、四肢末梢循环、瞳孔、面部口唇发绀情况、血压情况。

12.遵医嘱继续低流量吸氧。

13.后续处理：撤心脏按压板，整理衣物、床单位，安慰患者。复苏成功给予进一步生命支持。

14.洗手，记录抢救开始时间、结束时间，抢救过程。

15.处理用物：简易呼吸器各阀门拆开使用500mg/L健之素浸泡消毒，冲洗晾干备用，储氧袋用消毒液擦拭。

[**注意事项**]

1.胸外按压应确保足够的速率和幅度，保证每次按压后胸廓充分回弹，避免按压间隙倚靠患者胸上，尽量减少按压中断。

2.避免过度通气，如需安插人工气道或除颤时，胸外按压中断不应超过10s。

3.建立高级气道后心肺复苏应按照每6秒钟通气1次，每分钟10次。

4.妊娠20周以上的孕妇要将子宫推向左侧，减少下腔静脉压迫，心室颤动时尽早除颤。

（段燕丽）

第12章　手术配合操作常规

第一节　妇产科门诊相关手术护理配合

一、阴道镜取活检术

[术前准备]

1. 环境准备　在清洁手术间内进行，保持室温26～28℃。

2. 物品准备　阴道镜设备，活检手术包、消毒棉球、病理袋、10%组织固定液、卢戈溶液及5%冰醋酸。

3. 人员准备　手术室工作人员着专用刷手衣及拖鞋，患者进入手术室需更换专用服装及拖鞋。

[术中配合]

1. 手术当日护士根据门诊病历本，核对患者姓名、年龄、手术名称、诊断及TCT、HPV传染病指标、血常规等相关化验单。

2. 评估患者一般情况，询问有无高血压、心脏病等疾病，是否服药。

3. 嘱患者术前排空膀胱。

4. 患者更换手术室专用服装及拖鞋，进入手术室观察室等待。

5. 再次核对患者姓名、年龄、手术名称，佩戴手腕带，在观察室内等候手术，护士进行术前宣教。

6. 术前与医师再次核对患者姓名、年龄、腕带、手术名称、诊断及相关化验，无误后方可进行手术。

7.将手术床调至适当的位置，协助患者置膀胱截石位，注意保暖及遮挡，保护患者隐私。

8.铺无菌器械台，核对手术包有效期，包布有无破损、潮湿及生物指示卡，检查合格后打开。

9.用无菌镊子夹取碘伏原液纱布1块，消毒外阴，由内向外，由上向下，顺序依次为阴裂→左右侧小阴唇→左右侧大阴唇→阴阜→腹股沟→大腿内上1/3→会阴体→肛门，弃掉镊子。

10.配合医师进行阴道镜活检，术中注意观察患者面色、神志等一般情况。

11.再次核对患者姓名、腕带、手术名称，病理单与病理袋信息相符，将手术取下的标本放置备好的病理袋内，妥善放置并登记。

12.协助患者至观察室休息，护士进行术后宣教。

13.患者无不适症状即可离室，协助患者更换衣服，去除腕带。

14.手术器械处理：去除手术器械上明显污物，根据需要进行器械保湿，待供应室统一回收处理。

［注意事项］

1.注意为患者保暖和遮挡，严格执行查对制度。

2.术中注意观察患者病情，发现异常应及时向医师汇报，遵医嘱给予相应处理。

［术后指导］

1.告知患者阴道填纱24h后自行取出，可有少量阴道出血，若阴道出血多于月经量，应随时急诊就诊。

2.嘱患者注意保持会阴清洁，勤换卫生巾和内裤，预防感染。1个月内禁止性生活、游泳、盆浴、剧烈运动，可淋浴。

3.告知患者术后复查时间。

二、宫颈环形电切术（LEEP）

［术前准备］

1.环境准备　在专用手术间内进行，保持室温26～28℃。

2.物品准备　高频电刀、吸烟机、一次性负极板、LEEP刀、电凝头等仪器设备，LEE手术包、卢戈溶液。

3.人员准备　手术室工作人员着专用刷手衣及拖鞋，患者进入手术室需更换专用服装及拖鞋。

[术中配合]

1.手术当日，护士根据门诊病历本，核对患者姓名、年龄、手术名称、诊断及传染病指标、血常规、阴道分泌物等相关化验单。

2.评估患者有无高血压、心脏病、糖尿病、过敏性疾病，为患者测量体温、血压并记录。如体温≥37.3℃，血压≥140/90mmHg，嘱患者休息30min后复测，血压或体温仍为异常者，及时报告医师，决定是否手术。

3.嘱患者术前排空膀胱。

4.患者更换手术室专用服装及拖鞋，进入手术室观察室。

5.再次核对患者姓名、年龄、手术名称，佩戴手腕带，在观察室内等候手术，护士进行术前宣教。

6.术前与医师再次核对患者姓名、年龄、腕带、手术名称、诊断及相关化验，无误后方可进行手术。

7.将手术床调至适当的位置，协助患者置膀胱截石位，一次性负极板放置患者臀下，注意保暖及遮挡，保护患者隐私。

8.铺无菌器械台，核对有效期，包布有无破损、潮湿及生物指示卡，检查合格后方可使用。

9.正确打开手术包，将适量碘伏倒入弯盘内，用无菌镊子夹取止血纱布放于治疗台上，遵医嘱备好LEEP刀及电凝头。

10.用无菌镊子夹取碘伏原液纱布1块，消毒外阴，由内向外，由上向下，顺序依次为阴裂→左右小阴唇→左右大阴唇→阴阜→腹股沟→大腿内1/3→会阴体→肛门，弃掉镊子。

11.打开高频电刀及吸烟器开关，遵医嘱连接适当LEEP电切刀及电凝头。

12.术中注意观察患者面色、神志等一般情况。

13.再次核对患者姓名、腕带、手术名称，病理单与病理袋信息相符，将手术取下的标本放置备好的病理袋内，登记并妥善放置。

14.术毕，先取下电极板，并将导线整理好。

15.协助患者至观察室休息，并再次核对患者姓名、年龄、腕带、手术名称及诊断，护士进行术后宣教。

16.患者无不适症状即可离室，协助患者更换衣服，去除腕带。

17.手术器械处理：去除手术器械上明显污物，根据需要进行器械保湿，待供应室统一回收处理。

18.关闭高频电刀及吸烟器，切断电源，整理刀柄线与吸烟线，保持设备清洁无尘，无血迹。

[注意事项]

1.注意为患者保暖和遮挡，严格执行查对制度。

2.术中注意观察患者病情，发现异常应及时向医师汇报，遵医嘱给予相应处理。

[术后指导]

1.告知患者阴道填纱24h后自行取出，术后会有少量阴道出血，若阴道出血多于月经量，应随时急诊就诊。

2.告知患者注意保持会阴卫生，勤换卫生巾和内裤，预防感染。

3.嘱患者术后1个月内禁止游泳、盆浴、阴道冲洗及上药，可淋浴。

4.嘱患者术后3个月内禁止性生活。

5.告知患者术后复查时间。

三、宫腔镜手术

[术前准备]

1.环境准备 在专用手术间内进行，保持室温26～28℃。

2.物品准备 超声机、宫腔镜设备（包括显示器、膨宫机、冷光源）、宫腔镜检查镜、宫腔镜手术包、0.9%氯化钠注射液

3000ml。

3.人员准备　手术室工作人员着专用刷手衣及拖鞋，患者进入手术室更换专用服装及拖鞋。

[术中配合]

1.手术当日，护士根据门诊病历本，核对患者姓名、年龄、手术名称、诊断及传染病指标、血常规、阴道分泌物等相关化验单。

2.评估患者有无高血压、心脏病、糖尿病、过敏性疾病，为患者测量体温、血压并记录，如体温≥37.3℃，血压≥140/90mmHg，嘱患者休息30min后复测，血压或体温仍为异常者，及时报告医师，决定是否手术。

3.告知患者术前可适量憋尿，利于术中超声检查。

4.患者更换手术室专用服装及拖鞋，进入手术室观察室。

5.再次核对患者姓名、年龄、手术名称，佩戴手腕带，在观察室内等候手术，护士进行术前宣教。

6.术前与医师再次核对患者姓名、年龄、腕带、手术名称、诊断及相关化验，无误后方可进行手术。

7.协助患者置膀胱截石位，注意保暖及遮挡，保护患者隐私。

8.打开各仪器开关，调节冷光源强弱旋钮，由弱到强。

9.术中注意观察患者面色、神志等一般情况。

10.再次核对患者姓名、腕带、手术名称，病理单与病理袋信息相符，将手术取下的标本放置备好的病理袋内，登记并妥善放置。

11.术毕，将患者搀扶至观察室休息，并再次核对患者姓名、年龄、腕带、手术名称及诊断，护士进行术后宣教。

12.患者自觉下腹胀痛等不适症状减轻或消失即可离室，协助患者更换衣服，去除腕带。

13.手术器械处理：去除手术器械上明显污物，根据需要进行器械保湿，待供应室统一回收处理。

14.将宫腔镜检查镜按消毒流程进行清洗，高压气枪吹干，低温等离子消毒灭菌后备用。

［术后指导］

1.告知患者术后会出现下腹胀痛，大多可自行缓解。若疼痛剧烈并进行性加重，立即通知医师为患者检查，必要时遵医嘱给予镇痛药。

2.告知患者术后会有少量阴道出血，若阴道出血多于月经量，应随时急诊就诊。

3.告知患者术后每日清水冲洗外阴，1个月内禁止性生活、盆浴、阴道冲洗及上药，可淋浴。

4.告知患者术后复查时间。

四、子宫输卵管造影术

［术前准备］

1.环境准备　保持室温26～28℃。

2.物品准备　造影包（包括窥器、镊子、宫颈钳、探针、填塞钳或弯钳）、一次性使用宫腔造影管1根、无菌手套1副、50ml注射器1个、10ml注射器1个、碘伏、碘海醇注射液1支。

3.人员准备　患者进入放射科需更换拖鞋。

［术中配合］

1.手术当日，护士根据门诊病历本，核对患者姓名、年龄、手术名称、诊断及传染病指标、血常规、阴道分泌物等相关化验单。当日是否为月经干净后3～7d，月经来潮至造影当日是否无性生活。

2.评估患者有无高血压、心脏病、糖尿病、过敏性疾病，为患者测量体温、血压并记录，如体温≥37.3℃，血压≥140/90mmHg，嘱患者休息30min后复测，血压或体温仍为异常者，及时报告医师，决定是否手术。

3.嘱患者术前排空膀胱，更换专用拖鞋后进入放射科等候。

4.再次核对患者姓名、年龄、手术名称，佩戴手腕带，护士进行术前宣教。

5.协助患者取膀胱截石位，注意保暖及遮挡，保护患者隐私。

6.术前与医师再次核对患者姓名、年龄、腕带、手术名称、诊断及相关化验，无误后方可进行手术。

7.正确打开造影包，核对有效期，包布有无破损、潮湿及生物指示卡，检查合格后方可使用。将适量碘伏倒入弯盘内，打开造影管备用，抽取碘海醇注射液备用。

8.用无菌镊子夹取碘伏原液纱布1块，消毒外阴，由内向外，由上向下，顺序依次为阴裂→左右侧小阴唇→左右侧大阴唇→阴阜→腹股沟→大腿内上1/3→会阴体→肛门，弃掉镊子。

9.术中注意观察患者面色、神志等一般情况，发现异常及时处理。

10.手术完毕，再次核对患者姓名、腕带、手术名称，安置患者休息，进行术后宣教，患者无不适，去除腕带后即可离开。

11.手术器械处理：去除手术器械上明显污物，根据需要进行器械保湿，待供应室统一回收处理。

［术后指导］

1.告知患者术后会有少量阴道流液、出血，属正常现象，若阴道出血多于月经量，或腹痛剧烈，应随时急诊就诊。

2.术后每日清水冲洗外阴，1个月内禁止性生活、盆浴、阴道冲洗及上药，可淋浴。

3.告知患者术后复查时间。

五、介入治疗

［术前准备］

1.用物准备　数字减影血管造影机（DSA）操作系统，高压注射器，心电监护仪，供氧设备等。

2.物品准备　介入包、介入罐，动脉导管鞘，微导管、微导丝，5F导管，聚乙烯醇泡沫栓塞微粒（PVA）颗粒，三丙稀微球，明胶海绵，无菌注射器，无菌手套等。

3.药物准备 1%利多卡因5ml，肝素钠2支，0.9%氯化钠注射液500ml，欧乃派克100ml，并根据患者病情准备化疗药物，镇痛药及抢救药物等。

4.人员准备 护士了解病史及病变部位大小、手术、麻醉方式等事项。

[术中配合]

1.患者入室后，严格查对制度，认真查对患者的姓名、床号、年龄、性别、诊断、手术名称、术前用药、腕带信息、药敏史，与病房交接带入药物，检查各管路连接及畅通情况，调节静脉输液的滴速。

2.评估患者的皮肤状态和自理能力，进行压疮和深静脉血栓风险评估。

3.根据患者手术部位不同，合理安置手术体位，一般患者取平卧位，双手用支架承托自然放置于手术床两侧，身体相对制动。

4.建立静脉通路，检查输液通道并保持通畅。一般选择上肢静脉置套管针，为患者连接心电监护仪。

5.协助医生穿手术衣，铺手术台，做好射线防护准备，术中护士为医师提供所需的器械及物品。

6.严密观察介入手术进展，及时准确地传递器械，以满足医师对各种器械和物品的需求。

7.观察患者神志、生命体征及输液情况，发现患者出现异常立即通知医师，根据患者情况遵医嘱暂缓手术，积极进行救治或继续手术并严密观察病情变化。

8.观察患者使用碘造影剂后有无皮疹、喷嚏、头晕、胸闷、气短、呕吐、腹痛、腹泻、喉头水肿、呼吸困难、血压下降，甚至休克等过敏反应。发现异常要立即通知医师积极给予对症处理或进行抢救。

9.术毕整理用物，冲洗手术器械，及时补充手术中使用物品及药物。使手术室内器械、仪器、药物等处于完好备用状态。

[术后指导]

1.监测患者生命体征、神志、尿量、输液情况，协助患者从手术床移至平车，移动后再次确认患者全身及局部情况，检查各管路连接及畅通情况，注意保暖。

2.观察术中穿刺部位有无渗血、血肿形成或瘀斑，观察骶尾部等骨突受压处有无红肿、硬结等，如有异常要及时与手术医师及病房护士交接。

3.评估穿刺侧下肢足背动脉搏动，皮肤颜色、温度、感觉及肌力等，与对侧肢体做比较，如有异常情况要及时通知手术医师，积极处理，避免严重后果发生。

4.填写手术记录单，如有特殊情况，要准确地记录在手术记录单中。

5.与病房护士交接手术过程、结果、并发症及处理、术中用药等。

六、辅助生殖技术

（一）人工授精术

[术前准备]

1.环境准备　人工授精术应在专用清洁手术间内进行，保持室温26～28℃，术前减少人员走动。

2.物品准备　一次性窥器、无菌手套、2ml注射器、一次性人工授精管、臀垫。

3.人员准备　手术室工作人员着专用刷手衣及拖鞋；患者由护理人员引导更换手术室专用拖鞋及服装后，进入手术间。

[术中配合]

1.手术当日，由日间病房责任护士根据医师开具的住院证明，指导患者办理入院手续。

2.责任护士核对患者姓名、年龄、手术种类、诊断及相关化验。核对患者身份证信息及相关证件后打印腕带，并为患者佩戴。

3.进行术前护理评估：①询问患者既往史及过敏史；②测量生命体征，如有体温＞37.5℃，血压＞140/90mmHg，嘱患者休息30min后复测血压或体温仍为异常者，及时报告医师，决定是否手术。

4.向患者进行健康宣教，缓解紧张情绪。

5.责任护士引导患者进入手术室，需再次核对患者姓名、年龄、手术名称，手腕带信息，并进行术前宣教。

6.器械护士协助患者取膀胱截石位，注意遮挡，注意保护患者隐私，并为患者保暖。

7.术前与医师再次核对患者姓名、年龄、腕带信息、手术名称及相关化验，无误后方可进行手术。

8.术中注意观察患者面色、神志等一般情况，发现异常及时处理。

9.手术完毕，器械护士再次核对患者姓名、腕带、手术名称。嘱患者平卧15～30min后转回日间病房。

10.责任护士进行术后宣教，指导用药方法，告知出院手续办理流程，嘱患者遵医嘱进行复诊。

11.术后做好电话随访，确认是否妊娠。

[**注意事项**]

1.手术期间注意为患者保暖和遮挡，严格执行查对制度。

2.术中注意观察患者病情，发现异常应及时向医师汇报，遵医嘱给予相应处理。

3.指导男方取精：①护士核对男方身份信息及相关证件，确认无误后，由巡回护士讲解取精注意事项。②护士与男方确认标本收集器上夫妻双方姓名无误，引导男方进入取精室。

[**术后指导**]

1.告知患者术后要保持心情愉悦，减少生活压力，避免剧烈运动。

2.告知患者术后如有腹痛、腹胀、阴道出血等情况及时就诊。

3.指导患者术后遵医嘱按时复查血hCG，确认是否妊娠。

（二）取卵手术配合

[术前准备]

1.环境准备　取卵术应在层流手术间内进行，保持室温26～28℃，术前减少人员走动。

2.物品准备　无菌冲洗包、取卵包、穿刺架、超声波检查仪；一次性物品，包括一次性手套、一次性注射器、一次性保护套、一次性取卵针、连接管等、臀垫。

3.人员准备　手术室工作人员着专用刷手衣及拖鞋；患者由护理人员引导更换手术室专用拖鞋及衣服，排空膀胱后进入手术间。

[术中配合]

1.手术当日，由日间病房责任护士根据医师开具的住院证明，指导患者办理入院手续。

2.责任护士核对患者姓名、年龄、手术种类、诊断及相关化验。核对患者身份证信息及相关证件后打印腕带，并为患者佩戴。

3.责任护士进行术前护理评估：①询问患者既往史及过敏史；②测量生命体征，如有体温≥37.5℃，血压≥140/90mmHg，嘱患者休息30min后复测血压或体温仍为异常者，及时报告医生，决定是否手术。

4.责任护士向患者进行健康宣教告之手术流程，指导患者手术日可正常少量饮食，缓解紧张情绪。引导患者进入手术室。

5.器械护士协助患者取膀胱截石位，注意遮挡，保护患者隐私。

6.器械护士术前与医师再次核对患者姓名、年龄、手腕带信息、手术名称及相关化验，无误后方可进行手术。

7.给予患者会阴冲洗，由内向外，由上向下，顺序依次为阴裂→左右侧小阴唇→左右侧大阴唇→阴阜→腹股沟→大腿内上1/3→会阴体→肛门。

8.术中注意观察患者面色、神志等一般情况，发现异常及时处理。

9.手术完毕，再次核对患者姓名、腕带、手术名称确认无误后护理人员转送患者回日间病房休息并观察患者情况。

10.术后30min、1h、2h各测量血压、心率1次，观察患者腹部疼痛及阴道出血情况，如腹痛剧烈、阴道出血大于月经量，及时通知医师处理。

11.术后观察2h，再次评估血压、心率腹部疼痛及阴道出血情况，记录在护理记录单。

12.指导患者办理出院手续，嘱其遵医嘱进行复诊。

[注意事项]

1.注意为患者保暖和遮挡，严格执行查对制度。

2.术中注意观察患者病情，发现异常应及时向医师汇报，遵医嘱给予相应处理。

3.指导男方取精：①护士核对男方身份信息及相关证件，确认无误后，由巡回护士讲解取精注意事项；②护士与男方确认标本收集器上夫妻双方姓名无误，引导男方进入取精室。

[术后指导]

1.告知患者术后指导患者保持心情愉悦，减少生活压力；避免剧烈运动。

2.告知患者术后如有腹痛、腹胀、阴道出血等现象及时就诊。

3.指导患者术后多进食高蛋白食物，预防取卵后过度刺激造成腹水、尿少等情况的发生。

（三）胚胎移植术

[术前准备]

1.环境准备　取卵术应在层流手术间内进行，保持室温26～28℃，术前减少人员走动。

2.物品准备　无菌冲洗包、胚胎移植包、超声波检查仪、一次性物品、臀垫。

3.人员准备 手术室工作人员着专用刷手衣及拖鞋；患者双方签署手术同意书后，患者由护理人员引导更换手术室专用拖鞋及衣服，排空膀胱后进入手术间。

[术中配合]

1.手术当日，日间病房责任护士根据医师开具的住院证，指导患者办理日间病房入院手续。

2.责任护士核对患者姓名、年龄、手术种类、诊断及相关化验。核对患者身份证信息及相关证件后打印腕带，并佩戴。

3.责任护士进行术前护理评估：①询问患者既往史及过敏史；②测量生命体征，如有体温≥37.5℃，血压≥140/90mmHg，嘱患者休息30min后复测血压或体温仍为异常者，及时报告医生，决定是否手术。

4.责任护士向患者进行健康宣教、心理护理。指导患者手术日可正常少量饮食，缓解紧张情绪。引导患者进入手术室。

5.由器械护士协助患者取膀胱截石位，注意遮挡，保护患者隐私。

6.器械护士术前与医师再次核对患者姓名、年龄、腕带、手术名称及相关化验，无误后方可进行手术。

7.术中注意观察患者面色、神志等一般情况，发现异常及时处理。

8.手术完毕，护士再次核对患者姓名、腕带信息及手术名称。

[注意事项]

1.注意为患者保暖和遮挡，严格执行查对制度。

2.术中注意观察患者病情，发现异常应及时向医师汇报，遵医嘱给予相应处理。

[术后指导]

1.指导患者术后保持心情愉悦，减少生活压力；避免剧烈运动。

2.告知患者如有腹痛、腹胀、阴道出血等现象及时就诊。

3.嘱患者术后遵医嘱按时复查hCG，确认是否妊娠。

4.指导患者术后多进食高蛋白食物，取卵预防过度刺激造成腹水、尿少等情况的发生。

七、超声聚焦刀手术

[**术前准备**]

1.**物品准备** 负压吸引器、吸氧装置、心电监护仪、治疗盘、导尿包、输液器、注射器（20ml、10ml、5ml、2ml）、三通接头、套管针、3M贴膜、输液接头、75%乙醇40ml。

2.**药品准备** 芬太尼、咪达唑仑、阿托品、地塞米松磷酸钠、注射液六氟化硫微泡、盐酸托烷司琼葡萄糖注射液、乳酸钠林格液、0.9%氯化钠注射液500ml、0.9%氯化钠注射液100ml、5%葡萄糖注射液250ml、缩宫素。

3.**人员准备** 患者进入海扶治疗室需更换拖鞋及手术衣。

[**术中配合**]

1.手术当日，护士根据住院病历，核对患者姓名、年龄、手腕条、病案号、手术名称、诊断及新肝功免疫、血常规等相关化验检查单，并查看患者治疗区皮肤是否完整。

2.评估患者有无高血压、心脏病、糖尿病、过敏性疾病，有无过敏史。

3.遵医嘱患者更换专用拖鞋及手术衣后进入海扶治疗室等候，并称体重。

4.护士进行术前宣教。

5.遵医嘱为患者开放静脉通路，留置导尿，见尿流出后，夹闭尿管，用脱气的0.9%氯化钠注射液300ml行膀胱灌注后保留。用75%乙醇给予患者治疗区皮肤脱脂、脱气处理。

6.术前与医师再次核对患者姓名、年龄、腕带、手术名称、诊断及相关化验，无误后方可进行治疗。

7.协助患者躺在治疗床上呈俯卧位，为患者保暖，遮挡保护患者的隐私，受压部位置软垫。

8.为患者心电监护，吸氧，观察各项生命体征正常后遵医嘱用药并记录护理记录单。枸橼酸芬太尼属于毒麻药品，应用时与医师双人核对，双人开锁签字，治疗结束后凭毒麻药品处方及空安瓿换取药品，由双人保管。

9.观察要点：①观察患者血压、心率、呼吸的变化，发现异常及时告知医师，并给予处理；②每5分钟询问患者的感受，如治疗区皮肤是否有烫感，双下肢有无酸、麻、胀、痛等不适，及时告知医师，避免皮肤和神经的损伤；③每30分钟观察患者受压部位（如足背、肘关节）皮肤的颜色，防止压疮的发生。

10.治疗结束后，再次核对患者姓名、腕带及手术名称。遵医嘱治疗床上俯卧位30min，降低治疗区皮肤的温度及减少对骶尾部神经的损伤，继续心电监护及吸氧。开放尿管放尿后立即用冰0.9%氯化钠注射液膀胱灌注2次，每次保留20min。

11.术后观察过程中，注意查看患者皮肤完整性及双下肢感觉有无异常，子宫肌瘤患者继续俯卧位1h，腹壁子宫内膜异位患者可平卧位。

12.遵医嘱会阴擦洗后拔除尿管，协助患者穿衣，待病情平稳后遵医嘱停心电监护及吸氧，联系病房护士做好术后护理交接，送回病房。

13.处理用物，将使用后的物品按医疗垃圾分类处理，治疗水囊用含0.5%的有效氯消毒液擦拭消毒。

[术后指导]

1.饮食指导：常规治疗后2h可以进清淡流质饮食；术后第1天进食半流质饮食，少食多餐；术后第2天可以进普通饮食；15d内禁食辛辣刺激食物及油腻食物，多饮水。

2.术后1个月内禁止性生活，经过1个月经周期后可恢复性生活，在医师指导下计划妊娠。

3.子宫肌瘤或子宫腺肌症患者术后如阴道有少量出血属正常现象，注意保持外阴清洁卫生。

4.术后遵医嘱按时复查。

（康琳棣　李　咏　杜　静　王宇维　司景革）

第二节 手术体位安置及消毒与铺巾

一、手术体位安置

（一）平卧位手术体位安置

1.一侧上肢外展，留置套管针静脉输液，同侧手指夹血氧监测仪；另一侧上肢绑血压袖带，并用治疗巾约束于身体一侧。

2.患者取仰卧位，剖宫产产妇可抬高右侧臀部，呈左倾位，防止仰卧位低血压综合征的发生。

（二）截石位手术体位安置

1.手术台上铺好清洁的治疗单，嘱患者脱去衣裤，仰卧于手术台中央。

2.一侧上肢绑好监测血压的袖带并固定在身体一侧；另一侧上肢平放在手板上，处于功能位置，不过度外展，建立静脉通道，并保证安全，通畅。

3.患者平卧于手术台中央，嘱患者臀部移至手术床边缘，双小腿置于腿托架上，腿架高度为患者大腿长度的2/3，足尖、膝关节、对侧肩在一条直线上，两腿夹角最大不超过90°，根据患者的舒适度调整。

4.一次性负极板贴于患者体毛较少且肌肉丰厚处。

5.头架固定于手术台床头，平患者颈部。

二、手术消毒与铺巾

（一）平卧位手术的消毒与铺巾

1.卵圆钳夹取一块粗纱，蘸取适量碘酊，以切口为中心，采用回字形消毒方式，上至胸骨第4肋间，下至大腿上1/3，两侧至腋中线。

2.卵圆钳夹取两块粗纱，蘸取适量乙醇，以切口为中心，采用回字形消毒方式，进行脱碘处理。第1块乙醇粗纱消毒范围要小于碘酊消毒范围，第2块乙醇粗纱消毒范围大于碘酊消毒范围，要求脱碘完全，避免碘酊烧伤皮肤。

3.用双层治疗巾铺于髂前上棘，同时用布巾钳夹取一块干纱布，将手术野擦干。

4.以切口为中心，在严格遵守无菌原则情况下，铺无菌手术单，粘贴剖宫产或妇科专用手术薄膜。患者切口上下铺双层治疗巾，无菌器械托盘上加盖3层治疗巾。

（二）截石位手术的消毒与铺巾

1.使用碘伏进行消毒。

2.使用卵圆钳夹持碘伏纱布消毒皮肤，上至脐平线，下至大腿上1/3，双侧至腋中线，包括耻骨联合、肛门及臀部，最后消毒阴道。消毒完毕后，臀下垫两块无菌治疗巾。

3.双腿分别套上无菌腿套，分别用一张治疗巾纵向反折1/3，斜铺于患者左右大腿根部，反折处在大腿根处。

4.以孔巾开孔为标识为指示，铺于会阴部，开孔位置对准会阴。

5.铺一层无菌手术大单于腹部耻骨联合上，双侧分别平铺一块治疗巾，用巾钳固定。

6.妇科宫腔镜手术还需在会阴部下方的手术大单上粘贴"宫腔镜集液袋"，用于收集宫腔镜手术过程中产生的废液。

（闫秋菊）

第三节 产科手术护理配合

一、剖宫产手术

剖宫产术是经腹切开完整的子宫壁娩出胎儿及其附属物的手术，不包括妊娠28周前施行的剖宫取胎术及取出已破裂子宫或腹腔妊娠胎儿的剖宫产术。

[**适应证**]

产道异常、产力异常、胎儿异常、妊娠合并心脏病、重度子痫前期及子痫、前置胎盘、胎盘早剥、过期妊娠儿、早产儿、临产后出现胎儿窘迫、瘢痕子宫、生殖道修补术后，以及各种头盆不称的情况。

[**手术准备**]

1.用物准备 ①常规敷料：手术衣包、治疗巾、无菌手术单、新生儿处理敷料包；②手术器械：采用剖宫产及新生儿手术器械；③仪器设备：新生儿辐射台、负压吸引器、氧源、血氧饱和度监测仪、皮肤温度监测探头；④新生儿急救物品：新生儿复苏气囊，听诊器，各型号气管插管，婴儿吸痰管。

2.手术体位 平卧位。

3.麻醉 剖宫产患者一般采用椎管内麻醉，由巡回护士协助患者采取侧卧屈膝含胸位，在确保体位正确及患者安全的情况下，协助麻醉医师进行椎管穿刺。穿刺置管成功后，迅速协助患者恢复仰卧位，并用多普勒胎心监护仪监测胎心。

[**手术配合**]

1.术者切开皮肤和皮下脂肪，助手止血；递术者手术刀，递手术助手直止血钳。

2.术者将筋膜提起，用组织钳分离，助手将筋膜提起，术者剪开筋膜。递术者手术刀，切开筋膜后，递组织钳和止血钳。

3.术者用短有齿镊自一侧边缘提起筋膜，用刀柄分离腹直肌，助手用甲状腺牵开器显露筋膜两端拉开腹直肌；递术者短有齿镊并收回手术刀，分离腹直肌，递助手甲状腺牵开器。将开皮所用粗纱（与巡回护士核对后）弃于器械台下污纱布专用存放盘内，递0.9%氯化钠注射液浸湿纱布1块。

4.用中弯止血钳提起腹膜后，用手术刀切开一小口，术者和助手将示指伸入切口内，术者和助手各同时剥离腹膜，递术者、助手各一把中弯止血钳，递术者手术刀切开腹膜。收回短有齿镊。

5.洗手，探查腹腔，递敷料碗，内盛0.9%氯化钠注射液250ml。

6.打开膀胱腹膜反折，显露子宫肌层，递术者和助手各一把中弯止血钳，递术者组织剪，剪开膀胱腹膜反折。

7.沿子宫肌横向切开一小口，术者和助手各自向圆韧带方向弧形剥离子宫肌层，递术者手术刀切开子宫肌层，准备好吸引管。

8.分离胎膜、破膜，将手术视野周围器械及纱布全部移至手术托盘上，破膜时右手持敷料碗放于切口下方，左手持吸引器管吸羊水及血。

9.术者娩出胎儿，手术助手在子宫体注射宫缩剂，胎头娩出后递助手缩宫素20U宫体注射。胎儿全部娩出后迅速用两把止血钳由胎儿方向至胎盘方向夹住脐带，两钳相距5～10cm。用组织剪在两钳间剪断脐带。

10.胎盘剥离后，用0.9%氯化钠注射液纱布擦拭宫腔两遍，将大敷料碗置于切口下端，胎盘剥离后放置于内。将擦拭宫腔的纱布直接弃置器械台下污纱布专用存放盘内。递术者和助手有齿卵圆钳4把夹住切口，将接触过子宫内膜的器械放置于单独区域，胎儿娩出后手术切口区域下缘处加盖双层无菌治疗巾。

11.缝合子宫切口，将大敷料碗放回器械桌上，递术者持针器夹1号可吸收缝合线，缝合子宫肌壁，递助手中弯止血钳协助缝合。

12.检查切口，吸净腹腔内的积血和羊水，递盐水纱布1块，医师用于检查切口有无出血，与巡回护士清点手术用物，无误后告之医师关腹。

13.关腹，递术者2-0号可吸收缝合线及短有齿镊缝合腹膜，递助手中弯止血钳协助缝合。再次与巡回护士清点手术用物。

14.递术者1号可吸收缝合线，缝合筋膜，递助手中弯止血钳协助缝合。

15.用75%乙醇消毒切口周围皮肤，用0.9%氯化钠注射液冲洗腹壁切口，递75%乙醇纱球1个，无菌0.9%氯化钠注射液100ml。

16.器械台上铺干燥无菌双层治疗巾。

17.缝合脂肪层，递术者持针器夹2-0可吸收缝合线及短有齿镊，递助手中弯止血钳及线剪协助缝合。

18.缝合皮肤，递术者持针器器夹4-0可吸收缝合线及短有齿镊，递助手中弯止血钳及线剪协助缝合。

[注意事项]

1.在麻醉后与胎儿取出前的这段时间内，密切观察患者是否出现头晕、恶心、呕吐、胸闷、面色苍白、出冷汗、心跳加快及不同程度血压下降等症状，防止出现仰卧位低血压综合征。

2.所有接触过及可疑接触子宫内膜的器械放置于单独隔离区域，冲洗腹腔后，更换干净的盐水纱布，将使用过的盐水纱布直接弃置台下污纱布专用盘内，防止子宫内膜种植的发生。

二、宫颈环扎手术

采用缝合术缩小宫颈管内口以防治晚期流产和早产，称为宫颈环扎术。

[手术准备]

1.用物准备　①常规敷料：阴式敷料包、手术衣包；②手术器械：阴道小包手术器械。

2.手术体位　截石位手术体位。

3.麻醉　宫颈环扎患者一般采用椎管内麻醉，由巡回护士帮助患者采取侧卧屈膝含胸位，在确保体位正确及患者安全的情况下，协助麻醉医师进行椎管穿刺。穿刺置管成功后，协助患者摆放截石体位，并用多普勒胎心监护仪监测胎心。

[**手术配合**]

1.麻醉前患者自行排空膀胱。

2.用宫颈钳夹持宫颈向下做牵引，用7号或10号双股丝线或尼龙线，在膀胱附着稍下处，由11点钟处进针，穿入宫颈黏膜肌层，再于10点钟处穿出。

3.用宫颈钳将宫颈向上牵拉，针线继续于宫颈7～8点、4～5点、1～2点处做袋状缝合。

4.拉紧缝线，于前穹窿打结，结扎紧固程度以容指尖为度。

[**注意事项**]

宫颈环扎一般于妊娠14～18周进行，进入手术室后、麻醉后及手术结束后均应为患者监测胎心，如有异常情况立即通知产科医师进行处理。

三、臀位外倒转术手术

臀位外倒转是指通过向孕妇腹壁施加压力，向前或向后旋转胎儿为头位。目标是增加近足月臀先露孕妇转为头先露的比例。一旦成功转为头先露，则经阴道分娩的概率增加。

[**手术准备**]

1.用物准备 ①仪器设备：超声波检查仪、胎心监护仪、新生儿辐射台、负压吸引器、氧源、血氧饱和度监测仪、皮肤温度监测探头。②手术器械：采用剖宫产及婴儿器械。③新生儿急救物品：新生儿复苏气囊、听诊器、各型号气管插管，新生儿吸痰管；急救药品盒（盐酸肾上腺素、0.9%氯化钠注射液10ml各1支）。

2.手术体位 产妇均采取仰卧位，一侧上肢外展，使用留置套管针开放静脉，同侧手指夹血氧监测仪，另一侧上肢监测血压，用治疗巾约束于身体一侧。

3.麻醉　臀位外倒转术产妇一般采用椎管内麻醉，在心电监测下，由巡回护士帮助其采取侧卧屈膝含胸位，在确保体位正确及产妇安全的情况下，协助麻醉医师进行椎管穿刺。穿刺置管成功后，帮助产妇恢复仰卧位，并监测胎心。

[产术配合]

1.术前在超声监测下了解胎位、胎盘位置，持续监测胎心。

2.术者进行洗手后为产妇腹部涂抹润肤油。

3.术者确定胎先露，将胎臀推出盆腔，然后一手拇指推着胎臀，另一手手掌推着胎头，同时用力，使胎臀旋转45°，维持胎臀45°位置，操作者交换左右手，继续推动胎头，直至转为头先露。

4.在臀位外倒转过程中，术者双手分别握胎儿臀部及头部，将头慢慢向下推，臀向上推，推的方法以能保持头的俯屈姿势为宜。

5.操作过程中如果出现宫缩、胎心异常、明显疼痛，应暂停操作，症状缓解后方可继续操作。若胎心异常持续1min不能缓解，将胎儿复位。尝试推动胎儿旋转的操作次数不超过3次。

6.臀位外倒转完毕后再听胎心音，如有改变，应观察10～20min，若不能恢复，应将胎儿转回原位。

7.臀位外倒转成功后，再用毛巾或布垫分置腹部两侧，用腹带包扎固定。

8.若术中发生胎心持续减慢的情况，则考虑胎儿宫内缺氧，应立即改行剖宫产术。

[注意事项]

1.麻醉后密切观察产妇是否出现头晕、恶心、呕吐、胸闷、面色苍白、出冷汗、心跳加快及不同程度血压下降等症状，防止出现仰卧位低血压综合征。

2.备齐新生儿抢救用物，提前预热暖箱，备好剖宫产器械台，当臀位外倒转失败后器械护士立即刷手配合手术，同时通知儿科医师到场参与抢救。

[禁忌证]

1.孕妇因素　子宫畸形、子痫前期、胎膜早破、分娩前异常的阴道出血、胎盘早剥史、急产、心脏疾病、肥胖、异常心电图、骨盆畸形、年龄＞45岁、严重过敏、剖宫产史、宫颈肥大、多胎妊娠、甲状腺功能亢进症或血清T$_4$水平异常。

2. 胎儿因素　胎儿生长受限、异常胎心监护（异常胎心基线、无宫缩刺激试验阳性）、巨大儿、胎头仰伸、胎儿窘迫、RH免疫异常、胎盘子宫输血。

3. 其他因素　羊水过少、羊水过多、脐带绕颈、前置胎盘、单脐动脉及经验不足的产科医师等。

（闫秋菊）

第四节　妇科开腹手术护理配合

一、腹式手术开关腹

[手术准备]

1. 用物准备　①常规敷料：手术衣包、治疗巾、开腹单；②手术器械：采用全子宫切手术器械包，具体见附件《各类手术器械包明细》；③仪器设备：电外科工作站。

2. 手术体位　平卧位。

[开腹手术护理配合]

1. 器械护士提前15min刷手上台，与巡回护士共同清点用物并整理手术台。

2. 手术开始递术者手术刀切开皮肤和皮下脂肪，递助手直止血钳止血。

3. 术者将筋膜提起，用组织钳分离，助手将筋膜提起，术者剪开筋膜，切开筋膜后，递止血钳。

4. 术者用短有齿镊自一侧边缘提起筋膜，用刀柄分离腹直肌，助手用甲状腺牵开器显露筋膜两端拉开腹直肌，递术者短有齿镊并收回手术刀，分离腹直肌，递助手甲状腺牵开器。将开皮所用纱布（与巡回护士核对后）弃于污物桶内，递0.9%氯化钠注射液浸湿纱布1块。

5.用中弯止血钳提起腹膜后，用手术刀切开一小口，术者和助手将示指伸入切口内，术者和助手各自向自身方向剥开腹膜，递术者、助手各一把中弯止血钳，递术者手术刀切开腹膜。收回短有齿镊。

6.洗手，探查腹腔，递大治疗碗，内盛0.9%氯化钠注射液250ml。

7.递予术者0.9%氯化钠注射液大方垫，用卵圆钳夹住方垫的一角，填塞于肿物的周围与腹壁之间，防止剥离肿物时损伤周围脏器，此时递与助手拉钩充分暴露手术视野。

[关腹手术护理配合]

1.使用0.9%氯化钠注射液、灭菌注射用水彻底冲洗盆腹腔，查无活动性出血。递3-0可吸收缝合线关闭后腹膜。

2.器械护士与巡回护士清点敷料、器械、缝针无误后逐层关腹。关完筋膜后再次清点敷料、器械、缝针。

3.术毕器械护士按流程处理器械，核对登记病理。巡回护士协助医师共同为患者绑好腹带，并擦拭身上残留血迹。检查患者管路皮肤情况，核对所有记录单填写无误，巡回护士与麻醉恢复室护士做好交接工作，协助将患者转入麻醉恢复室。

二、卵巢囊肿切除手术

[手术用物准备]

1.用物准备　①常规敷料：手术衣包、治疗巾、无菌手术单；②手术器械：采用全切手术器械包；③仪器设备：电外科工作站。

2.手术体位　平卧位。

[手术配合]

1.器械护士提前15min刷手上台，与巡回护士共同清点用物并整理手术台。

2.手术开始，递术者手术刀，切开皮肤和皮下脂肪，递助手直止血钳止血。

3. 术者将筋膜提起，用组织钳分离，助手将筋膜提起，术者剪开筋膜，切开筋膜后，递止血钳。

4. 术者用短有齿镊自一侧边缘提起筋膜，用刀柄分离腹直肌，助手用甲状腺牵开器显露筋膜两端拉开腹直肌，递术者短有齿镊并收回手术刀，分离腹直肌，递助手甲状腺牵开器。将开皮所用粗纱（与巡回护士核对后）弃于污物桶内，递0.9%氯化钠注射液浸湿纱布1块。

5. 用中弯止血钳提起腹膜后，用手术刀切开一小口，术者和助手将示指伸入切口内，术者和助手各自向自身方向撕开腹膜，递术者、助手各一把中弯止血钳，递术者手术刀切开腹膜。收回短有齿镊。

6. 洗手，探查腹腔，递大敷料碗，内盛0.9%氯化钠注射液250ml。

7. 递与术者盐水方垫，用无齿卵圆钳夹住方垫的一角，填塞肿物的周围与腹壁之间，防止剥离肿物时损伤周围脏器，此时递与助手拉钩充分显露手术视野。

8. 切下卵巢囊肿，分别递与术者和助手弯止血钳，术者用止血钳夹住骨盆漏斗韧带于第1、2钳间切断，递与助手一把止血钳协助缝合。递予短中圆针缝合结扎，然后将各断端结扎一起或者各断端缝合，递与术者小圆针3-0丝线进行包埋缝合。查看有无出血后与巡回护士清点手术用物。清点无误后关腹膜。

9. 开腹前准备及关腹同妇科手术开关腹常规。

三、腹式全子宫切除手术

[适应证]

1. 紧急情况　如妊娠期大出血、严重的感染、有手术的合并症等。

2. 良性病变　如子宫肌瘤、子宫腺肌症、子宫内膜异位症、慢性感染等。

3.癌症或癌症前期　如子宫内膜癌等。

[**手术准备**]

1.用物准备　①常规敷料：手术衣包、治疗巾、无菌手术单；②手术器械：采用全切手术器械包；③仪器设备：电外科工作站。

2.手术体位　平卧位。

[**手术配合**]

1.术者切开皮肤和皮下脂肪，助手止血；递术者手术刀，递助手直止血钳。

2.术者将筋膜提起，用组织钳分离，助手将筋膜提起，术者剪开筋膜。递术者手术刀，切开筋膜后，递术者止血钳。

3.术者用短有齿镊自一侧边缘提起筋膜，用刀柄分离腹直肌，助手用甲状腺牵开器显露筋膜两端拉开腹直肌，递术者短有齿镊并收回手术刀，分离腹直肌，递助手甲状腺牵开器。将开皮所用粗纱（与巡回护士核对后）弃于污物桶内，递0.9%氯化钠注射液浸湿纱布1块。

4.用中弯止血钳提起腹膜后，用手术刀切开一小口，术者和助手将示指伸入切口内，术者和助手各自向自身方向撕开腹膜，递术者、助手各一把中弯止血钳，递术者手术刀切开腹膜。收回短有齿镊。

5.洗手，探查腹腔，递内盛0.9%氯化钠注射液250ml大敷料碗。

6.探查腹腔后将子宫提出至腹壁外，递术者两把长弯止血钳，分别夹子宫两侧圆韧带、固有韧带、卵巢间质部。

7.递术者无齿卵圆钳夹用0.9%氯化钠注射液浸湿的纱垫。将肠管推至上腹部，递压肠板压盖。递助手膀胱拉钩和腹壁拉钩显露手术视野。

8.递术者中弯止血钳一把夹住圆韧带，递助手手术刀于两钳之间切开。递术者持针器夹中圆针0号可吸收缝合线缝扎，递助手弯止血钳协助缝合，递二助线剪剪线。

9.递术者、助手各一把中弯止血钳夹卵巢固有韧带，递助手手术刀于两弯钳之间切开韧带，递术者持针器、0号可吸收缝合线缝扎两道，助手协助缝合。

10.递术者长无齿镊、组织剪打开膀胱腹膜反折及阔韧带后叶。递术者中弯止血钳提起腹膜反折，将膀胱推向子宫颈口处。

11.递术者、助手中弯止血钳3把夹子宫动、静脉及分支，递助手手术刀于靠外两把中弯止血钳之间切开，递术者中圆针、0号可吸收缝合缝扎两道，助手协助缝合。

12.递术者、助手各一把中弯止血钳沿宫颈弯头向外夹住主韧带，递助手手术刀，术者短中圆针0号可吸收缝合，切断后缝扎两道，助手协助缝合。

13.递术者、助手中弯止血钳各一把夹住骶韧带，递助手手术刀于两钳之间切开韧带，递术者圆针0号可吸收缝合线缝扎一道。递术者盐水细纱一块环行填入宫颈周围。

14.递术者手术刀切开后穹窿，递术者助手各1把组织钳夹住切口两端，递术者75%乙醇纱条塞入阴道。递术者组织剪、助手组织钳自阴道壁环形切除子宫，将弯盘放在手术台上，标本放入其中。

15.递术者两把直止血钳，各夹碘伏棉球两个消毒阴道残端。递术者持针器0号可吸收缝合线、长有齿镊缝合阴道壁。递助手中弯止血钳及第二助手线剪。取出宫颈断端处填塞的纱布，嘱医生将消毒及填塞纱条的血管钳、手术刀、组织剪、线剪及取下的组织钳放在台上弯盘内，将弯盘移至器械台不再使用。

16.铺一块双折治疗巾于切口下方，递术者持针器3-0可吸收缝合线连续缝合后腹膜，递助手中弯止血钳及线剪协助缝合。

17.探查盆腔，无出血清点无误后关腹膜。

18.开腹前准备及关腹同妇科手术开关腹常规。

[**注意事项**]

1.严格遵守无菌操作技术及隔离技术原则，切除子宫后，接触过子宫残端的组织钳及消毒的中直止血钳、线剪均视为污染器械，要独立放在无菌台的一侧，并更换负压吸引头。

2.注意电刀的安全使用，避免灼伤。

3.术毕消毒阴道，取出放在子宫残端处的酒精纱条。

四、宫颈癌根治术手术

[**手术准备**]

1.用物准备　①常规敷料：手术衣、无菌手术单、治疗巾；②手术器械：妇科手术根治包、自动拉钩；③仪器设备：负压吸引器、高频电刀、超声刀主机。

2.手术体位　平卧位。

[**手术配合**]

1.常规消毒上至剑突、下至大腿上1/3，两侧至腋中线，铺巾。器械护士与巡回护士共同清点器械、敷料、缝针数量。器械护士递手术刀，粗纱2块，短有齿镊1个，医师取下腹左旁正中纵切口长约20cm，逐层开腹进腹腔，器械护士递0.9%氯化钠注射液，医师洗手探查腹腔。

2.医生将子宫牵拉出盆腔。器械护士递盆腔拉钩显露盆腔，递弯钳、电刀处理韧带，递术者持针器、短中圆针0号丝线缝扎韧带。

3.递组织剪切开膀胱子宫反折腹膜，下推膀胱。

4.器械护士递血管拉钩暴露左侧髂外血管，由外及内由远及近清扫盆腔淋巴结，递3-0号丝线结扎或缝扎。

5.递超声刀电凝左侧主韧带及部分宫骶韧带，剪刀剪开。

6.用组织钳从两侧钳夹子宫穹窿并切口，用弯钳夹碘伏纱条填塞阴道，环形切除子宫，4块碘伏棉球消毒残端。1-0可吸收线线从双侧分别连续锁边缝合阴道残端。

7.冲洗，经阴道取出填塞纱条，阴道留置"T"形管引流。

8.递不可吸收缝线将双侧卵巢缝合悬吊于双侧结肠侧沟。

9.器械护士与巡回护士清点敷料、器械、缝针无误后逐层关腹。

10.关完筋膜后再次清点敷料、器械、缝针。

11.术毕器械护士按流程处理器械，核对登记病理。巡回护士与协助医师为患者绑腹带，并擦拭身上残留血迹。检查患者管路皮肤情况，核对所有记录单填写无误，巡回护士与麻醉恢复室护士做好交接工作，协助将患者转入麻醉恢复室。

五、卵巢肿瘤细胞减灭术手术

[手术准备]

1.用物准备　①常规敷料：手术衣、开腹单、治疗巾；②手术器械：根治器械包、深部拉钩；③仪器设备：负压吸引器、电刀、超声刀、温血仪。

2.手术体位　平卧位。

[手术配合]

1.进行消毒铺巾，取下腹左旁正中纵切口，切开皮肤、皮下组织、筋膜和腹膜，进入腹腔，探查腹腔。

2.器械护士递0.9%氯化钠注射液300ml冲洗腹腔，留取腹水或腹腔冲洗液。

3.按全子宫切除术切除子宫。

4.切除大网膜器械护士递4号线结扎，清扫腹腔各淋巴结，器械护士递1号线结扎。

5.顺序清扫双侧髂内、髂外、闭孔淋巴结，清扫双侧髂外及腹主动脉旁淋巴结达肠系膜下动脉水平。器械护士递直角钳、静脉拉钩、无齿卵圆钳、1号线结扎或缝扎。及时将取下淋巴结给台下装入写好的病理袋内。

6.切除阑尾递棉签4根分别蘸碘酒、乙醇、0.9%氯化钠注射液消毒断端。递持针器小圆针4号丝线荷包缝合包埋断端。

7.0.9%氯化钠注射液、灭菌注射用水彻底冲洗盆腹腔，检查无活跃出血。3-0可吸收缝合线关闭后腹膜。阴道内放置T形引流管1根。

8.器械护士与巡回护士清点敷料、器械、缝针，无误后逐层关腹。

9.关完筋膜后再次清点敷料、器械、缝针。

10.术毕器械护士按流程处理器械，核对病理登记。巡回护士与医师为患者进行加压包扎，并擦拭身上残留血迹。检查患者管路、皮肤情况，核对所有记录单填写无误，与麻醉恢复室护士做好交接工作，协助将患者转入麻醉恢复室。

[注意事项]

1.卵巢癌手术范围大，创面渗血较多，如评估手术困难，癌组织有广泛粘连及浸润，术中可能发生大出血，应做好急救准备。

2.手术持续时间长，应预防术中低体温，做好患者皮肤管理防止压疮发生。

（闫秋菊 赵 霞）

第五节 妇科阴式手术护理配合

一、宫颈锥形切除术

[手术准备]

1.用物准备 ①常规敷料：腿套×2、孔巾×1、开腹单×1，治疗巾、手术衣包；②手术器械：采用阴道小包手术器械，具体见附件《各类手术器械包明细》；③仪器设备：电外科工作站。

2.手术体位 截石位。

[手术配合]

1.器械护士提前15min刷手上台，与巡回护士共同清点手术用物，整理器械台。

2.常规消毒外阴及阴道后，递术者蘸有络合碘的纱球，使宫颈一圈着色。

3.递术者阴道拉钩显露宫颈，递填塞钳夹碘状纱条，消毒擦净宫颈黏液。

4.递术者宫颈钳夹住宫颈前唇，牵拉；递术者手术刀或电刀于子宫病灶外0.5～1cm处做环形切口，向宫颈管内倾斜行锥形切除，深度达宫颈以下，递术者持针器夹1-0可吸收缝合线缝合宫颈，递助手止血钳，盐水纱布止血。

5.在子宫颈12点钟处，用1-0缝合线做标记。

6.缝合后检查有无渗血，渗血面可电灼或止血纱布止血，并阴道填塞稀释的碘伏纱布2～3块，压迫止血，24h后取出纱布。

7.与巡回护士共同清点手术用物，按要求处理用物。

[**注意事项**]

1.注意无菌操作。

2.器械护士应及时将切除的标本做好标记，通常在12点处穿刺一缝线，妥善保管好切下的切缘标本，并分清位置。

3.碘伏填纱大小要适宜，蘸取少量碘伏，以0.9%氯化钠注射液浸湿后拧干。

二、阴式子宫切除术＋阴道前后壁修补术

[**手术准备**]

1.用物准备

（1）常规敷料：手术衣包、治疗巾、腿套、孔巾、开腹单。

（2）手术器械：采用曼切手术器械包具体见附件《各类手术器械包明细》。

（3）仪器设备：电外科工作站。

（4）一次性用品：无菌橡胶医用手套按需准备，无菌吸引管×1，负极板×1，一次性高频电刀笔×1，尿管×1，尿袋×1，20ml注射器×1，0号残端线×1、2-0缝线按需准备、3-0缝线×2，0号可吸收缝合线线×3，10号刀片×1，11根针针板×1，0.9%氯化钠注射液500ml×1。

2.手术体位　截石位。

[**手术配合**]

1.器械护士提前15min刷手，与巡回护士共同清点手术用物，整理器械台。

2.手术开始前递术者消毒用物再次消毒。弯盘内放填塞钳1把,手术窥器1把,长无齿镊1把,碘伏纱球3个,用于阴道消毒。

3.递手术用弯盘,弯盘内放手术刀1把(3号刀柄10号刀片),短有齿镊1把,汤氏剪1把。

4.用短有齿镊,小三角针一号丝线将阴唇缝于布单上牵开,递阴道拉钩拉开阴道前后壁,组织钳夹住宫颈向外牵开小阴唇,显露手术野。

5.递术者敷料碗,碗内放金属导尿管1个,碘伏棉球4个,用于导尿排空膀胱。

6.递20ml注射器1个,盐酸肾上腺素盐水100～200ml(根据要求加入盐酸肾上腺素)。

7.分离阴道黏膜,将膀胱向上推开,显露膀胱宫颈韧带。递中弯止血钳分离,湿纱布向上推开。组织剪剪开宫颈韧带,显露膀胱腹膜反折。短中圆针穿0号可吸收缝合线线结扎,用阴道拉钩牵开显露手术部位。

8.剪开腹膜,于腹膜中点做一标记。中弯止血钳提起腹膜,组织剪剪一小口,向两侧延长,递小圆针一号丝线做标记线并用中直血管钳牵引末端。

9.用组织剪剪开阴道后穹,进入子宫直肠窝时剪开腹膜一小口,用小圆针1号线做标记,并用中直血管钳牵引末端。

10.切开宫底韧带及主韧带(双侧)。双爪钳牵引宫颈并显露宫颈骶韧带,用中弯血管钳夹住,手术刀切断,短中圆针穿0号可吸收缝合线线缝扎。

11.递术者中弯止血钳,分离切断子宫动静脉(双侧),用止血钳夹住,短中圆针穿0号可吸收缝合线缝扎。

12.分离、切断圆韧带,中弯血管钳分离,短中圆针穿0号可吸收缝合线线缝扎。

13.分离、切断卵巢固有韧带,切下子宫。长弯止血钳夹住韧带。将切下子宫放入弯盘内,短中圆针穿0号可吸收缝合线缝扎,0号可吸收线缝扎残端。

14.将阴道前壁及前壁腹膜与韧带残端用3-0可吸收缝合线做荷包缝合，呈两个半环状，固定残端于腹膜两侧。

15.修补阴道前壁：①递术者注射器注射肝素盐水于阴道壁间，用手术刀做三角形切口。②递术者组织剪和盐水纱布剥离阴道黏膜。③用手术刀柄背面分离膀胱表层及筋膜，并用无齿镊，组织剪剪去多余的阴道黏膜。2-0可吸收线缝合阴道黏膜。

16.修补阴道后壁：①递术者注射器注射肝素盐水于阴道壁间，递10号刀片在阴道后壁皮肤交界处用手术刀做切口，钝性分离阴道后壁与直肠。②递术者纱布，继续用手指分离阴道后壁，显露直肠及肛提肌。③递术者0号可吸收线缝合肛提肌。④用组织剪减去多余的阴道黏膜，以2-0可吸收缝线间断缝合阴道后壁。

17.根据阴道容量，用碘伏纱布填塞，留置导尿管。

18.与巡回护士共同清点手术用物，按要求处理用物。

[**注意事项**]

1.术中若使用稀释后的盐酸肾上腺素注射液分离组织，应随时监测患者生命体征，特别是血压和心率的变化。

2.阴道填塞的碘伏纱布要求蘸取少量碘伏，以0.9%氯化钠注射液浸湿后拧干。

三、外阴癌根治加腹股沟淋巴清扫术

[**手术准备**]

1.用物准备 ①常规敷料：手术衣、开腹单、治疗巾；②手术器械：曼切器械包；③仪器设备：负压吸引器、高频电刀。

2.手术体位 截石位。

[**手术配合**]

1.器械护士与巡回护士共同清点器械、敷料、缝针数量。切口为腹部外阴联合切口。自一侧髂前上棘起，经耻骨联合上缘，止于对侧髂前上棘的弧形切口，与外阴梭形外切口在中点处汇合。

2.器械护士递手术刀切除腹部淋巴脂肪组织，沿切口线切开腹部皮肤，提起切口上部皮肤，向上游离腹部皮瓣6～8cm，皮瓣根部应呈坡形。递电刀从皮瓣根部，自上而下切除腹壁筋膜前脂肪，至耻骨联合上及两侧腹股沟韧带处。

3.递电刀切除腹股沟和股三角区淋巴脂肪组织，分离两侧股部皮瓣，自外向内切除腹股沟和股三角区的淋巴脂肪组织，分离保留或结扎大隐静脉。并在腹股沟韧带内1/3处、耻骨结节下方找到圆韧带，予以切断和缝扎。递组织剪解剖股管，将Cloquet淋巴结单独切除，送病理做快速冷冻检查。左、右两侧腹股沟淋巴脂肪组织分别与阴阜两侧相连。切除腹股沟深淋巴结。器械护士与巡回护士清点敷料、器械、缝针无误后减张关闭创面，丝线间断缝合皮肤。同法处理左侧。缝合及放置引流。

4.外阴广泛切除：碘伏纱球消毒外阴，递金属导尿管排空膀胱行广泛外阴切除。于外阴病灶外侧2cm切开皮肤，深达筋膜层，提拉肿物，自四周分离组织。左手示指入直肠行指引，将肿物及周围组织完整切除。间断缝合皮下组织和阴道黏膜，器械护士与巡回护士清点敷料、器械、缝针无误后丝线缝合皮肤，术后保留尿管。

5.术毕器械护士按流程处理器械，核对登记病理。巡回护士与协助医师为患者系好腹带，并擦拭身上残留血迹。检查患者管路皮肤情况，核对所有记录单填写无误，与麻醉恢复室护士做好交接工作，协助将患者转入麻醉恢复室。

[注意事项]

1.术中麻醉下改变手术体位，应注意各种管路衔接，截石位摆放应注意防止患者下肢过度外展。移动患者时防止因拖拽、平移造成压疮。

2.外阴癌根治切除术创面大，对体质差、病灶大者，术后切口一期愈合常出现困难。应注意术中无菌操作规范，保障腹股沟切口干燥无渗血。

四、阴道成形术

[手术准备]

1. 用物准备　①常规敷料：手术衣包、治疗巾、腿套、孔巾、开腹单；②手术器械：采用曼切手术器械，具体见附件《各类手术器械包明细》；③仪器设备：电外科工作站。

2. 体位及铺巾　截石位。

[手术配合]

1. 器械护士提前15min刷手，与巡回护士共同清点手术用物，整理器械台。

2. 手术开始前递术者消毒用物再次消毒。弯盘内放填塞钳1把，手术窥器1把，长无齿镊1把，碘伏纱球3个。用于阴道消毒。

3. 递手术用弯盘，弯盘内放手术刀1把（3号刀柄10号刀片），小有齿镊1把，汤氏剪1把、线剪1把、持针器夹3-0缝针、粗纱1块。

4. 用3-0缝针将小阴唇固定在大阴唇外侧皮肤上，肛门部用粗纱缝吊遮盖。递阴道拉钩拉开阴道前后壁，宫颈钳夹住宫颈向外牵开，显露术野。

5. 递术者敷料碗，碗内放金属导尿管1个，碘伏棉球1个，用于消毒尿道口，导尿排空膀胱。

6. 递术者金属导尿管排空膀胱，留置金属导尿管作为指引，减少膀胱损伤概率。

7. "一"形切开前庭黏膜，钝性分离膀胱尿道直肠间隙，形成一个长10～12cm、宽可容2.5～3指的洞穴。分离中可行直肠内诊指引，减少直肠损伤概率。

8. 制作模具：用两层避孕套内放入长11～12cm香烟引流条8根左右，将口扎紧，模型直径约3.5cm。

9. 递术者脱细胞异体真皮，用4-0聚酯线将皮片连续缝合成一端为盲端的管状皮套，将皮套的真皮层朝外套入事先做好的模具上。

10.将制备好的模具放入人工阴道中，将异体真皮的粗糙面与人工阴道贴紧，间断缝合阴道口与皮套边缘，留长线头，包扎固定阴道填充物。

11.与巡回护士共同清点手术用物，按要求处理用物。

五、经闭孔无张力尿道中段悬吊术

[**手术准备**]

1.用物准备 ①常规敷料：手术衣包、治疗巾、腿套、孔巾、开腹单；②手术器械：采用曼切手术器械包，具体见附件《各类手术器械包明细》；③仪器设备：电外科工作站；④特殊物品准备：TVT-O经闭孔无张力尿道悬吊系统组件一套。

2.手术体位 截石位。

[**手术配合**]

1.器械护士提前15min刷手上台，与巡回护士共同清点手术用物，整理器械台。

2.手术开始前递术者消毒用物再次消毒。弯盘内放填塞钳1把，手术窥器1把，大无齿镊1把，碘伏纱球3个。用于阴道消毒。

3.递手术用弯盘，弯盘内放手术刀1把（3号刀柄10号刀片），小有齿镊1把，汤氏剪1把、线剪1把、持针器夹3-0缝针、粗纱1块。

4.用小圆针3-0缝合线将小阴唇固定在大阴唇外侧皮肤上，肛门部用粗纱遮盖。递阴道拉钩牵拉开阴道前后壁，宫颈钳夹住宫颈向外牵开，显露术野。

5.递术者敷料碗，敷料碗内放金属导尿管1个，碘伏棉球1个，用于消毒尿道口、导尿排空膀胱。

6.将0.9%氯化钠注射液500ml分别置于两个敷料碗中，一个碗约200ml，一个碗约300ml。用10ml注射器抽取盐酸肾上腺素1支，溶于0.9%氯化钠注射液6ml中，将4ml稀释后的盐酸肾上腺素溶液注入0.9%氯化钠注射液200ml的水碗中，用于浸湿纱布；另外2ml稀释后的盐酸肾上腺素溶液注入0.9%氯化钠注射液300ml的水碗中，用于注射分离组织间隙。

7.用20ml注射器抽取稀释后的盐酸肾上腺素注射液，于尿道口与阴道口之间的尿道中段进行注射。

8.用汤式剪刀剪开阴道前壁，游离两侧阴道黏膜，向斜外侧钝性分离尿道旁与阴道壁间隙，直至耻骨降支达到腹膜外。

9.用碘伏纱球消毒双侧大腿腹股沟及大腿内侧上1/3处皮肤，平阴蒂水平处划水平线与两侧股部皱褶线交点外1.5cm处定位为皮肤穿刺点。用11号刀切开穿刺点皮肤约0.3cm。

10.分离开阴道壁后在内侧插入蝶翼形引导器紧贴引导器将螺旋导针向内推入并经之前确定的切口点穿出，拉出导针上吊带与塑料管。对侧方法与上述操作相同。

11.确保吊带不打折，平放于尿道中段，将组织剪前端置于尿道与吊带中间，抽出无菌网膜，调整好松紧，剪除多余网带，打结。

12.拔除导尿管，使用尿道探子探查尿道悬吊情况，再次插尿管并留置。

13.用3-0可吸收线缝合阴道前臂黏膜，再次消毒阴道，宫腔内填塞一块碘伏纱布。

14.在皮肤切口上覆盖一块自制纱布块，以一张输液用无菌透明敷料贴覆盖保护切口皮肤。

15.剪开小阴唇与皮肤间的缝线，再次消毒外阴后手术结束。

16.与巡回护士共同清点手术用物，按要求处理用物。

[注意事项]

1.术者应充分了解患者病史，入室后观察患者生命体征，特别是血压情况；血压平稳者，可使用盐酸肾上腺素溶于0.9%氯化钠注射液中进行分离阴道黏膜时注水用。

2.在插导尿管的时候选择弗莱20号导尿管，使尿道充分扩张。

3.阴道填塞的碘伏纱布要求蘸取少量碘伏，以0.9%氯化钠注射液浸湿后拧干。

4.术后观察患者的尿色、尿量。

（闫秋菊 赵 霞）

第六节 腹腔镜手术护理配合

一、腹腔镜手术基本护理配合

腹腔镜手术是将腹腔镜自腹壁插入腹腔内观察盆、腹腔内脏器的形态、有无病变，必要时取活组织进行病理学检查以明确诊断或达到治疗目的方法。

[手术准备]

1.用物准备

（1）常规敷料：手术衣包、治疗巾、腿套、孔巾、开腹单。

（2）手术器械：①基础器械：采用腹腔镜手术器械包；②腹腔镜器械：采用0°或30°光学视管。

（3）仪器设备：①成像系统，显示器、摄像主机、冷光源机、光学试管；②气腹形成系统，二氧化碳气腹机、二氧化碳输出管道、气体输出连接管道组成；③电凝装置：单极电凝、双极电凝、超声刀、血管闭合系统电外科工作站等；④冲洗，负压吸引系统。

2.手术体位

（1）膀胱截石位：手术台上铺好清洁的治疗单，患者脱去裤子，仰卧于手术台中央。嘱患者臀部移至手术床边缘，超出台面5cm双小腿置于腿托架上，腿托架高度为患者大腿长度的2/3，足尖、膝关节、对侧肩在一条直线上，两腿夹角最大不超过90°，根据患者的舒适度调整。

（2）平卧位：患者平卧于可分腿的手术床中央，穿上腿套，双下肢分开80°～90°，臀部超出手术边缘5cm。①建立静脉通道侧上肢手指夹血氧监测仪，另一侧上肢绑血压袖带，双侧上肢均用床单反折包裹，平放靠近身体两侧；②患者术前取仰卧位，手术开始后采取头低臀高15°～30°平卧位，以便术中充分显露盆腔手术操作；③将高频电刀负极板粘贴于患者体毛较少且肌肉丰厚处。

3.消毒铺单

（1）消毒：①卵圆钳夹取一块粗纱，取适量碘酊，以脐孔切口为中心，采用回字形消毒方式，上至胸骨第4肋间，下至大腿上1/3，两侧至腋中线。②卵圆钳夹取两块粗纱，取适量乙醇，以切口为中心采用回字形消毒方式，进行脱碘处理。第1块乙醇粗纱消毒范围要小于碘酊消毒范围，第2块乙醇粗纱消毒范围大于碘酊消毒范围，要求脱碘完全，避免碘酊灼伤皮肤。

（2）取治疗巾对折后分别铺于患者的脐上方和会阴部。

（3）以切口为中心，在严格遵守无菌原则情况下，铺开腹单，患者切口上下铺双层治疗巾，巡回护士与器械护士连接好各种导线套无菌防护套，顺序接好光学试管、单双极、气腹管、冲洗设备等，并取布巾钳和粗纱一块固定于开腹单上，将各种导线用粗纱固定在开腹单上。并用两块治疗巾平铺遮住各种导线。

（4）乙醇纱球放于切口处（待医师消毒后与巡回护士核对后弃于污物桶中）。

[**手术配合**]

1.器械护士提前15min刷手上台，与巡回护士共同清点用物，检查腹腔镜设备的完整性及功能良好。摄像头、光源导线、电极线用无菌保护套套好并固定在开腹单上，防止交叉扭曲损坏线路及活动过度造成污染。

2.建立气腹：递手术刀、纱布和气腹针，手术医师沿脐窝上缘做1cm弧形切口达皮下，将气腹针刺入腹腔，连接气腹管巡回护士打开气腹机，注入二氧化碳气体3～5L，气腹压力维持12～14mmHg。

3.打孔：沿气腹针切口刺入10mm穿刺套管，建立观察孔，

30°镜经观察孔插入腹腔，巡回护士开启冷光源机和摄像机，在摄像系统的监测下，选择无血管区，切开皮肤、皮下。取穿刺器垂直进入切口，当穿刺器尖端旋转进入腹膜后，转向盆腔穿刺器完全进入腹腔，将内芯拔出。于左侧下腹部建立10mm的操作孔，于右腹下部建立5mm的操作孔。

4.调节体位，探查盆腔，将手术床根据手术需求调节为头低臀高位，将弯钳从穿刺器进入腹腔，显露盆腔，探查子宫、双附件等情况。如有问题进行相应处理。

5.清点手术物品，无误后停气腹机，用镜头检查各穿刺部位情况。用负压吸引器吸尽腹腔内二氧化碳气体，取出镜头及穿刺套管。

6.缝合皮肤切口，处理用物。75%乙醇消毒切口，用1-0可吸收缝合线缝合切口，用无菌敷料覆盖切口。记录手术用气量，将气腹机用气量清零，将各种导线用湿毛巾擦拭后放置好备用。按常规清洗腹腔镜器械及普通器械。

[注意事项]

1.检查手术器械的完整性 手术前后特别要检查气腹针、穿刺器、单极、双极是否完整。

2.无菌技术操作 区分放置腹腔镜中的使用器械和阴道操作的手术器械、避免污染。

3.职业防护 手术中使用墙壁吸引器排烟，减少室内废弃污染，保持术野的清晰。

4.防止患者体位损伤 安置膀胱截石位，建议采用可调节式功能型脚架，将患者双腿摆放成舒适的功能性体位，防止患者神经损伤。

二、腹腔镜异位妊娠手术

[手术准备]

1.用物准备

（1）常规敷料：手术衣包、治疗巾、腿套、孔巾、开腹单。

（2）手术器械：①基础器械，腹腔镜手术器械包；②腹腔镜器械，采用0°或30°光学视管。

（3）仪器设备：①成像系统，显示器、摄像主机、冷光源机、光学试管；②气腹形成系统，二氧化碳气腹机、二氧化碳输出管道、气体输出连接管道组成；③电凝装置，单极电凝、双极电凝、超声刀、血管闭合系统电外科工作站等；④冲洗，负压吸引系统。

2.手术体位　平卧位。

[手术配合]

1.器械护士提前15min刷手上台，与巡回护士共同清点用物，检查腹腔镜设备的完整性及功能良好。摄像头、光源导线、电极线用无菌保护套套好并固定在开腹单上，防止交叉扭曲损坏线路及活动过度造成污染。

2.建立气腹：递手术刀、纱布和气腹针，手术医生沿脐窝上缘做1cm弧形切口达皮下，将气腹针刺入腹腔，连接气腹管巡回护士打开气腹机，注入二氧化碳气体3～5L，气腹压力维持12～14mmHg。

3.打孔：沿气腹针切口刺入10mm穿刺套管，建立观察孔，30°镜经观察孔插入腹腔，巡回护士开启冷光源机和摄像机，在摄像系统的监测下，选择无血管区，切开皮肤、皮下。取穿刺器垂直进入切口，当穿刺器尖端旋转进入腹膜后，转向盆腔穿刺器完全进入腹腔，将内芯拔出。于左侧下腹部建立10mm的操作孔，于右腹下部建立5mm的操作孔。

4.调节体位，探查盆腔，将手术床根据手术需求调节为头低臀高位，将弯钳从穿刺器进入腹腔，探查子宫及双侧附件，确认妊娠部位。根据需要选择开窗取胎或直接切除患侧输卵管。①输卵管开窗取胎：递钝头钳，夹住输卵管膨大部位，用单极电凝沿膨大部位的纵轴切开包块，用无损伤的钝头钳分离出输卵管内容物，双极电凝止血。②输卵管切除：分离输卵管与周围组织，递双极电凝从伞端方向逐渐向子宫方向电凝输卵管系膜；递单极电凝或超声刀，切开输卵管系膜；递双极电凝将宫角处输卵管夹闭，递单极电凝或超声刀切除输卵管。

5. 从10mm抽壳处取出输卵管内容物后递冲洗器冲洗腹腔，检查有无渗血。

6. 清点手术物品，无误后停气腹机，用镜头检查各穿刺部位情况。用负压吸引器吸尽腹腔内二氧化碳气体，取出镜头及穿刺套管。

7. 缝合皮肤切口，处理用物。75%乙醇消毒切口，用1-0可吸收缝合线缝合切口，用无菌敷料覆盖切口。记录手术用气量，将气腹机用气量清零，将各种导线用湿毛巾擦拭后放置好备用。按常规清洗腹腔镜器械及普通器械。

[**注意事项**]

在取妊娠组织时要注意完整取出避免在腹腔内遗留。

三、腹腔镜卵巢囊肿剥除术

[**手术准备**]

1. 用物准备

（1）常规敷料：开腹单、治疗巾、手术衣包。

（2）仪器设备：摄像系统、监视器、冷光源机、二氧化碳气腹机、高频电刀、图文工作站、电外科工作站。

（3）手术器械：①基础手术器械，采用腹腔镜手术器械包；②腹腔镜器械。

（4）一次性物品：一次性防护套×4，医用外科无菌手套（按需准备）吸引器管×1，一次性负极板×1，0号可吸收缝合线×1，11号刀片×1，0.9%氯化钠注射液3000ml。

2. 手术体位　平卧位。

[**手术配合**]

1. 器械护士提前15min刷手上台，与巡回护士共同清点用物，检查腹腔镜设备的完整性及功能良好。摄像头、光源导线、电极线用无菌保护套套好并固定在开腹单上，防止交叉扭曲损坏线路及活动过度造成污染。

2.建立气腹:递手术刀、纱布和气腹针,手术医师沿脐窝上缘做1cm弧形切口达皮下,将气腹针刺入腹腔,连接气腹管巡回护士打开气腹机,注入二氧化碳气体3~5L,气腹压力维持12~14mmHg。

3.打孔:沿气腹针切口刺入10mm穿刺套管,建立观察孔,0°镜经观察孔插入腹腔,巡回护士开启冷光源机和摄像机,在摄像系统的监测下,选择无血管区,切开皮肤、皮下。取穿刺器垂直进入切口,当穿刺器尖端旋转进入腹膜后,转向盆腔穿刺器完全进入腹腔,将内芯拔出。于左侧下腹部建立10mm的操作孔,于右腹下部建立5mm的操作孔。

4.调节体位,探查盆腔,将手术床根据手术需求调节为头低臀高位,将弯钳从穿刺器进入腹腔,显露盆腔,进行探查。

5.用腹腔镜弯钳钳夹卵巢韧带,侧面旋转显露卵巢,用单极电勾在卵巢包膜最薄部分切一小口,显露囊肿壁。

6.助手用腹腔镜直钳钳夹卵巢包膜边缘,术者用腹腔镜弯钳插入囊壁与包膜之间轻轻分离,用单极电勾电切扩大卵巢包膜切口,助手配合术者钝性和锐性分离囊肿。

7.钳夹卵巢边缘,显露卵巢创面,用0.9%氯化钠注射液冲洗创面,出血点处,用双极电凝止血。

8.由左侧10mm腹腔镜穿刺器置入一次性取物袋,将剥除的囊肿放入其中,由左侧10mm腹腔镜穿刺器取出。检查盆腔,冲洗盆腔,充分止血,查创面无活动性出血。

9.手术结束后清点手术物品:清点器械、纱布、缝针无误后停气腹机,用镜头检查各穿刺情况。用负压吸引器吸尽腹腔内二氧化碳气体,取出镜头及穿刺套管。

10.缝合皮肤切口,处理用物,处理病理标本,75%乙醇消毒切口,用0号可吸收缝合线缝合切口,用无菌敷料覆盖切口。记录手术用气量,将气腹机用气量清零,将各种导线用乙醇擦拭后放置好备用。按常规清洗腹腔镜器械及其他手术器械。取出的病理标由医师向家属交代后,贴条码处理后送病理科。

[注意事项]

1.与气腹相关的并发症，如高碳酸血症、皮下气肿、气体栓塞等。

2.腹腔穿刺相关并发症，如腹内空腔或实质性脏器损伤、腹膜后大血管损伤等，经穿刺孔疝出的戳孔疝也应归于此类并发症。

3.腹腔镜专用手术器械性能缺陷或使用不当所致的并发症，避免高频电流的"趋肤效应"造成的空腔脏器穿孔。

四、腹腔镜子宫肌瘤剔除术

[手术准备]

1.用物准备

（1）常规敷料：开腹单、治疗巾、手术衣包。

（2）仪器设备：摄像系统、监视器、冷光源机、CO_2气腹机、高频电刀、图文工作站、电外科工作站、碎瘤器主机。

（3）器械准备：①基础手术器械：采用腹腔镜手术器械包；②腹腔镜器械，另备大抓钳×1、碎瘤器×1。

2.手术体位 平卧位。

[手术配合]

1.器械护士提前15min刷手上台，与巡回护士共同清点用物，检查腹腔镜设备的完整性及功能良好。摄像头、光源导线、电极线用无菌保护套套好并固定在开腹单上，防止交叉扭曲损坏线路及活动过度造成污染。

2.建立气腹：递手术刀、纱布和气腹针，手术医师沿脐窝上缘做1cm弧形切口达皮下，将气腹针刺入腹腔，连接气腹管巡回护士打开气腹机，注入二氧化碳气体3～5L，气腹压力维持12～14mmHg。

3.打孔：沿气腹针切口刺入10mm穿刺套管，建立观察孔，0°镜经观察孔插入腹腔，巡回护士开启冷光源机和摄像机，在摄像系统的监测下，选择无血管区，切开皮肤、皮下。取穿刺器垂直进入切口，当穿刺器尖端旋转进入腹膜后，转向盆腔穿刺器完全进入腹腔，将内芯拔出。于左侧下腹部建立10mm的操作孔，于右腹下部建立5mm的操作孔。

4.调节体位，探查盆腔，将手术床根据手术需求调节为头低臀高位，将弯钳从穿刺器进入腹腔，显露盆腔，探查子宫肌瘤位置、大小等情况。

5.根据患者术中血压情况，酌情使用。每6U垂体后叶注射液以0.9%氯化钠注射液20ml稀释后注入宫体，收缩子宫减少出血。

6.浆膜下肌瘤用单极电凝肌瘤蒂部，切除肌瘤；肌壁间肌瘤，用腹腔镜弯钳和单极电凝钳游离瘤体，小肌瘤沿一个方向拧转，直至脱落。大肌瘤需助手将举宫器向前向上举起子宫，用单极电凝钳在肌瘤表面隆起部位切开显露瘤体，用大抓钳钳住肌瘤并向外边旋转，边牵拉边用单极电钩切开瘤体与宫体连接组织，切除肌瘤。

7.宫体切口需用1号可吸收缝合线缝合。

8.瘤体需使用肌瘤旋切装置，将其切碎后取出体外。

9.手术结束后清点手术物品：清点器械、纱布、缝针无误后停气腹机。用负压吸引器吸尽腹腔内二氧化碳气体，取出光学试管及穿刺套管。

10.递术者一块75%乙醇棉球，缝合皮肤切口，用0号3/8弧度可吸收缝合线缝合切口，用无菌敷料覆盖切口。处理用物，处理病理标本。记录手术用气量，将气腹机用气量清零，将各种导线用乙醇擦拭后放置好备用。按常规清洗腹腔镜器械及普通器械。将取出的病理标本向家属交代，贴条码处理后送病理科。

[注意事项]

1.注意发生与气腹相关的并发症，如高碳酸血症、皮下气肿、气体栓塞等。

2.注意发生与腹腔穿刺相关并发症，如腹内空腔或实质性脏器损伤、腹膜后大血管损伤等、经穿刺孔疝出的戳孔疝等。

3.腹腔镜专用手术器械性能缺陷或使用不当所致的并发症，

避免高频电流的"趋肤效应"造成的空腔脏器穿孔。

五、腹腔镜子宫全切术

[手术准备]

1. 用物准备

（1）常规敷料：无菌手术单、治疗巾、腿套、孔巾、手术衣包。

（2）手术器械：①基础器械，采用阴道小包手术器械；②腹腔镜器械，另备举宫器。

（3）仪器设备：摄像系统、监视器、冷光源机、CO_2气腹机、单极、百克钳、图文工作站、电外科工作站。

（4）一次性物品：一次性使用防护套×4，一次性吸引器管×1，一次性负极板×1，医用橡胶手套按需准备，1-0可吸收缝线（根据情况使用1～2根），11号刀片×1，0.9%氯化钠注射液注射液3000ml。

2. 手术体位 截石位。

[手术配合]

1. 器械护士提前15min刷手上台，与巡回护士共同清点用物，检查腹腔镜设备的完整性及功能良好。摄像头、光源导线、电极线用无菌保护套套好并固定在开腹单上，防止交叉扭曲损坏线路及活动过度造成污染。

2. 建立气腹：递手术刀、纱布和气腹针，手术医师沿脐窝上缘做1cm弧形切口达皮下，将气腹针刺入腹腔，连接气腹管巡回护士打开气腹机，注入二氧化碳气体3～5L，气腹压力维持12～14mmHg。

3. 打孔：沿气腹针切口刺入10mm穿刺套管，建立观察孔，0°光学试管经观察孔插入腹腔，巡回护士开启冷光源机和摄像机，在摄像系统的监测下，选择无血管区，切开皮肤、皮下。取穿刺器垂直进入切口，当穿刺器尖端旋转进入腹膜后，转向盆腔穿刺器完全进入腹腔，将内芯拔出。于左侧下腹部建立10mm的操作孔，于右腹下部建立5mm的操作孔。

4.调节体位，探查盆腔，将手术床根据手术需求调节为头低臀高位，将弯钳从穿刺器进入腹腔，显露盆腔，探查子宫、双附件等情况。

5.切断左侧子宫圆韧带，钳夹、提拉圆韧带，在距左侧子宫角2cm处以超声刀凝固后切断左侧圆韧带。

6.打开子宫膀胱反折腹膜，以弯钳钳夹左侧阔韧带前叶，自左侧圆韧带断端处，以超声刀沿阔韧带与子宫附着之边缘，由外向内弧形剪开阔韧带前叶及膀胱腹膜反折，直达右侧宫颈内口处。

7.打开右侧阔韧带前叶，以弯钳钳夹右侧阔韧带前叶，自右侧圆韧带断端处，以超声刀沿阔韧带与子宫附着之边缘，由外向内弧形剪开阔韧带前叶至膀胱腹膜反折处，与左侧切口延续。

8.打开右侧阔韧带后叶，以弯钳于疏松处分离右侧阔韧带与宫旁组织，超声刀剪开右侧阔韧带后叶至宫颈内口处。

9.分离宫颈膀胱间隙，下推膀胱，钳夹并分离宫旁疏松组织，同时用举宫器向患者头端方向顶举子宫，钳夹并提拉膀胱子宫腹膜反折，以弯钳轻轻下推膀胱，必要时用超声刀分离膀胱与宫颈间隙组织，借助阴道穹顶举器的顶举作用使膀胱分离并下移至宫颈外口下方1cm。

10.处理双侧子宫血管，分离宫旁疏松组织，显露双侧子宫血管，以双极电凝钳垂直钳夹并凝固子宫血管，待血管充分凝固闭合后，以超声刀离断。

11.环切阴道穹部，切除子宫，以阴道穹顶举器向上顶举子宫及阴道穹，充分显露子宫骶骨韧带、主韧带，以超声刀离断，以超声刀沿宫颈环形切开阴道穹部，使子宫及双附件全部游离。

12.巡回护士将患者双侧大腿与手术床垂直，转变为正常截石位，充分显露会阴部。

13.消毒阴道，经阴道取出子宫。将举宫球置入阴道内，维持腹腔内二氧化碳气体压力。

14.巡回护士再次将患者腿部位置下降，置于"低位截石位"，台下术者更换手套继续腹腔镜操作。

15.递术者1-0号可吸收缝合线缝合阴道断端，缝合时将主、骶韧带与阴道壁缝合在一起，以加强盆底支撑结构。

16.检查盆腔，冲洗盆腔，显露创面，检查有无出血，有无其他部位损伤。

17.清点手术用物，并检查腹腔镜设备的完整性。

18.排空腹腔内气体，取出镜及各穿刺套管，停气腹机，用镜头检查各穿刺处情况，在镜头引导下取出2、3穿刺套管。取出镜头，从脐孔穿刺套管排空腹腔内气体。

19.缝合皮肤切口，处理用物，处理病理标本，75%乙醇消毒切口，用1-0可吸收缝线缝合伤口，用无菌敷料覆盖伤口。

20.记录手术用气量，将气腹机用气量清零，将各种导线用乙醇擦拭后放置好备用。按常规清洗腹腔镜器械及普通器械。将取出的病理标本给家属看后，标本固定处理、送病理科。

[注意事项]

1.术毕，器械护士提醒手术医师取出阴道塞。

2.接触过会阴及阴道的器械即视为污染的器械，注意独立放置，防止污染其他无菌器械。

六、腹腔镜下全盆底重建术

[手术准备]

1.用物准备　①常规敷料：手术衣包、治疗巾、腿套、孔巾、开腹单；②手术器械：采用阴式手术器械包；③仪器设备：电外科工作站；④特殊物品准备：盆底修复系统套装1套。

2.手术体位　截石位。

[手术配合]

1.器械护士提前15min刷手上台，与巡回护士共同清点手术用物，整理器械台。

2.手术开始前，递术者消毒用物再次消毒。弯盘内放填塞钳1把，手术窥器1把，大平镊1把，碘伏纱球3个，用于阴道消毒。

3.递手术用治疗盘，治疗盘内放手术刀1把（3号刀柄10号刀片），短齿镊1把，汤氏剪1把。

4.用短有齿镊，3-0缝针将小阴唇固定在大阴唇外侧皮肤上，递阴道拉钩拉开阴道前后壁，组织钳夹住宫颈向外牵开，显露术野。

5.消毒尿道口，插尿管。

6.递术者敷料碗，敷料碗内放金属导尿管1个，碘伏棉球4个，用于导尿排空膀胱。

7.递20ml注射器1个，盐酸肾上腺素盐水100～200ml（遵医嘱加入盐酸肾上腺素）。抽吸盐水，于阴道前壁及膀胱两侧等组织间隙进行注射。于尿道下2.5cm处正中纵行切开阴道前壁黏膜至膀胱子宫颈横沟，向两侧分离至阴道直肠间隙，扪及坐骨棘。

8.取尿道口水平水平1cm为第1穿刺点。第2穿刺点在前面穿刺点的下2cm、外1cm处，递术者引导器，在手指指引下将导引器送入穿刺点，沿着盆腔筋膜腱弓在距耻骨弓1cm处进入阴道旁间隙，留置导丝并置入网片，调节松紧后用小圆针穿刺中号丝线固定网片中部。调节网片松紧度，用2-0可吸收缝合线缝合阴道前壁黏膜。

9.再次递术者注射器，向阴道后壁注入0.9%氯化钠注射液，沿后壁正中纵行切开阴道后壁黏膜，向两旁分离直肠旁间隙至坐骨棘。

10.第3穿刺点取患者肛门两侧下3cm、外3cm交界处，做4mm切口将导引器送入穿刺点，从坐骨直肠窝开始直到骶棘韧带下方，在坐骨棘内侧2cm处穿出，留置导丝并代入后部补片，铺平网片，用小圆针穿刺中号丝线固定网片中部，调整固定补片松紧后用2-0丝线缝合阴道后壁黏膜。

11.消毒穿刺点，在第6处穿刺点部位皮肤切口上覆盖一块纱布块，以一张输液用无菌透明敷料贴覆盖保护切口皮肤。

12.剪开小阴唇与皮肤间的缝线，再次消毒外阴后手术结束。

13.与巡回护士共同清点手术用物，按要求处理用物。

[**注意事项**]

1.术者应充分了解患者病史，入室后观察患者生命体征，特别是血压情况；血压平稳者可使用盐酸肾上腺素溶于0.9%氯化钠注射液中，进行分离阴道黏膜时注水用。

2.在插导尿管的时候选择20号导尿管，使尿道充分扩张。

3.术后观察患者的尿色、尿量。

七、腹腔镜下宫颈癌根治术

[**手术准备**]

1.用物准备 ①常规敷料：宫腹包；②手术器械：腹腔镜普通器械包、腹腔镜器械包、举宫杯、腹腔镜光学试管；③仪器设备：腹腔镜摄像系统、电刀设备、超声刀、负压吸引器、气腹机。

2.手术体位 截石位。

[**手术配合**]

1.常规消毒铺巾，器械护士与巡回护士检查腔镜器械完好性，核对数目正确。

2.器械护士与巡回护士连接好各设备的线路，并进行检测性能，超声刀、双极电凝、气腹设备保证性能良好。

3.腹腔镜操作：①在脐轮上缘或下缘环形切口，10mm套管针自切口穿刺入腹腔，建立气腹至腹内压12～15mmHg，置腹腔镜，在腹腔镜监视下于左下腹部各置入第2（5mm）、第3（10mm）套管针、麦氏点置入第4（5mm）套管针。②气腹后将手术床调整至头低臀高位体位，连接摄像监视系统，置镜，置操作钳。腹腔镜探查见：部分大网膜与腹壁切口粘连，肠管与盆底粘连，肝、胃、脾均正常。将气腹针、20ml注射器（0.9%氯化钠注射液20ml）、11号刀、10mm穿刺器放入大弯盘内递给术者，递连接好的腹腔镜，递弯分离钳。

（1）游离子宫及双侧附件：①器械护士以最佳使用方式递超

声刀，腹腔镜弯钳，钝性分离显露膀胱侧窝及直肠侧窝，游离出子宫动脉，在距髂内动脉0.5～1cm处，用超声刀将子宫动脉离断。②游离出输尿管，显露出直肠阴道韧带及骶韧带，用超声刀切断骶韧带及直肠阴道韧带，此处要注意保留下腹下神经。③在直肠侧窝与膀胱侧窝之间显露主韧带，将主韧带组织在接近盆壁处切断，保留其下方的盆腔内脏神经束。④下推膀胱在输尿管"隧道"的顶部，用超声刀游离，显露其下方的深层膀胱宫颈韧带，术中用超声刀及左弯分离钳将深层膀胱宫颈韧带外侧与内侧组织分离，显露出第4间隙，注意保留外侧部的下腹下神经丛的膀胱支。同法处理对侧。

（2）盆腔淋巴结切除：用超声刀依次清除双侧髂总动脉淋巴结、髂外静脉淋巴结、腹股沟内深淋巴结、髂内动脉淋巴结、闭孔神经淋巴结，将切下的各组淋巴结取出并做好标记。

（3）腹腔镜子宫切除：①打开右侧盆侧腹膜，右侧圆韧带外1/3处超声刀切断，同法处理左侧圆韧带，提起右侧，递超声刀、弯分离钳，及时清理超声刀表面血渍、焦痂、圆韧带近端及附件，使骨盆漏斗韧带伸展。②剪开上方的腹膜及分离阔韧带后叶，显露卵巢动、静脉，双极封闭血管，超刀切断卵巢动静脉，提起圆韧带近端，沿子宫旁剪开阔韧带前叶腹膜，分离并横行剪开膀胱子宫反折腹膜，下推膀胱达宫颈外口水平。③于骨盆漏斗韧带断端处向同侧髂总动脉方向剪开后腹膜。于右侧漏斗韧带下缘横行剪开阔韧带前、后叶腹膜，再向下分别剪开前后腹膜，下推膀胱方法同左侧。④紧贴右侧卵巢，超声刀切断右侧卵巢固有韧带。打开阔韧带前叶及膀胱腹膜反折，下推膀胱。⑤双极电凝离断双侧输尿管隧道前后叶，充分推开输尿管。⑥打开子宫直肠间隙，下推直肠。距宫旁3cm处双极电凝离断双侧宫骶韧带。两侧主韧带旁组织较厚，且致密，不易分离，使用双极或超声刀阻断血供后，距宫旁3cm处双极电凝离断。剪开前阴道后穹，切下子宫。

4.止血、清除腹腔血性冲洗液：在腹腔镜下用双极钳电凝止血，行残端缝合，并缝合腹膜包埋残端。用0.9%氯化钠注射液冲洗腹腔，放置引流管并用缝线固定。放尽腹腔残留二氧化碳气体，关闭腹腔镜系统。拔出套管针缝合穿刺孔。

5. 器械护士与巡回护士清点物品，并确认零小部件完整递双极钳，递单极电凝，递持针器和0号可吸收线或0号倒刺线缝合残端，递吸引器冲洗腹腔，放置引流，递可吸收缝合线缝合脐孔，检查腹腔镜器械，清点用物，处理病理。

［注意事项］

1. 腹腔镜手术使用二氧化碳形成气腹，术中应合理调节压力，防止患者术后大量吸收二氧化碳造成的术后低体温。

2. 腔镜手术器械零小部件较多，严格落实查对制度，以免遗留患者体腔内。

3. 术中清扫淋巴结，应及时将取下的病理组织装入无菌袋内，放置于患者盆腔前后穹窿，以免病理组织残留体腔。

八、宫腹腔镜联合手术

［手术准备］

1. 用物准备

（1）常规敷料：手术衣包、治疗巾、开腹单、腿套、孔巾。

（2）手术器械：①基础器械，采用腹腔镜及阴式手术器械包；②腹腔镜器械；③宫腔镜器械。

（3）仪器设备：①两套成像系统，显示器、摄像主机、冷光源机、光学试管。②气腹形成系统，二氧化碳输出管道、二氧化碳气腹机、气体输出连接管道组成。③电凝装置，单极电凝、双极电凝、超声刀、血管闭合系统、电外科工作站等。④冲洗：冲洗用0.9%氯化钠注射液及负压吸引系统。⑤膨宫装置：膨宫机、膨宫管、压力感受装置。⑥膨宫液：单极电凝选择5%葡萄糖或甘露醇；双极电凝选择0.9%氯化钠注射液；宫腔镜检查选择膨宫液无特殊要求，一般使用0.9%氯化钠注射液。

2. 手术体位　截石位。

[手术配合]

1.器械护士提前15min刷手，与巡回护士共同清点用物，检查腹腔镜设备的完整性及功能良好。摄像头、光源导线、电极线用无菌保护套套好并固定在开腹单上，防止交叉扭曲损坏线路及活动过度造成污染。

2.巡回护士连接宫腔镜摄像头、导光束、电极线、宫腔镜进水管和排水管。

3.设置膨宫压力为80～100mmHg，调节电切、电凝功率。

4.建立气腹：递手术刀、纱布和气腹针，术者沿脐窝上缘做1cm弧形切口达皮下，将气腹针刺入腹腔，连接气腹管巡回护士打开气腹机，注入二氧化碳气体3～5L，气腹压力维持12～14mmhg。

5.打孔：沿气腹针切口刺入10mm穿刺套管，建立观察孔，30°镜经观察孔插入腹腔，巡回护士开启冷光源机和摄像机，在摄像系统的监测下，选择无血管区，切开皮肤、皮下。取穿刺器垂直进入切口，当穿刺器尖端旋转进入腹膜后，转向盆腔穿刺器完全进入腹腔，将内芯拔出。于左侧下腹部建立10mm的操作孔，于右腹下部建立5mm的操作孔。

6.调节体位，探查盆腔，将手术床根据手术需求调节为头低臀高位，将弯钳从穿刺器进入腹腔，显露盆腔，探查子宫、双附件等情况。如有问题进行相应处理。

7.术中如需要进行宫腔镜操作时，打开光源机和膨宫泵，排尽水管内的空气，注入膨宫液。

8.术者扩宫后放入治疗镜，待宫腔充盈、视野明亮后再观察宫腔内的病变，并采取相应的治疗措施。

9.手术结束后清点手术物品：清点器械、纱布、缝针无误后停气腹机，用镜头检查各穿刺点情况。用负压吸引器吸尽腹腔内二氧化碳气体，取出镜头及穿刺套管。

10.缝合皮肤切口，处理用物。75%乙醇消毒切口，用1-0可吸收缝合线缝合切口，用无菌敷料覆盖切口。记录手术用气量，将气腹机用气量清零，将各种导线用湿毛巾擦拭后放置好备用。

11.宫腔镜术后缓慢退出镜体，仔细检查子宫颈内口及子宫颈，再次消毒阴道。

12.按常规清洗宫、腹腔镜器械及普通器械。

13.再次清点检查器械的完整性，整理用物、交接标本、约束固定患者并保暖。

［注意事项］

1.在为患者安置截石位时，既要符合宫腔镜对会阴部的显露要求，同时也要避免头低足高位时遮挡腹腔镜者视线。

2.无菌技术操作：区分放置腹腔镜中的使用器械和阴道操作的手术器械、避免污染。

3.密切关注膨宫液入量，及时更换液体，防止空气进入宫腔。当入量超过1000ml时提醒术者暂停手术，并通知麻醉医师对患者进行肺部听诊，防止TURP的发生。

（闫秋菊 赵 霞）

第七节 宫腔镜手术护理配合

一、宫腔粘连分解手术

［手术准备］

1.用物准备

（1）常规敷料：手术衣包、治疗巾、腿套、孔巾、开腹单。

（2）仪器设备：①成像系统，显示器、摄像主机、冷光源机、光学试管。②膨宫装置，膨宫机、膨宫管、压力感受装置。③膨宫液，单极电凝选择5%葡萄糖或5%甘露醇注射液；双极电凝选择0.9%氯化钠注射液；宫腔镜检查选择膨宫液无特殊要求。④电凝装置，单极电凝、双极电凝、电外科工作站等。

（3）手术器械：①基础器械：采用刮宫手术器械包；②宫腔镜手术器械包。

2.手术体位 截石位。

[手术配合]

1.术前清点用物检查器械的完整性，巡回护士连接宫腔镜摄像头、导光束、进水管和排水管及电凝线。

2.设置膨宫压力为80～100mmHg，流速260～300ml/min；调节电切、电凝功率，打开光源机和膨宫泵，排尽水管内的空气，注入膨宫液。

3.术者置窥器，消毒阴道及宫颈，用宫颈钳固定宫颈，探针探查宫腔深度。

4.根据患者宫颈内口的松紧程度，按照从小到大的顺序依次用扩宫棒进行扩宫，直至宫颈能容纳宫腔镜外鞘为止。

5.术者放入治疗镜，待宫腔充盈、视野明亮后再观察宫腔内粘连的位置和程度。

6.用环状电极分离粘连带，如有需要可以在检查镜下用微型剪刀减去粘连带，注意防止活动性出血的发生。

7.宫腔镜术后缓慢退出镜体，仔细检查子宫颈内口及子宫颈，再次消毒阴道。

8.按常规清洗宫腔镜器械及普通器械。

9.用物清点检查器械的完整性，整理用物、交接标本、约束固定患者并保暖。

二、宫腔镜子宫内膜息肉切除术

[手术准备]

1.用物准备

（1）常规敷料：手术衣包、治疗巾、腿套、孔巾、无菌手术单。

（2）手术器械：①基础器械，刮宫手术器械包；②宫腔镜手术器械包。

（3）仪器设备：①成像系统，显示器、摄像主机、冷光源机、光学试管；②膨宫装置，膨宫机、膨宫管、压力感受装置。

（4）膨宫液：宫腔镜检查可选择5%葡萄糖注射液（糖尿病

患者不可用）、5%甘露醇注射液或0.9%氯化钠注射液。

2.手术体位 截石位。

[**手术配合**]

1.术前清点用物检查器械的完整性，巡回护士连接宫腔镜摄像头、导光束、进水管和排水管及电凝线。

2.设置膨宫压力为80～100mmHg，流速260～300ml/min；调节电切、电凝功率，打开光源机和膨宫泵，排尽水管内的空气，注入膨宫液。

3.术者置窥器，消毒阴道及宫颈，用宫颈钳固定宫颈，探针探查宫腔深度。

4.根据患者宫颈的松紧程度，按照从小到大的顺序依次用扩宫棒进行扩宫，直至宫颈能容纳宫腔镜外鞘为止。

5.术者放入治疗镜，待宫腔充盈、视野明亮后再观察宫腔内的病变，并采取相应的治疗措施。

6.宫腔镜术后缓慢退出镜体，仔细检查子宫颈内口及子宫颈，再次消毒阴道。

7.按常规清洗宫腔镜器械及其他手术器械。

8.用物清点检查器械的完整性，收拾用物、交接标本、约束固定患者并保暖。

[**注意事项**]

1.在为患者安置截石位时，注意保护患者肢体处于功能位，小腿腿托要垫于腓肠肌处，避免造成神经损伤。

2.密切关注膨宫液入量，用完的液袋及时更换，防止空气进入宫腔。当入量超过1000ml时提醒术者暂停手术，并通知麻醉医师对患者进行肺部听诊，防止TURP的发生。

三、宫腔镜子宫肌瘤切除术

[**手术准备**]

1.用物准备

（1）常规敷料：手术衣包、治疗巾、腿套、孔巾、无菌手术单。

（2）手术器械：①基础器械，刮宫手术器械包，②宫腔镜手术器械包。

（3）仪器设备：①成像系统，显示器、摄像主机、冷光源机、光学试管。②膨宫装置，膨宫机、膨宫管、压力感应装置。

（4）膨宫液：宫腔镜检查可选择5%葡萄糖注射液（糖尿病患者禁用）、5%甘露醇注射液或0.9%氯化钠注射液。

2.手术体位　截石位。

[**手术配合**]

1.术前清点用物检查器械的完整性，巡回护士连接宫腔镜摄像头、导光束、进水管和排水管及电凝线。

2.设置膨宫压力为80～100mmHg，流速260～300ml/min；调节电切、电凝功率，打开光源机和膨宫泵，排尽水管内的空气，注入膨宫液。

3.术者置窥器，消毒阴道及宫颈，用宫颈钳固定宫颈，探针探查宫腔深度。

4.根据患者宫颈内口的松紧程度，按照从小到大的顺序依次用扩宫棒进行扩宫，直至宫颈能容纳宫腔镜外鞘为止。

5.术者放入治疗镜，待宫腔充盈、视野明亮后再观察宫腔内的病变，用单极切除病变部位，如肌瘤较大，可先用双极电凝肌瘤表面的大血管，以减少术中出血。

6.宫腔镜术后缓慢退出镜体，仔细检查子宫颈内口及子宫颈，再次消毒阴道。

7.按常规清洗宫腔镜器械及普通器械。

8.用物清点检查器械的完整性，收拾用物、交接标本、约束固定患者并保暖。

[**注意事项**]

1.在为患者安置截石位时，注意保护患者肢体处于功能位，小腿腿托要垫于腓肠肌处，避免造成神经损伤。

2.密切关注膨宫液入量，用完的液袋及时更换，防止空气进入宫腔。当入量超过1000ml时提醒术者液体入量，并通知麻醉医师对患者进行肺部听诊，防止 TURP 的发生。

四、宫腔镜下子宫纵隔切开术

[**手术准备**]

1. 用物准备

（1）常规敷料：手术衣包、治疗巾、腿套、孔巾、无菌手术单。

（2）手术器械：①基础器械，刮宫手术器械包；②宫腔镜手术器械包。

（3）仪器设备：①成像系统，显示器、摄像主机、冷光源机、光学试管；②膨宫装置，膨宫机、膨宫管、压力感应装置。

（4）膨宫液：宫腔镜检查可选择5%葡萄糖注射液（糖尿病患者禁用）、5%甘露醇注射液或0.9%氯化钠注射液。

2. 手术体位　截石位。

[**手术配合**]

1. 术前清点用物检查器械的完整性，巡回护士连接宫腔镜摄像头、导光束、进水管和排水管及电凝线。

2. 设置膨宫压力为80 ～ 100mmHg，流速260 ～ 300ml/min；调节电切、电凝功率，打开光源机和膨宫泵，排尽水管内的空气，注入膨宫液。

3. 术者置窥器，消毒阴道及宫颈，用宫颈钳固定宫颈，探针探查宫腔深度。

4. 根据患者宫颈内口的松紧程度，按照从小到大的顺序依次用扩宫棒进行扩宫，直至宫颈能容纳宫腔镜外鞘为止。

5. 术者放入治疗镜，待宫腔充盈、视野明亮后再观察宫腔内纵隔的位置和形态。

6. 用针状电极切开纵隔，左右对称进行切割，切割过程防止一侧过深导致宫腔变形。

7. 宫腔镜术后缓慢退出镜体，仔细检查子宫颈内口及宫颈，再次消毒阴道。

8.按常规清洗宫腔镜器械及普通器械。

9.用物清点检查器械的完整性，整理用物、交接标本、约束固定患者并保暖。

五、宫腔镜下宫内节育器取出术

[**手术准备**]

1.用物准备

（1）常规敷料：手术衣包、治疗巾、腿套、孔巾、无菌手术单。

（2）手术器械：①基础器械，阴式手术器械包；②宫腔镜手术器械包。

（3）仪器设备：①成像系统，显示器、摄像主机、冷光源机、光学试管；②膨宫装置，膨宫机、膨宫管、压力感应装置。

（4）膨宫液：宫腔镜检查可选择5%葡萄糖注射液（糖尿病患者禁用）、5%甘露醇注射液或0.9%氯化钠注射液。

2.手术体位　截石位。

[**手术配合**]

1.术前清点用物检查器械的完整性，巡回护士连接宫腔镜摄像头、导光束、进水管和排水管。

2.设置膨宫压力为80～100mmHg，流速260～300ml/min；打开光源机和膨宫泵，排尽水管内的空气，注入膨宫液。

3.术者置窥器，消毒阴道及宫颈，用宫颈钳固定宫颈，探针探查宫腔深度。

4.根据患者宫颈内口的松紧程度，按照从小到大的顺序依次用扩宫棒进行扩宫，直至宫颈能容纳宫腔镜外鞘为止。

（1）术者放入检查镜，待宫腔充盈、视野明亮后再观察宫腔内节育器类型、嵌顿位置、是否完整等。

（2）检查完毕后用取环钩或肾石钳将宫内节育器取出。

（3）再次用宫腔镜探查宫腔，检查是否还有节育器残留，观察是否有活动性出血，及时进行处理。

（4）宫腔镜术后缓慢退出镜体，仔细检查子宫颈内口及子宫颈，再次消毒阴道。

（5）按常规清洗宫腔镜器械及普通器械。

（6）用物清点检查器械的完整性，约束固定患者并保暖。

（7）收拾用物、将取出的节育器给患者确认后带回病房。

[**注意事项**]

1.如术前知晓宫内环嵌顿位置较深，需术前请超声科医师到场，手术时协助辨明节育器位置。

2.确保节育器全部取出，并交于患者确认。

（闫秋菊）

第八节　乳腺手术护理配合

一、乳腺病损切除术

[**手术准备**]

1.用物准备　①常规敷料：手术衣、无菌手术单、治疗巾；②手术器械：乳腺小包器械包；③仪器设备：负压吸引器、高频电刀、超声。

2.手术体位　患者取仰卧位，患侧手臂外展放于托手板上，健侧手臂放于体侧并固定。

3.麻醉　局部强化麻醉，1%利多卡因6支加至0.9%氯化钠注射液100ml中。

[**手术配合**]

1.乳腺手术消毒范围：前至对侧锁骨中线，后至腋后线、上过锁骨及上臂、下过脐平行线。

2.铺手术巾，正确连接电刀、负压吸引器。双人清点手术器械、缝针、纱布。

3.75%乙醇纱球再次消毒皮肤，注射局部麻醉药，器械护士递手术刀切开皮肤，电刀切开皮下脂肪组织，递组织钳提起皮缘潜行分离皮瓣，使肿块全部显露。

4.仔细检查确定肿物的范围后，递组织钳夹持牵引，沿肿块两侧，距病变区处0.5～1cm做楔形切口，然后自胸大肌筋膜前将肿块切除。

5.彻底止血后，递3-0可吸收线缝合，乳腺组织切口缝合避免出现残腔。渗血较多者可放橡皮管或橡皮条引流。

6.清点物品，逐层关闭切口，用3-0可吸收线间断缝合浅筋膜，皮下组织，再次清点物品，皮肤用4-0可吸收线间断缝合或连续缝合。

7.术毕，器械护士按流程处理器械，核对登记病理。巡回护士协助医师为患者绑胸带，并擦拭身上残留血迹。检查患者管路皮肤情况，核对所有记录单填写无误，做好交接工作，送患者回病房。

［注意事项］

1.摆放体位时注意尽量使患者肢体舒适，避免上肢过度外展。

2.患者注射局麻药时，要严格查对药敏试验或询问药敏史；控制好用量，防止毒性反应发生。

二、乳腺癌根治术

［手术准备］

1.用物准备　①常规敷料：手术衣、无菌手术单、治疗巾；②手术器械：乳腺癌根治术器械包；③仪器设备：负压吸引其、高频电刀。

2.体位准备　仰卧位，患侧上肢外展90°，不能过度外展，以免臂丛神经受损，患侧肩下垫高约5cm软垫。

3.麻醉　全身麻醉。

［手术配合］

1.常规消毒（范围同前），铺双层无菌手术巾于患侧背下及托手板上，以双层手术巾将患侧手臂包好，用无菌纱布妥善固定，手术术野常规铺4块无菌手术巾，依次铺中单、手术单。正确连接电刀、吸引器，清点物品。

2.75%乙醇棉球消毒切口处皮肤，器械护士递手术刀切开皮肤，切缘距肿瘤边缘2～3cm，电刀切开皮下组织，递布巾钳提起皮缘分离皮瓣，将乳腺从胸大肌浅面分离，保留胸肌、胸前神经分支、胸长胸背神经，将乳腺、胸肌间淋巴结、腋淋巴结整块切除。游离腋窝淋巴结，递镊子、弯组织剪刀仔细游离，如有出血可递止血钳夹住，递1号丝线或4号丝线结扎或缝扎。

3.术者止血后，递灭菌注射用水、0.9%氯化钠注射液冲洗，腋下、胸壁放置负压引流球。

4.器械护士与巡回护士清点敷料、器械、缝针无误后，递2-0可吸收线固定引流管，递2-0可吸收线间断缝合或连续缝合皮肤。再次清点物品，75%乙醇棉球消毒覆盖纱布，敷贴。用胸带加压包扎。

5.再次清点敷料、器械、缝针。术毕器械护士按流程处理器械，核对登记病理。巡回护士协助医师为患者进行加压包扎，并擦拭身上残留血迹。检查患者管路皮肤情况，核对所有记录单填写无误，与麻醉恢复室护士做好交接工作，协助将患者转入麻醉恢复室。

[注意事项]

1.静脉输液应建立在健侧肢体。

2.摆放体位时注意尽量使患者肢体舒适，避免上肢过度外展，同时要充分暴露手术术野。

附：各类手术器械包明细

1.腹腔镜器械 23件。

中弯止血钳3；组织钳4；线剪1；布巾钳2；卵圆钳6；持针器1；弯盘2；小碗2；短有齿牙镊1；七号刀柄1。

2.腹腔镜腔镜器械 18件。

气腹针1；弯钳1；直钳1；剪刀1；冲洗器1；冲水管1；气腹管1；持针器1；艾利斯钳1；排烟管1；单极电凝1；0°光学试管1；双极电凝钳1。10mm腹腔镜穿刺器2；5mm穿刺器转换器

1；5mm腹腔镜穿刺器2。

3.刮宫器械 18件。

组织钳2；线剪1；布巾钳1；小刮匙1；吸管1；窥器1；探针1；小碗1；大刮匙1；宫颈钳1；长弯止血钳1；卵圆钳4；填塞钳1；弯盘1。

4.宫腔镜腔镜器械 15件。

12°光学试管1；外鞘管1；内鞘管1；操作手柄1；环形电极1；进水管1；排水管1；扩宫棒8。

5.阴道小包器械 50件。

长弯止血钳2；中弯止血钳5；中直止血钳2；组织钳8；持针器2；布巾钳6；线剪1；汤氏剪1；腹膜剪1；七号刀柄1；卵圆钳5；长有齿镊1；短有齿镊1；大拉钩2；小拉钩1；金属尿管1；探针1；宫颈钳1；填塞钳1；刮匙1；小碗2；短窥器1；弯盘2；针盘1。

6.曼氏手术器械 70件。

长弯止血钳4；中弯止血钳10；直钳6；组织钳8；汤氏剪1；线剪1；腹膜剪1；长有齿镊1；持针器3；弯可可钳2；布巾钳6；宫颈钳1；填塞钳1；探针1；长无齿镊1；爪钳1；金属尿管1；短有齿镊1；短无齿镊1；大拉钩2；小拉钩1；窥器1；七号刀柄1；卵圆钳7；小碗3；大碗1；弯盘2；小杯1。

7.全切器械 58件。

长弯止血钳4；中弯止血钳10；中直止血钳2；组织钳8；布巾钳2；线剪2；长腹膜剪1；持针器4；短腹膜剪1；4号刀柄1；卵圆钳6；长有齿镊1；长无齿镊1；短有齿镊1；短无齿镊2；压肠板1；S拉钩1；腹壁拉钩1；膀胱拉钩1；小药杯1；小拉钩1；大碗1；小碗2；弯盘2；针盘1。

8.剖宫产器械 37件。

中弯止血钳6；中直止血钳4、2；持针器2；线剪1；组织剪1；刀柄1；卵圆钳10；短有齿镊1；短无齿镊1；布巾钳2；大碗1；小碗1；弯盘1；中碗1；小药杯1；针盘1。

9.婴儿器械 4件。

20cm直尺1；直钳1；线剪1；洗耳球1。

（赵　霞　闫秋菊）

第九节　自体血液回输操作技术

术中自体血回输（ICS）是一项利用血液回输装置，对手术的出血进行回收抗凝、过滤、洗涤、浓缩等处理，再回输至患者体内的操作。可以提供安全用血，减少因输血导致的并发症的发生。目的保是为了保证因失血而病情危急的患者，得以及时救治，节约血源，避免交叉感染。

[**适应证**]

1.妇科患者自体血回输　①妇科异位妊娠破裂大出血，卵巢黄体破裂大出血；②妇科良性肿瘤手术中出血多的患者，如子宫肌瘤剔除、全子宫切除术。

2.产科患者自体血回输　①产妇出现前置胎盘，胎盘早剥，多胎妊娠，反复剖宫产史；②严重贫血，稀有血型，拒绝输注异体血。

[**禁忌证**]

1.恶性肿瘤患者。

2.手术部位合并有严重感染。

3.血液严重溶血。

4.患有镰状细胞贫血。

[**术前准备**]

1.根据手术前估计出血量备好自体血液回输机。如应用自体血液回输机应与医师确定，估计手术期间出血量在400ml以上。

2.备好自体血液回输机，连接电源，检查设备状态是否完好。

3.备好一次性自体血液回收装置1套。

4.备好肝素0.9%氯化钠注射液500ml（药液浓度，根据不同血液回输机要求配制），0.9%氯化钠注射液3000ml。

5.将一次性血液回收装置连接好，开机检测，以保证一次性耗材及设备的完好性。

6.接患者入室，开放2条静脉并连接三通（三通用来手术中静脉注射药物，一条静脉补液，另一条静脉用来术中输血），摆好麻醉体位，准备进行麻醉、手术。

[**术中操作**]

1.器械护士刷手后准备用物，将无菌自体输血装置交与巡回护士安装好。开机吸入离心罐内肝素0.9%氯化钠注射液约200ml待用。

2.器械护士随术者手术步骤吸尽手术视野内的血液，保证术野清晰，并尽可能的收集血液（在产科手术中，准备两套吸引器及两个吸引管，一根用来吸引患者流出的血液，进行洗涤回输；另一根用来吸引羊水，减少洗涤过程中羊水混入的可能）。

3.储血罐内吸进一定量的血液后，机器开始自动洗涤、离心，并将洗涤好的血细胞泵入集血袋内。

4.巡回护士根据术中出血情况，遵医嘱将集血袋连接输血器进行自体血液回输，若ICS应用于产科患者，应加入滤白器，防止羊水成分混入血液内输回体内。

（闫秋菊）

参 考 文 献

[1] 郑修霞.妇产科护理学.第5版.北京：北京大学医学出版社，2012.

[2] 夏海鸥.妇产科护理学.第3版.北京：人民卫生出版社，2011.

[3] 谢幸，苟文丽.妇产科学.第8版.北京：人民卫生出版社，2013.

[4] 孙健衡，蔡树模，高永良.妇科肿瘤学.北京：北京大学医学出版社，2011.

[5] 张为远，吴玉梅.宫颈病变与宫颈癌.北京：人民卫生出版社，2012.

[6] 郑修霞.妇产科护理学.第6版.北京：人民卫生出版社，2015.

[7] 谢幸，孔北华，段涛.妇产科学.第9版.北京：人民卫生出版社，2018.

[8] 王立新，姜梅.妇产科疾病护理及操作常规.北京：人民军医出版社，2012.

[9] 姜梅，罗碧茹.妇产科护士必读.北京：人民卫生出版社，2018.

[10] 余艳红，陈叙.助产学.北京：人民卫生出版社，2017.

[11] 姜梅.妇产科指南.北京：人民卫生出版社，2017.

[12] 安力彬，陆虹.妇产科护理学.第6版.北京：人民卫生出版社，2017.

[13] 毛燕君，许秀芳，李海燕.介入治疗护理学.第2版.北京：人民军医出版社，2013.

[14] 姜梅，庞汝彦.助产士规范化培训教材.北京：人民卫生出版社，2017.

[15] 吴本清.新生儿危重症监护诊疗与护理.北京：人民卫生出版社，2009.

[16] 刘湘云，陈荣华.儿童保健学.第4版.南京：江苏科学技术出版社，2011.

[17] 邵肖梅，叶鸿瑁，丘小汕.实用新生儿学.第4版.北京：人民卫生出版社，2011.

[18] 李杨，彭文涛，张欣.实用早产儿护理学.北京：人民卫生出版社，2015.

[19] 崔炎.儿科护理学.第4版.北京：人民卫生出版社，2010.

[20] 中华医学会儿科学分会新生儿学组.新生儿机械通气常规.中华儿科杂志，2015，53（5）：327-330.

[21] 张巍，童笑梅，王丹华.早产儿医学.第2版.北京：人民卫生出版社，2018.

［22］张学红，何方方.辅助生殖护理技术.北京：人民卫生出版社，2015.

［23］2016中国心肺复苏专家共识.中华灾害救援医学，2017，5（1）：1-23.

［24］中华人民卫生部.2011版临床护理实践指南.北京：人民军医出版社，2011.

［25］乔爱珍，苏讯.外周中心静脉导管技术与管理.北京：人民军医出版社，2013.

［26］李小寒.尚少梅.基础护理学.第6版.北京：人民卫生出版社，2017.

［27］北京市医院管理局.护士规范化培训教材.北京：人民卫生出版社，2014.

［28］北京市医院管理局.北京市市属医院护士规范化培训指南.（上册）.北京：人民卫生出版社，2016.

［29］吴欣娟.临床护理技术操作并发症与应急处理.北京：人民卫生出版社，2011.

［30］中华护理学会手术室护理专业委员会.手术室护理实践指南.北京：人民卫生出版社，2017.